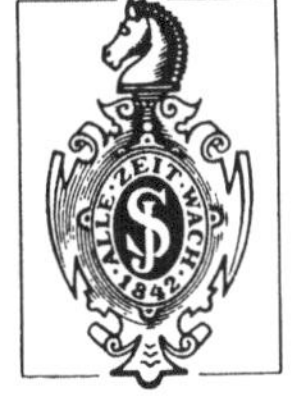

P. Langhans H. W. Schreiber R. Häring
R. Reding J. R. Siewert H. Bünte (Hrsg.)

Aktuelle Therapie des Kardiakarzinoms

Mit 81 Abbildungen und 114 Tabellen

Springer-Verlag
Berlin Heidelberg New York
London Paris Tokyo

Prof. Dr. P. Langhans
Chirurgische Klinik und Poliklinik
der Universität Münster
Jungeblodtplatz 1

4400 Münster

Prof. Dr. H.W. Schreiber
Chirurgische Klinik
Universitäts-Krankenhaus Eppendorf
Martinistraße 52

2000 Hamburg 20

Prof. Dr. R. Häring
Chirurgische Klinik und Poliklinik
Universitätsklinikum Steglitz
der Freien Universität Berlin
Hindenburgdamm 30

1000 Berlin 45

Prof. Dr. R. Reding
Klinik für Chirurgie der
Wilhelm-Pieck-Universität Rostock
Leninallee 35

DDR-2500 Rostock

Prof. Dr. J.R. Siewert
Chirurgische Klinik und Poliklinik
rechts der Isar der
Technischen Universität München
Ismaninger Straße 22

8000 München 80

Prof. Dr. H. Bünte
Chirurgische Klinik und Poliklinik
der Universität Münster
Jungeblodtplatz 1

4400 Münster

ISBN-13:97-3-642-73428-1 e-ISBN-13:978-3-642-73427-4
DOI: 10.1007/978-3-642-73427-4

Softcover reprint of the hardcover 1st edition 1988

2127/3140/543210

Vorwort

Der Fortschritt auf den verschiedenen Gebieten der Chirurgie verläuft diskontinuierlich: Schaden der Stagnation und Zeiten stürmischer Weiterentwicklung folgen aufeinander. Während beim Magenkarzinom durch zahlreiche Arbeitsgruppen in den letzten beiden Jahrzehnten wesentliche Erfolge erzielt werden konnten, überwog beim Kardiakarzinom dagegen nach anfänglichem Optimismus wegen der unbefriedigenden Ergebnisse bei den meisten Klinikern eine Resignation.

Verbesserungen in der Diagnostik, der Anästhesie und intensivmedizinischen Maßnahmen sowie neue Erkenntnisse zum Wachstumsverhalten der Tumoren ermutigten in letzter Zeit Chirurgen, Eingriffe beim Kardiakarzinom häufiger zu wagen. Nachdem heute nun die Phase der Erprobung abgeschlossen zu sein scheint, sehen wir uns mit Problemen der Systematisierung konfrontiert. Es erschien deshalb notwendig, Erfahrungsberichte aus der Klinik zusammenzutragen, die bisherigen Ergebnisse zu analysieren, zu präzisieren und sie in den allgemeinen Rahmen der klinischen Onkologie zu integrieren. Hauptziel war die Erarbeitung von gültigen Standardtherapieempfehlungen für die 3 verschiedenen Adenokarzinome des gastroösophagealen Überganges.

Als Herausgeber danken wir allen Autoren und Mitarbeitern dafür, daß sie mit ihrem Wissen und ihrer Erfahrung zu dieser Darstellung beigetragen und auf offene Probleme hingewiesen haben. Wir hoffen, daß dieses Gemeinschaftswerk alle Kollegen der beteiligten Medizinischen Fachrichtungen im Interesse unserer Patienten zu weiterer Zusammenarbeit anregt.

Münster, im April 1988 *Die Herausgeber*

Inhaltsverzeichnis

Pathologie und Klinik

Chirurgische Therapie

Perioperative Maßnahmen – Palliative Therapieformen – Chemotherapie

Autorenverzeichnis

ACHTERRATH, W., Dr.
Bristol Myers, Abteilung Zytostatikaforschung
6078 Neu-Isenburg

AWLASEWICZ, S., Dr.
Gerhard-Domagk-Institut für Pathologie der Universität Münster
Domagkstraße 17, 4400 Münster

BADER, M., Dr.
Chirurgische Klinik und Poliklinik rechts der Isar,
der Technischen Universität München
Ismaninger Straße 22, 8000 München 80

BERGES, W., Prof. Dr.
Medizinische Klinik und Poliklinik der Universität Düsseldorf,
Moorenstraße 5, 4000 Düsseldorf 1

BETZLER, M., Priv.-Doz. Dr.
Klinikum der Universität Heidelberg, Chirurgische Klinik
Im Neuenheimer Feld 110, 6900 Heidelberg 1

BLUM, M., Dr.
Chirurgische Klinik und Poliklinik der Universität Münster
Jungeblodtplatz 1, 4400 Münster

BORCHARD, F., Prof. Dr.
Pathologisches Institut der Universität Düsseldorf
Moorenstraße 5, 4000 Düsseldorf 1

BRÜSSEL, TH., Dr.
Klinik für Anästhesiologie und operative Intensivmedizin
der Universität Münster
Albert-Schweitzer-Straße 33, 4400 Münster

BRUST, V., Dr.
Abteilung für Strahlentherapie
Universitätsklinikum Steglitz der Freien Universität Berlin
Hindenburgdamm 30, 1000 Berlin 45

BÜNTE, H., Prof. Dr.
Chirurgische Klinik und Poliklinik der Universität Münster
Jungeblodtplatz 1, 4400 Münster

BUHL, K., Dr.
Klinikum der Universität Heidelberg, Chirurgische Klinik
Im Neuenheimer Feld 110, 6900 Heidelberg 1

CLAUSSEN, C., Prof. Dr.
Strahlenklinik und Poliklinik
Universitätsklinikum Charlottenburg der Freien Universität Berlin
Spandauerdamm 130, 1000 Berlin 19

DITTLER, H. J., Dr.
Chirurgische Klinik und Poliklinik rechts der Isar
der Technischen Universität München
Ismaninger Straße 22, 8000 München 80

DUDA, ST., Dr.
Strahlenklinik und Poliklinik
Universitätsklinikum Charlottenburg der Freien Universität Berlin
Spandauerdamm 130, 1000 Berlin 19

DUNKEL, K., Dr.
Gerhard-Domagk-Institut für Pathologie der Universität Münster
Domagkstraße 17, 4400 Münster

ERNST, H., Prof. Dr.
Abteilung für Strahlentherapie
Universitätsklinikum Steglitz der Freien Universität Berlin
Hindenburgdamm 30, 1000 Berlin 45

FELIX, R., Prof. Dr.
Strahlenklinik und Poliklinik
Universitätsklinikum Charlottenburg der Freien Universität Berlin
Spandauerdamm 130, 1000 Berlin 19

FINK, U., Prof. Dr.
Chirurgische Klinik und Poliklinik rechts der Isar, Onkologie,
der Technischen Universität München
Ismaninger Straße 22, 8000 München 80

FRIEDL, P., Dr.
Klinikum der Universität Heidelberg, Chirurgische Klinik
Im Neuenheimer Feld 110, 6900 Heidelberg 1

FRIEDRICH, M., Prof. Dr.
Klinik für Radiologie, Nuklearmedizin und Physikalische Therapie,
Abteilung Röntgendiagnostik
Universitätsklinikum Steglitz der Freien Universität Berlin
Hindenburgdamm 30, 1000 Berlin 45

Frieling, T., Dr.
Medizinische Klinik und Poliklinik der Universität Düsseldorf
Moorenstraße 5, 4000 Düsseldorf 1

Fuchs, K.-H., Dr.
Chirurgische Klinik, Abt. für Allgemeine Chirurgie,
Zentrum für Operative Medizin I, Klinikum der Universität Kiel
Arnold-Heller-Straße 7, 2300 Kiel 1

Gregor, M., Dr.
Abt. für Innere Medizin/Gastroenterologie
Universitätsklinikum Steglitz der Freien Universität Berlin
Hindenburgdamm 30, 1000 Berlin 45

Häring, R., Prof. Dr.
Chirurgische Klinik und Poliklinik
Universitätsklinikum Steglitz der Freien Universität Berlin
Hindenburgdamm 30, 1000 Berlin 45

Hamelmann, H., Prof. Dr.
Chirurgische Klinik, Abt. für Allgemeine Chirurgie,
Zentrum für operative Medizin I, Klinikum der Universität Kiel
Arnold-Heller-Straße 7, 2300 Kiel 1

Hartenauer, U., Dr.
Klinik für Anästhesiologie und operative Intensivmedizin
der Universität Münster
Albert-Schweitzer-Straße 33, 4400 Münster

Hauss, J., Prof. Dr.
Chirurgische Klinik und Poliklinik der Universität Münster
Jungeblodtplatz 1, 4400 Münster

Heidl, G., Priv.-Doz. Dr.
Gerhard-Domagk-Institut für Pathologie der Universität Münster
Domagkstraße 17, 4400 Münster

Heinicke, A., Dr.
Institut für Medizinische Informatik und Biomathematik
der Universität Münster
Domagkstraße 9, 4400 Münster

Herfahrt, Ch., Prof. Dr.
Chirurgische Klinik, Klinikum der Universität Heidelberg
Im Neuenheimer Feld 110, 6900 Heidelberg 1

Herrmann, R., Prof. Dr.
Abteilung für Innere Medizin und Poliklinik m. S. Hämatologie und Onkologie,
Universitätsklinikum Charlottenburg der Freien Universität Berlin
Spandauerdamm 130, 1000 Berlin 19

Hölscher, A. H., Dr.
Chirurgische Klinik und Poliklinik rechts der Isar
der Technischen Universität München
Ismaninger Straße 22, 8000 München 80

Husemann, B., Prof. Dr.
Chirurgische Klinik und Poliklinik der Universität Erlangen
Maximiliansplatz 1, 8520 Erlangen

Jähne, J., Dr.
Klinik für Abdominal- und Transplantationschirurgie
Zentrum Chirurgie der Medizinischen Hochschule Hannover
Konstanty-Gutschow-Straße 81, 3000 Hannover 61

Jeuck, M., Dr.
Pathologisches Institut der Universität Düsseldorf
Moorenstraße 5, 4000 Düsseldorf 1

Kania, U., Dr.
Chirurgische Klinik und Poliklinik
Universitätsklinikum Steglitz der Freien Universität Berlin
Hindenburgdamm 30, 1000 Berlin 45

Kovacs, J., Dr.
Chirurgische Klinik und Poliklinik rechts der Isar
der Technischen Universität München
Ismaninger Straße 22, 8000 München 80

Langhans, P., Prof. Dr.
Chirurgische Klinik und Poliklinik der Universität Münster
Jungeblodtplatz 1, 4400 Münster

Lawin, P., Prof. Dr. Dr. h. c.
Klinik für Anästhesiologie und operative Intensivmedizin
der Universität Münster
Albert-Schweitzer-Straße 33, 4400 Münster

Lingemann, B., Prof. Dr.
Chirurgische Klinik und Poliklinik der Universität Münster
Jungeblodtplatz 1, 4400 Münster

Lübke, H.-J., Dr.
Medizinische Klinik und Poliklinik der Universität Düsseldorf
Moorenstraße 5, 4000 Düsseldorf 1

Meyer, J., Dr.
Chirurgische Klinik und Poliklinik der Universität Münster
Jungeblodtplatz 1, 4400 Münster

Meyer, H.-J., Prof. Dr.
Klinik für Abdominal- und Transplantationschirurgie
Zentrum Chirurgie der Medizinischen Hochschule Hannover
Konstanty-Gutschow-Straße 8, 3000 Hannover 61

PICHLMAYR, R., Prof. Dr.
Klinik für Abdominal- und Transplantationschirurgie
Zentrum Chirurgie der Medizinischen Hochschule Hannover
Konstanty-Gutschow-Straße 8, 3000 Hannover 61

PREUSSER, P., Priv.-Doz. Dr.
Chirurgische Klinik und Poliklinik der Universität Münster
Jungeblodtplatz 1, 4400 Münster

REDING, R., Prof. Dr.
Klinik für Chirurgie der Wilhelm-Pieck-Universität Rostock
Leninallee 35, DDR-2500 Rostock

RIECKEN, E. O., Prof. Dr.
Abt. für Innere Medizin/Gastroenterologie
Universitätsklinikum Steglitz der Freien Universität Berlin
Hindenburgdamm 30, 1000 Berlin 45

RIES, G., Dr.
Institut für Radiologische Onkologie und Strahlentherapie
Klinikum rechts der Isar der Technischen Universität München
Ismaninger Straße 22, 8000 München 80

ROTH, H., Dr.
Pathologisches Institut der Universität Düsseldorf
Moorenstraße 5, 4000 Düsseldorf 1

SANFT, C., cand. med.
Abteilung für Innere Medizin/Gastroenterologie
Universitätsklinikum Steglitz der Freien Universität Berlin
Hindenburgdamm 30, 1000 Berlin 45

SASSE, W., Prof. Dr.
Chirurgische Klinik der Universität Münster, Abt. Chirurgische Onkologie
Jungeblodtplatz 1, 4400 Münster

SCHERER, R., Priv.-Doz. Dr.
Klinik für Anästhesiologie und operative Intensivmedizin
der Universität Münster
Albert-Schweitzer-Straße 33, 4400 Münster

SCHLAG, P., Prof. Dr.
Klinikum der Universität Heidelberg, Chirurgische Klinik
Im Neuenheimer Feld 110, 6900 Heidelberg 1

SCHOLZ, A., Dr.
Strahlenklinik und Poliklinik
Universitätsklinikum Charlottenburg der Freien Universität Berlin
Spandauer Damm 130, 1000 Berlin 19

SCHREIBER, H. W., Prof. Dr.
Chirurgische Klinik, Universitäts-Krankenhaus Eppendorf
Martinistraße 52, 2000 Hamburg 20

SEMSCH, B., Dr.
Chirurgische Klinik und Poliklinik
Universitätsklinikum Steglitz der Freien Universität Berlin
Hindenburgdamm 30, 1000 Berlin 45

SIEWERT, J. R., Prof. Dr.
Chirurgische Klinik und Poliklinik rechts der Isar
der Technischen Universität München
Ismaninger Straße 22, 8000 München 80

SONS, H. U., Dr. Dr.
Chirurgische Klinik und Poliklinik des Ferdinand-Sauerbruch-Klinikums
Arrenberger Straße 20–56, 5600 Wuppertal-Elberfeld

THIEDE, A., Prof. Dr.
Chirurgische Klinik, Abt. für Allgemeine Chirurgie
Zentrum für operative Medizin I, Klinikum der Universität Kiel
Arnold-Heller-Straße 7, 2300 Kiel 1

WIENBECK, M., Prof. Dr.
Medizinische Klinik und Poliklinik der Universität Düsseldorf
Moorenstraße 5, 4000 Düsseldorf

WILKE, H., Priv.-Doz. Dr.
Abteilung für Hämatologie/Onkologie, Medizinische Hochschule Hannover
Konstanty-Gutschow-Straße 8, 3000 Hannover 61

WITZEL, L., Prof. Dr.
II. Innere Abteilung, DRK-Krankenhaus Mark-Brandenburg
Drontheimer Straße 39, 1000 Berlin 65

ZIEGLER, K., Dr.
Abteilung für Innere Medizin/Gastroenterologie
Universitätsklinikum Steglitz der Freien Universität Berlin
Hindenburgdamm 30, 1000 Berlin 45

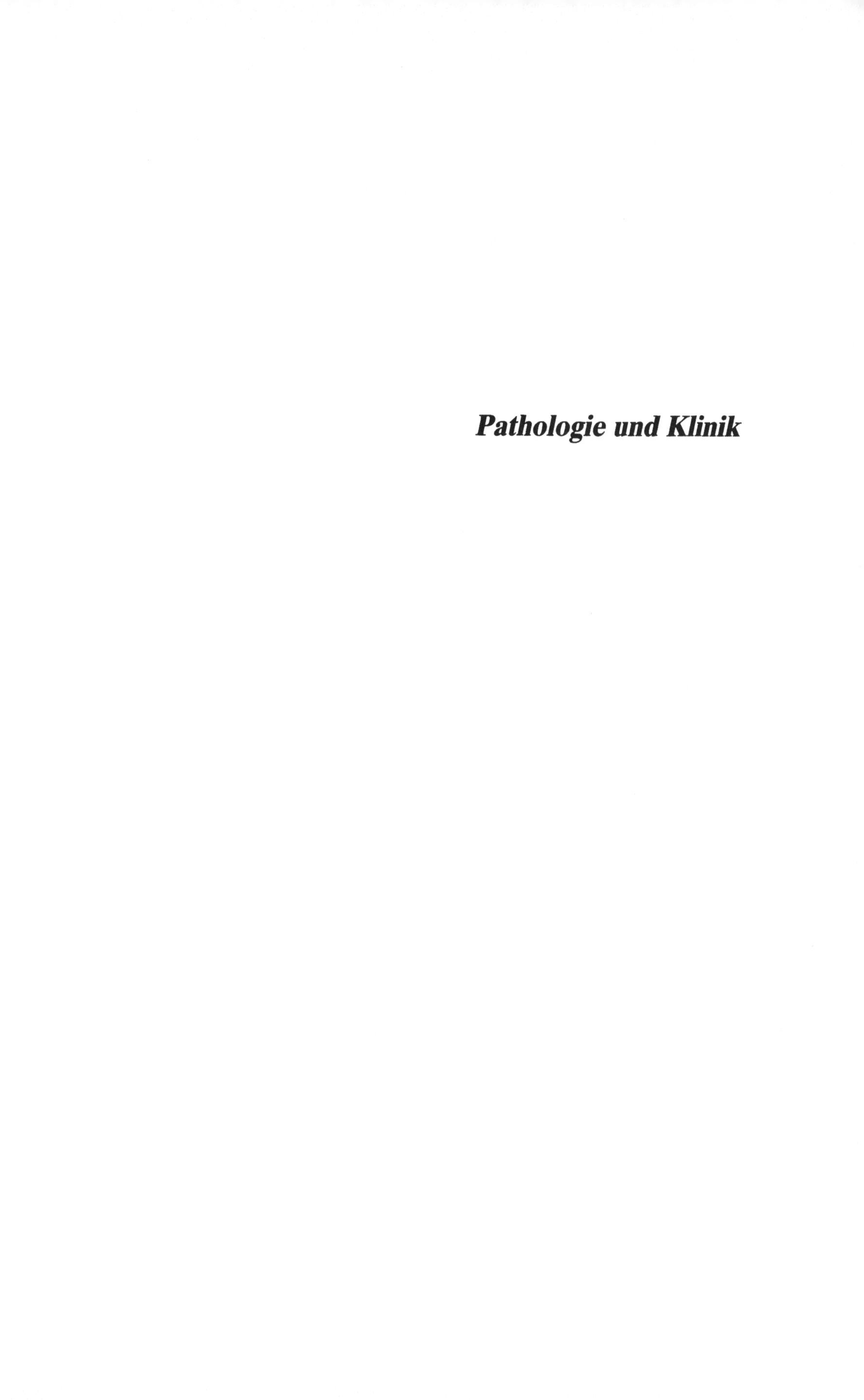

Pathologie und Klinik

Nomenklatur und Morphologie der Kardia

R. Reding

Einleitung

Für den Übergang zwischen Speiseröhre und Magen hat sich im klinischen Sprachgebrauch der Name Kardia eingebürgert, ohne daß eine exakte Definition dieser Region vorliegt. Nur von anatomischer Seite wird die Stelle des Epithelwechsels zwischen Ösophagus und Magen als Kardia bezeichnet. Die besondere Bedeutung der Kardia für den Brechakt war schon Thukydides II. bekannt, der beschrieb, daß an Pest erkrankte Soldaten unter Schmerzen erbrechen, wobei sich das Innere (Kardia) umdrehe. Somit erklärt sich möglicherweise auch, daß später die Kardia mit Magenmund übersetzt wurde. Nach den bisherigen morphologischen, physiologischen und röntgenologischen Untersuchungen stellt die Kardia einen selbständigen Übergangsabschnitt zwischen Speiseröhre und Magen dar, der im Durchschnitt 3 bis 6 cm mißt, ovale Form besitzt und in Höhe des Hiatus oesophageus liegt. Die Begrenzung sind außen im oberen Teil der Sulcus hiaticus und kaudal der Sulcus cardiacus. Ersterer liegt in Höhe des Hiatus oesophageus und deckt sich mit der sogenannten Kardia superior. Der Sulcus cardiacus oder die Arnoldsche Furche stellt sich am besten bei gefülltem Magen dar und zieht von der Incisura cardiaca abwärts zur kleinen Kurvatur, wo die Grenze aber kaum noch wahrnehmbar ist. Nach den Beschreibungen von Hasse und Strecker (1905) würde die Incisura cardiaca innen einer Schleimhautfalte, der Plica cardiaca, entsprechen.

Die Kardia oder das gastroösophageale Übergangsstück weist eine Reihe von morphologischen Besonderheiten auf, die sie von Speiseröhre und Magen unterscheidet (Reding, 1964; 1965).

Die Nomenklatur der Kardia (Abb. 1) ist für das weitere Verständnis dieser Region von Bedeutung, da gelegentlich wegen der uneinheitlichen Auffassungen in der Bezeichnung Mißverständnisse entstanden sind.

Epithel

Die Kardia entwickelt sich, wie die Speiseröhre, aus dem Vorder- und Mitteldarm, von welchem sich auch die Lungenrinne abschnürt. Die epitheliale Grenze zum Magen hin ist während der Embryonalzeit nicht zu ziehen, da beide mit Zylinderepithel ausgekleidet sind. Eigene Untersuchungen an Serienschnitten von Embryonen mit einer Länge von 30 bis 62 cm ergaben eine Auskleidung der Übergangsregion von

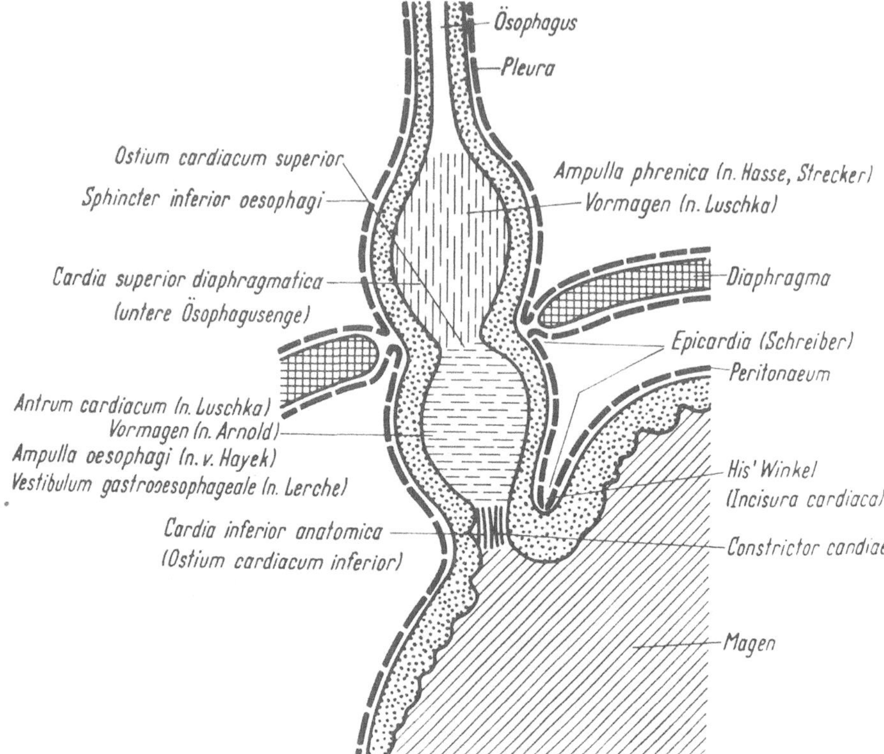

Abb. 1. Nomenklatur der Kardiaregion (n. Reding, 1966)

der Speiseröhre zum Magen mit einschichtigem Zylinderepithel. Bei größeren Embryonen kann dies auch zweischichtig sein. Feten zwischen dem 5. und 8. Monat zeigen anstelle des Zylinder- ein Flimmerepithel, wobei sich die hochprismatische Zellform in eine mehr polygonale umgewandelt hat. Bei 21 untersuchten Neugeborenen fanden sich ähnliche Verhältnisse wie zur Fetalzeit. Es erscheint ein mit Flimmern ausgestattetes Epithel, welches sich teilweise über das Plattenepithel der Speiseröhre schiebt (Abb. 2).

Aus dieser Entwicklung heraus erklärt sich das Vorkommen von Zylinderepithel in der Kardiaregion auch nach der Geburt. Bekannt ist dieser Umstand seit den Untersuchungen von Schmidt (zit. bei Barrett), Neumann (1876), Fraenkel (1899), Hildebrand (1898), Schaffer (1898), Schridde (1904/1905).

Bei 92 histologischen Untersuchungen des gastro-ösophagealen Übergangsstückes fanden wir nur 3mal ektopische Schleimhaut. Es waren größere, mit Zylinderepithel ausgekleidete Krypten, die Verbindung zu den in der Tunica propria liegenden Kardiadrüsen aufnehmen.

Das ursprüngliche Zylinderepithel kann sich zu Magenschleimhaut differenzieren. Es dürfte auch als gesichert gelten, daß sich von dem in verschiedenen Richtungen differenzierten Zylinderepithel Adenokarzinome entwickeln. Diese wären dem Typ II zuzuordnen.

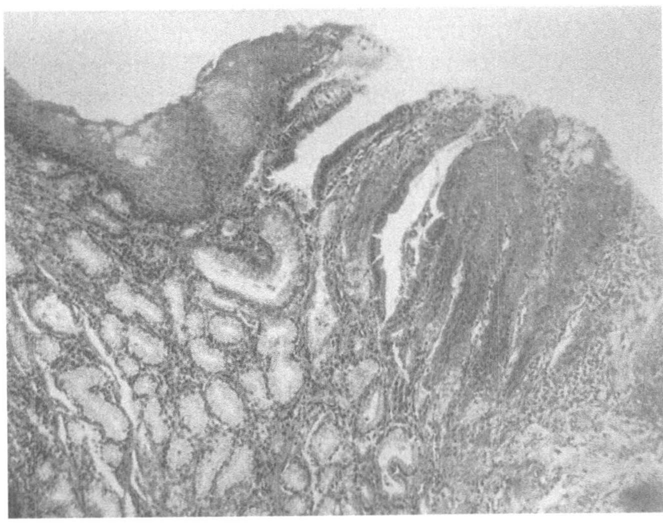

Abb. 2. Zylinderepithel der Kardia, wobei sich dieses zum Plattenepithel hin aufwirft. Unter dem Epithel liegt eine ausgeprägte Kardiadrüsenregion

Die mukoiden Kardiadrüsen fassen wir als regressiv veränderte Magenschleimhaut in der Kardiaregion auf. Auch sie können Ursprung eines Adenokarzinoms sein.

Muskulatur, Einbau der Kardia in den Hiatus oesophageus, Laimersche Membran

Der Streit um einen morphologisch faßbaren Kardiasphinkter währt seit Helvetius (1719). Nach ihm haben u.a. Mikulicz (1903), Laimer (1883), Hurst (1925), Abel (1929), Templeton (1944) und schließlich Johnstone (1954) einen Schließmuskel befürwortet bzw. eine ringförmige Muskelmanschette, wie von Anders und Bahrmann (1932) und Reich (1937) dargestellt, angenommen.
Auf der anderen Seite ergaben die sorgfältigen Untersuchungen von Fleiner (1900), Jackson (1922), Mohser (1930), Dahmann (1931), v. Hayek (1933), Lendrum (1937), Schlegel (1958), Monges (1960) u.a., daß es keinen Schließmuskel an der Speiseröhren-Magenverbindung gibt.
Die Untersuchungen von Hayek (1933), über die Anordnung der glatten Muskelfasern dienten allen weiteren Beobachtungen als Grundlage. Er stellte fest, daß sich die Ringmuskelschicht oral und aboral der Kardia in zwei kreuzende U-Schlingen aufteilt, wovon die eine die Fibrae obliquae bildet, die andere zur großen Kurvatur des Magens verlaufend sich mit der Längsmuskulatur verbindet.
Aus diesen anatomischen Studien, die von Lendrum (1937) und Barrett (1957) bestätigt wurden, wird die Notwendigkeit der Schonung der Fibrae oliquae bei chirurgischen Eingriffen an Kardia und Magen ersichtlich.

Auf der Grundlage der von Kay (1953) beschriebenen Muskelverläufe an der Kardia entwickelten Stelzner und Lierse (1978) ihre Vorstellungen über den „Wringmechanismus" der Speiseröhre und Kardia durch die Anordnung von spiralig verlaufenden Muskelfasern, die das wirksame Verschlußprinzip garantieren würden. Dabei wird nichts über den Einbau der Kardia in den Hiatus ösophageus und deren Verankerung im Crus mediale dextrum ausgesagt.

Mit Hilfe dicker Schnitte konnte Müller (1962) polarisationsoptisch die Muskelverhältnisse an der Kardia weitgehend aufklären. Aus der zirkulären Schicht der Speiseröhre kommen zwei sich schräg überkreuzende Schlingen hervor, die den Kardiaabschnitt zwingenförmig umfassen.

Gleichzeitig besteht noch eine zweite Längsschicht, welche sich mit der zirkulären Muskellage der Speiseröhre und den beiden Schrägschlingen verbindet. Diese Längsschicht baut ein Scherengitter auf; Öffnung und Verschluß der Kardia werden durch Aufstellen oder Abflachen des Scherengitters ermöglicht (Reding, 1964, 1965).

Diese Form der Muskelanordnung konnte durch makro- und mikroskopische Untersuchungen an 92 Speiseröhren-Magen-Verbindungen des Menschen bestätigt werden. Damit wird auch die Verbindung der äußeren Muskellage mit Hilfe elastischer Fasern zu dem Crus mediale dextrum des Zwerchfells hergestellt und der Laimer-Bertelli Membran die Grundstruktur gegeben.

Diese sinnvolle morphologische Anordnung der Kardiamuskulatur und ihr Einbau in den Hiatus oesophageus und Verankerung im Zwerchfell durch ein elastisch-muskulöses System ermöglicht ein wirksames Funktionieren des Ventilmechanismus der Kardia, wobei die Hochdruckzone in Ruhe den wirksamen Verschluß herstellt und nur während des Schluckaktes zusammenbricht, um ein portioniertes Übertreten der Speise aus dem Ösophagus in den Magen zu gestatten.

Entscheidend für eine Sphinkterfunktion scheint somit nicht allein das adäquat vorliegende morphologische Substrat, also ein Ringmuskel, sondern eine besondere Anordnung der glatten Muskelfasern zu sein. Das unterstreichen die Untersuchungen von Atkinson und Mitarb. (1957), die durch Durchmessungen nachweisen konnten, daß die Kardia wie ein Sphinkter arbeitet, während der Pylorus, wo ein anatomischer Muskelring vorhanden ist, nicht als ein Sphinkter, sondern eher wie ein Saug-Pump-Mechanismus funktioniert.

Zusammenfassung

Die Kenntnisse über die Morphologie und Funktion der Kardia und die Folgen von Erkrankungen dieser Region blieben nicht ohne Auswirkung auf die chirurgische Therapie. Das trifft nicht nur für die Hiatushernien und Refluxkrankheit, sondern auch für das Kardiakarzinom zu. Ihre besondere Abgrenzung gegenüber dem „Barrett-Karzinom" (Typ I nach Siewert und Mitarb. 1987) und dem hochsitzenden Magenkarzinom gelingt nur auf den erwähnten pathomorphologischen Besonderheiten. Inwieweit man das Kardiakarzinom (Typ II) vom hochsitzenden Funduskarzinom (Typ III) differenzieren kann, wird weiteren Untersuchungen vorbehalten bleiben. Für die praktische Chirurgie hat sich die Selbständigkeit einer gastroösophagealen Übergangszone (Kardia) bewährt, das zeigen letztlich auch Unterteilung und unterschiedliche Therapieverfahren bei Vorliegen des Kardiakarzinoms vom Typ I bis III.

Literatur

1. Abel AL (1929) Oesophageal obstruction: its pathology, diagnosis and treatment. H Mulford, London
2. Anders HE und Bahrmann E (1932) Über sogen. Hiatushernien des Zwerchfells in höheren Lebensaltern. Zschr klin Med 122: 736
3. Atkinson M und Mitarb (1957) Comparison of cardiac and pyloric sphincters. A manometric study. Lancet II 918
4. Barrett NR (1957) The lower esophagus lined by columnar epithelium. Surgery 41: 881
5. Barrett NR (1956) The esophagus lined by columnar epithelium. Gastroenterologia 86: 183
6. Dahmann H (1931) Hiatus ösophageus oder Kardia. Zschr Hals-Nasen-Ohrenhk 28: 262
7. Fleiner W (1900) Neue Beiträge zur Pathologie der Speiseröhre. Münch med Wschr 47: 529
8. Fraenkel A (1899) Über die nach Verdauungsgeschwüren der Speiseröhre entstehenden narbigen Verengungen. Wien klin Wschr 12: 1039
9. Hasse C und Strecker F (1905) Der menschliche Magen. Arch Anat Entw gesch 33
10. Hayek H von (1933) Die Kardia und der Hiatus ösophageus des Zwerchfells. Zschr Anat Entw gesch 100: 218
11. Hildebrand H (1898) Über das Vorkommen von Magendrüsen im Ösophagus. Münch med Wschr 45: 1057
12. Hurst AF (1925) The cardiac sphincter. Arch mal app digest 15: 1
13. Jackson Ch (1922) Bronchoscopy and esophagoscopy. Saunders, Philadelphia New York
14. Johnstone AS (1954) Reflections on hiatus hernia and related problems. Radiology 62: 750
15. Kay EB (1953) The inferior esophageal constrictor in relation to lower esophageal diseases. J Thorac Surg 25: 1
16. Laimer E (1883) Ein Beitrag zur Anatomie des Ösophagus. Med Jb (Wien) 333
17. Lendrum FC (1937) Anatomical features of the cardiac orifice of the stomach with special reference to cardiospasm. Arch Int Med 59: 474
18. Mikulicz J von (1903) Beiträge zur Physiologie der Speiseröhre und Kardia. Mitt Grenzgeb Med Chir 12: 569
19. Monges H (1960) Données anatomiques, radiologiques et physiologiques sur l'hiatus oesophagien. Bibl gastroent Vol I: 3
20. Mosher HP (1930) The lower end of the oesophagus at birth and in adult. J Laryng Otol 45: 161
21. Müller G (1962) Die funktionelle Anatomie des Magens. Anat. Anz. Ergh. 111: 298
22. Neumann E (1876) Flimmerepithel im Ösophagus menschlicher Embryonen. Arch mikrosk Anat 12: 570
23. Reding R (1964) Die chirurgische Bedeutung der normalen und inkontinenten Speiseröhren-Magenverbindung (Kardia). Habil.-Schrift (Greifswald)
24. Reding R (1965) Morphologische und tierexperimentelle Untersuchungen über die Speiseröhren-Magenverbindung. Zentr bl Chir 90/26: 1436
25. Reding R (1966) Zur Nomenklatur und Morphologie der Speiseröhren-Magenverbindung. Bruns Beitr klin Chir 212: 129
26. Reich L (1927/28) Über die Lokalisation der Kardia. Mitt Grenzgeb Med Chir 40: 481
27. Schaffer F (1898) Epithel und Drüsen der Speiseröhre. Wien klin Wschr 11/22: 533
28. Schlegel JJ (1958) Hiatus ösophageus, Hiatushernien und ihre chirurgische Bedeutung. Ergb Chir 41: 350
29. Schridde H (1905) Weiteres zur Histologie der Magenschleimhautinseln im obersten Ösophagusabschnitt. Virchows Arch path Anat 179: 562
30. Schridde H (1904) Über Magenschleimhautinseln vom Bau der Kardiadrüsenzone und der Fundusregion und den unteren, ösophagealen Kardiadrüsen gleichenden Drüsen im oberen Ösophagusabschnitt. Virchows Arch path Anat 175: 1

31. Siewert JR und Mitarb (1987) Kardiakarzinom: Versuch einer therapeutisch relevanten Klassifikation. Chirurg 58/1: 25
32. Stelzner F und Lierse W (1978) Der angiomuskuläre Dehnungsverschluß der unteren Speiseröhre. Langenbecks Arch klin Chir 346: 177
33. Templeton FE (1944) X-ray examination of the stomach: A description of the roentgenologic anatomy, physiology of the esophagus, stomach and duodenum. University of Chicago Press (Chicago)

Epidemiologie und Pathologische Anatomie des Adenokarzinoms am gastroösophagealen Übergang

F. Borchard, H.U. Sons, H. Roth und M. Jeuck

Einleitung

Am gastroösophagealen Übergang finden sich komplizierte anatomische Verhältnisse, nicht nur im Bereich des muskulären Verschlußapparates (Stelzner u. Lierse, 1967; Stelzner, 1980) sondern auch im ungefähr 1 mm dicken Oberflächenepithel. Hier werden 3 verschiedene Epitheltypen unterschieden (Abb. 1). Bereits makroskopisch setzt sich das weißliche Plattenepithel der Speiseröhre in der sog. Z-Linie von der rötlichen Magenschleimhaut ab. Nur mikroskopisch gelingt es, die etwa 1,5 cm breite Manschette der Kardiadrüsen von der angrenzenden Korpusmukosa abzugrenzen. Das Drüsenlager im Kardiabereich besteht – ähnlich wie in der Antrum- bzw. Pylorusregion – aus mukösen Drüsen. In der Korpuszone enthält es dagegen Belegzellen, Hauptzellen und Nebenzellen. Berücksichtigt man außer den Drüsenhals- und Deckepithelien noch die 7 verschiedenen endokrinen Zelltypen, die in der Kardiaschleimhaut eingestreut sind (Kaduk et al., 1977), so kommen allein 14 verschiedene Zelltypen in den 3 Schleimhautarten dieser Region vor. Das genetische Programm dieser Matrixgewebe entscheidet über die Histogenese der Tumoren in dieser Grenzregion. Bei der Klassifikation der Tumoren am gastroösophagealen Übergang spielen aber nicht nur histogenetische Gesichtspunkte eine Rolle, sondern auch das makroskopische Erscheinungsbild, besonders die Topographie (Lokalisation und Metastasierungswege), ferner das Tumorstadium und auch operationsstrategische Gesichtspunkte.

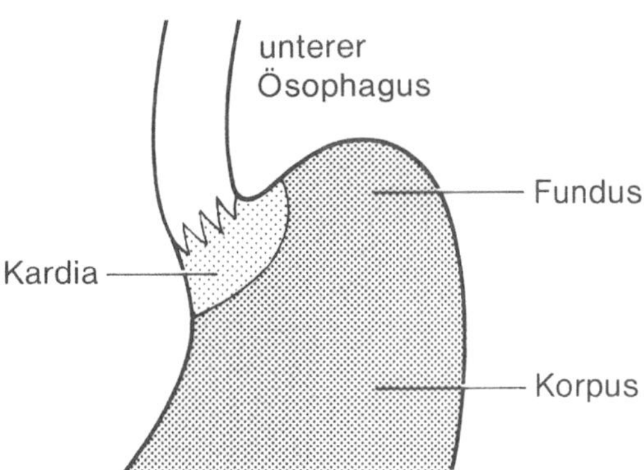

Abb. 1. Normale Anatomie des gastroösophagealen Übergangsbereiches

Histogenetische Klassifikation

Enge Beziehungen zwischen der Histogenese und Lokalisation bestehen vor allen Dingen beim Plattenepithelkarzinom des Ösophagus. Dieses entsteht fast ausschließlich auf dem Boden des ösophagealen Plattenepithels und nur extrem selten auf dem Boden einer Plattenepithelmetaplasie des Magens, insbesondere infolge von Verätzungen und schweren chronischen Entzündungen (Boswell und Hellwig, 1965; Eaton und Tennekoon, 1972; Vaughan et al., 1977). Daher erscheint beim Plattenepithelkarzinom der Rückschluß auf die Herkunft aus der Ösophagusregion auch dann berechtigt, wenn die Tumoren unter Zerstörung des örtlichen Epithels tief in den Kardiabereich des Magens vorgewachsen sind.
Bei den Adenokarzinomen bestehen jedoch solche engen histogenetischen Beziehungen zwischen Lokalisation und Tumortyp in der Regel nicht. Denn Adenokarzinome entstehen sowohl in der Magenschleimhaut des Korpus- und Kardiabereiches als auch im metaplastischen oder dystopen Epithel des Ösophagus. Für die feingewebliche Beurteilung der Magenkarzinome einschließlich der Kardiakarzinome hat sich wegen ihrer Einfachheit die sog. finnische Klassifikation gegenüber der WHO-Klassifikation durchgesetzt. Nach dieser Laurén'schen Klassifikation (1956) werden drüsenbildende Karzinome des intestinalen Typs von solchen des diffusen Typs abgegrenzt (Abb. 2). Bei den Adenokarzinomen vom intestinalen Typ ist die Befähigung zur Drüsenbildung noch erhalten. Die meist hochprismatischen Zellen zeigen deutlich azidophil gefärbte Zytoplasmasäume und apikale Mikrovilli sowie palisadenartig aufgestellte längliche ovaläre Zellkerne. Die gering differenzierten Adenokarzinome vom diffusen Typ haben dagegen die Befähigung zur Drüsenbildung verloren. Der Zellverband ist meistens völlig oder zumindest weitgehend aufgelöst. Man kann außerdem noch Unterformen des diffusen Typs mit fehlender Schleimbildung in den Zellen (diffus-anaplastische Karzinome) und solche mit erhaltener intrazellulärer Schleimbildung abgrenzen, die meist in Form von Siegelringzellen wachsen (diffus-siegelringzelliger Typ). – Zwischen diesen Laurén'schen Grundtypen gibt es jedoch sog. „Mischformen“ (Abb. 3a), die von Laurén als nicht klassifizierbar bezeichnet wurden. Neuere Bestrebungen, diese Mischtypen jeweils nach der quantitativ überwiegenden Tumorkomponente zu benennen (Kalish et al., 1984), sind unseres Erachtens als weitere Vereinfachung nicht berechtigt, weil die beiden Tumorkomponenten in ihrem biologischen Verhalten, z. B. auch bei der Therapie mit neuen Zytostatika, nicht genau abgeschätzt werden können.
Eine weitere, schon lange bekannte Tumorform im Kardiabereich ist das sog. pylorokardiale Karzinom (Masson, 1923; McPeak und Warren, 1948; Mulligan, 1972). Dieser Tumor bildet zwar ähnlich wie der intestinale Typ Drüsen aus, besteht aber meistens aus hellen Zellen mit glykogenreichen Zytoplasmaleibern und oft quer gestellten Zellkernen (Abb. 3b). Die Prognose ist bei diesem pylorokardialen Karzinom schlechter als beim intestinalen Typ, weil eine Neigung zum früheren Gefäßeinbruch in Blut- und Lymphgefäße besteht (Mulligan, 1972). Es gibt unseres Wissens noch keine Studie, in der die Häufigkeit und histogenetische Bedeutung dieses besonderen Tumortyps im Kardiabereich systematisch untersucht wurde. Nach verschiedenen Studien (z. B. Siewert et al., 1987; Kalish et al., 1984; sowie eigene Beobachtungen) gehören die Adenokarzinome am gastroösophagealen Übergang vorwiegend dem intestinalen Typ an. Obwohl die Adenokarzinome mit zunehmend

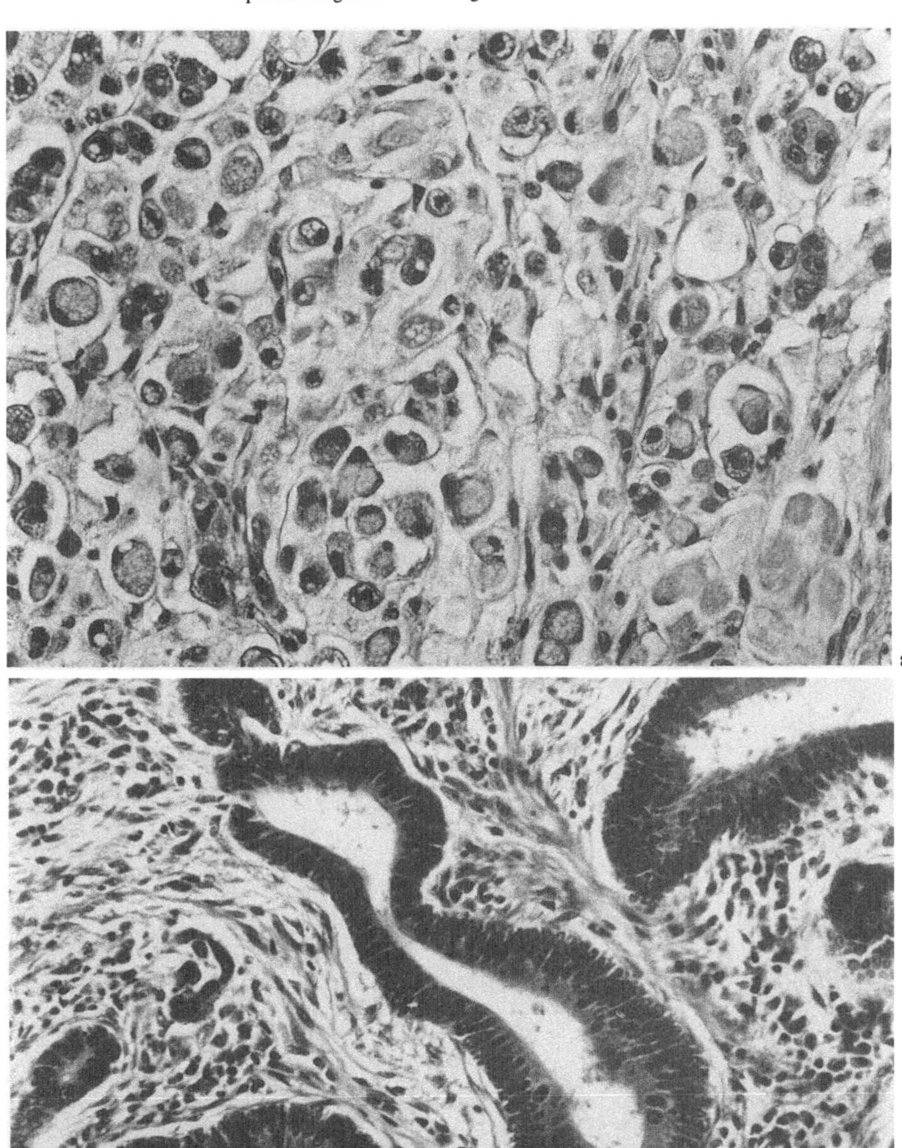

Abb. 2a, b. Klassische Typen des Magenkarzinoms nach Laurén. **a)** Diffus siegelringzelliger Typ: Die isoliert gelegenen Spiegelringzellen schließen viele kleine Schleimtröpfchen im Zytoplasma ein und verdrängen den Zellkern an den Rand. **b)** Intestinaler Typ: Irreguläre Drüsenschläuche mit hoch prismatischen kohärenten Zellen: Azidophile Zytoplasmaleiber und palisadenförmig ausgerichtete anisomorphe Zellkerne (jeweils HE, 230 ×)

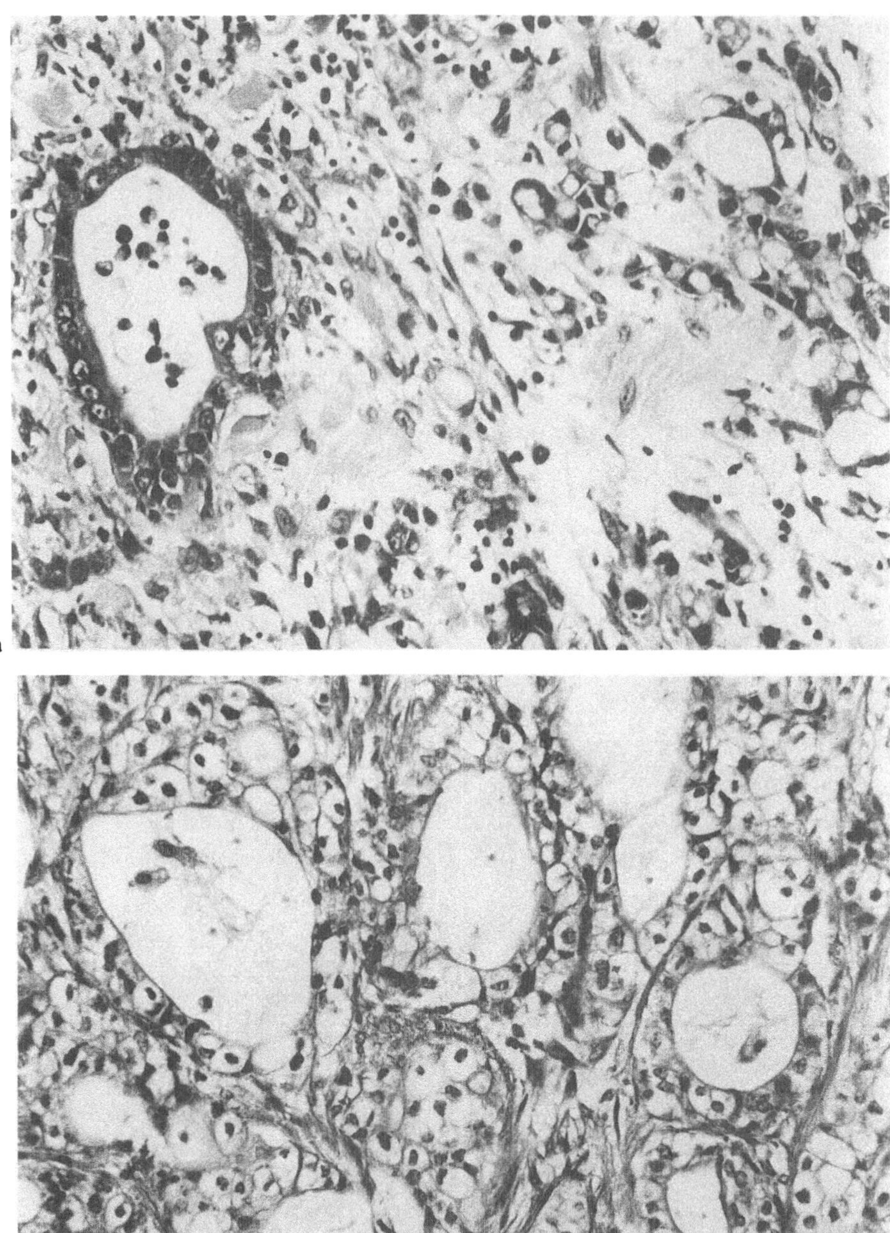

Abb. 3a, b. Seltenere Typen des Magenkarzinoms. **a)** Sog. Mischtyp (d.h. nach Laurén nicht klassifizierbarer Typ). Daneben Randanteile eines intestinalen drüsenbildenden Karzinoms, zahlreiche unterschiedlich große, „diffuse" Tumorproliferationen, teils in Form von Siegelringzellen, teils in Form von diffus anaplastischen Tumorzellen **b)** Drüsenbildendes, klarzelliges Magenkarzinom vom Typ des „pylorokardialen" Karzinoms (nach Mulligan): Auffällig helles Zytoplasma und fehlende Palisadenstellung der Zellkerne, oftmals horizontale Kernlagerung (jeweils HE, 230 ×)

magenwärtiger Lokalisation mehr Tumoren vom diffusen Typ einschließen, ist eine rein histogenetische Abgrenzungsmöglichkeit zwischen den Adenokarzinomen dieser Region dennoch beschränkt. Bei Adenokarzinomen im Barrett-Epithel sollen zystische Erweiterungen der Drüsen charakteristisch sein (Rubio et al., in Vorber.). Das adenosquamöse Karzinom, bei dem maligne drüsige und plattenepitheltypische Differenzierungen nebeneinander auftreten, wurde kürzlich gehäuft bei Barrett-Karzinomen beobachtet (Siewert et al., 1987).

Makroskopische Klassifikation

Die makroskopische Einteilung fortgeschrittener Tumoren folgt im Ösophagus der Klassifikation von Ming (1971) und im Magen der Klassifikation von Borrmann (1926). Frühe Tumorformen werden im Ösophagus am besten nach Monnier et al. (1981), im Bereich des Magens nach der japanischen Gesellschaft für gastroenterologische Endoskopie eingeteilt (vgl. Borchard und Sons, 1985). Ob sich die makroskopische Typisierung des Frühkarzinoms im Kardiabereich durchsetzen wird (Guanrei et al., 1987), wird die Zukunft zeigen müssen, zumal frühe Tumoren in dieser Region in Europa sehr selten auftreten.

Topographische Klassifikation

Unter topographischen Gesichtspunkten ist bisher lediglich aus der Arbeitsgruppe von Ellis eine definitionsgemäße Abgrenzung der Barrett-Karzinome erfolgt (Haggitt et al., 1978 s. auch Abb. 4): Danach ist ein Adenokarzinom, das zu mehr als 75% im tubulären Ösophagus gelegen ist, als Barrett-Karzinom definiert (vgl. Siewert et al., 1979).

Für die übrigen Adenokarzinome im Kardiabereich hat Siedek (1981) versucht, vier verschiedene Typen abzugrenzen (vgl. Sasse et al., 1985): Typ 1 entspricht einem kleinen, lokal auf die Kardia beschränkten Karzinom; Typ 2 einem nach oral ausgebrochenen Karzinom; Typ 3 einem in Richtung auf den Magenkorpus wachsenden Tumor und Typ 4 einem Karzinom, das sowohl oralwärts als auch gastralwärts weit ausgedehnt ist. Diese Einteilung setzt aber voraus, daß man beim Tumorwachstum die Wachtumsrichtung eindeutig bestimmen kann. Die lokale Ausbreitung der Tumoren hängt von der Lokalisation der proliferierenden Zellklone ab und kann mit Spezialmethoden als „Momentaufnahme“ im Resektat dargestellt werden (vgl. Rabes et al., 1979). Ohne solche aufwendigen Methoden läßt sich am Resektat die Wachstumsrichtung nur dann abschätzen, wenn das ursprüngliche Oberflächenepithel des Ösophagus oder des Magens erhalten geblieben ist und der Tumor sich unterminierend in tieferen Wandschichten ausgedehnt hat. Wie bereits oben erwähnt wurde, erlauben außerdem histogenetische Gesichtspunkte die Bestimmung der Wachstumsrichtung, wenn ein Plattenepithelkarzinom zerstörend in den Kardiabereich eingebrochen ist.

Gemessen an den bisher aufgeführten, unscharfen Kriterien für die Klassifikation der Kardiakarzinome, haben Siewert et al. (1987) eine neue topographische Klassifikation der Adenokarzinome am gastroösophagealen Übergang vorgeschlagen, bei der

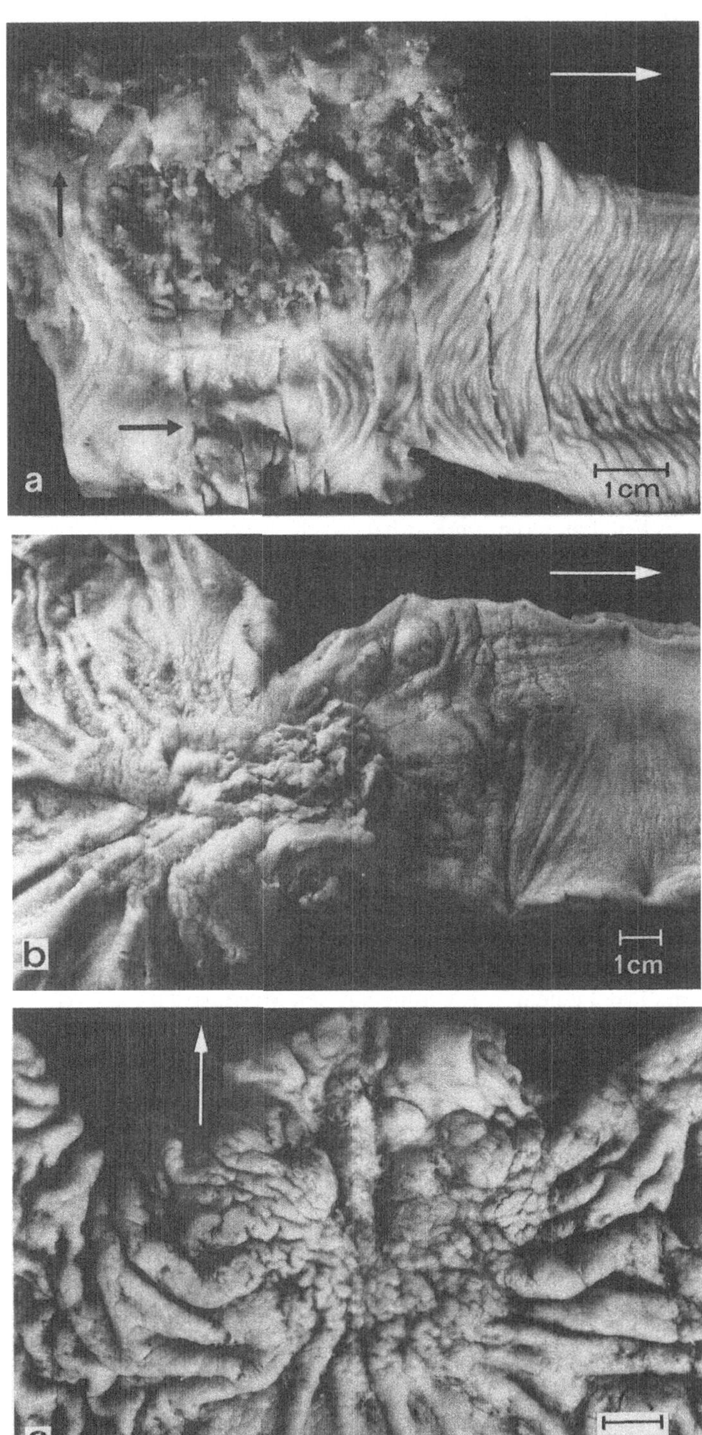

Abb. 4

das Barrett-Karzinom in der oben genannten Definition, das eigentliche Kardiakarzinom und das subkardiale Fornixkarzinom abgegrenzt werden. Unseres Erachtens ergibt sich hinsichtlich der Lokalisation der Adenokarzinome ein kontinuierliches Spektrum von Tumoren mit verschiedenen Tumorzentren, die im Bereich der äußersten Pole, nämlich des Ösophagus und des Korpus, einige biologische, d. h. epidemiologische und histologische Unterschiede zeigen, insgesamt jedoch offensichtlich ein biologisches Kontinuum darstellen. Insbesondere unter operationstaktischen und metastasen-chirurgischen Gesichtspunkten erscheint aber die neue Klassifikation von Siewert et al. (1987) auch dann durchaus sinnvoll, wenn in Einzelfällen Schwierigkeiten bei der topographischen Zuordnung entstehen sollten. Nach den heutigen Erkenntnissen ist das Barrett-Karzinom nicht nur unter topographischen, sondern auch histogenetischen Gesichtspunkten eine Entität und wird daher im Folgenden getrennt betrachtet:

Das Adenokarzinom im Barrett-Epithel

Beim Barrett-Syndrom oder Endobrachyösophagus handelt es sich um das Vorkommen von metaplastischen Drüsenepithelien im unteren oder mittleren Ösophagus, das meistens nicht angeboren ist, sondern vorwiegend im Zuge einer chronischen ulzerösen Refluxösophagitis erworben wird. Vieles spricht dafür, daß das kardiale Drüsenepithel bei der Regeneration von Geschwüren einen Vorteil gegenüber dem Ösophagusepithel hat, so daß die Grenze zwischen Magen und Ösophagusepithel dadurch immer weiter hochwandert. Das metaplastische Epithel tritt in drei Gewebsvarianten auf (Paull et al., 1975):

1. Typ der atrophischen Kardiaschleimhaut
2. Typ der atrophischen Korpusschleimhaut
3. sogenanntes spezialisiertes Drüsenepithel (Abb. 5a)

Es kann nach neueren tierexperimentellen Untersuchungen nicht ganz ausgeschlossen werden, daß auch ein anderer pathogenetischer Mechanismus gelegentlich für die Entstehung des Barrett-Karzinoms von Bedeutung ist, indem die im Bereich einer Ulzeration stehengebliebenen basalen Ösophagusdrüsen zur Oberfläche auswachsen und zur Matrix des Barrett-Epithels werden. Die Karzinogenese verläuft schrittweise im genetisch instabilen metaplastischen Epithel (Abb. 5a und 5b) und äußert sich morphologisch in unterschiedlich schweren Epitheldysplasien bis hin zum Karzinom. Das Risiko einer Entartung des Barrett-Epithels liegt bei etwa 14% (Siewert et al., 1979; Hölscher et al., 1985). Einige Autoren fordern den Nachweis eines normalen oder dysplastischen Barrett-Epithels in der Nachbarschaft als Voraussetzung für die Diagnose des Barrett-Karzinoms (vgl. Abb. 4a). Es ist jedoch bekannt, daß

Abb. 4a–c. Topographische Klassifikation der Adenokarzinome des gastroösophagealen Überganges. **a)** Typisches Barrett-Karzinom: Schüsselförmig zerfallener papillärer Tumor neben Inseln eines dysplastischen Drüsenepithels (↗) **b)** Kardiakarzinom: Fortgeschrittener, zum Teil polypös vorgewölbter und unterminierend in Magen und Ösophagus eingewachsener Tumor mit rundlicher submuköser Metastase im Ösophagus **c)** Gering polypös vorgewölbtes Korpuskarzinom mit randständiger Faltenverplumpung und Einwachsen in den Kardiabereich. Der jeweils eingezeichnete Pfeil entspricht der oralwärtigen Richtung

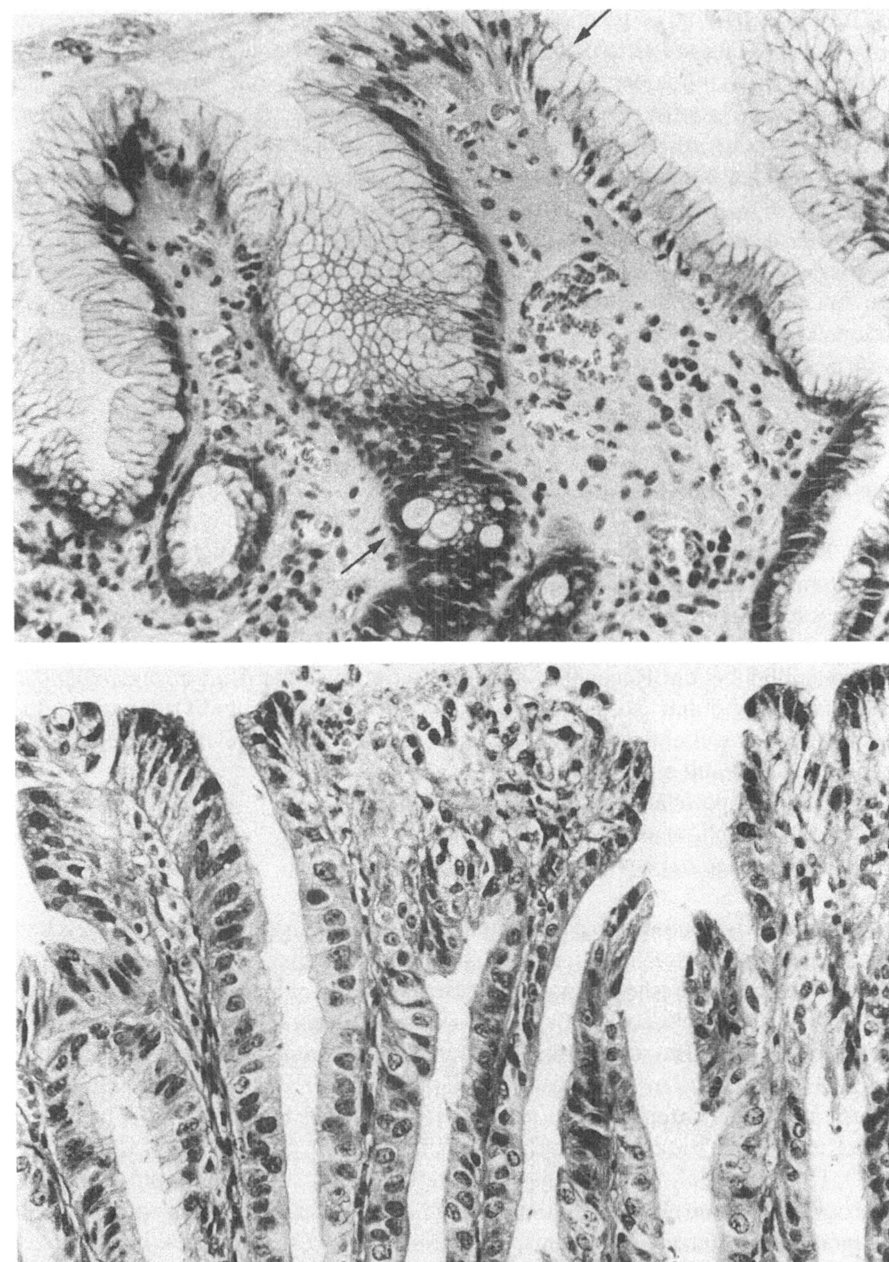

Abb. 5a, b. Metaplastische und dysplastische Veränderungen des Barrett-Epithels. **a)** Sog. „spezialisierter" Typ der Barrett-Schleimhaut: Zottenförmiges Schleimhautstroma und auffallend hoch prismatisches Oberflächenepithel mit beginnender intestinaler Metaplasie (intestinale Becherzellen ↗). **b)** Schwere Dysplasien im Barrett-Epithel: Atypisches Epithel mit vergrößerten polymorphen Kernen über stark verschmälerten Stromasepten. (jeweils HE, 230 ×)

maligne Tumoren ihre präkanzerösen Läsionen überwachsen und zerstören können, so daß theoretisch dann nicht mehr mit einem Nachweis von derartigen Vorläuferveränderungen zu rechnen ist. Deswegen wurden Adenokarzinome des Ösophagus als Barrett-Karzinome definiert, die zu mehr als 75% im Bereich des Ösophagus gelegen sind (Haggitt et al., 1978). Nach dieser Definition haben wir im Resektionsmaterial bis 1985 bereits 12 Barrett-Karzinome beobachten können (Abb. 6). Bei der retro-

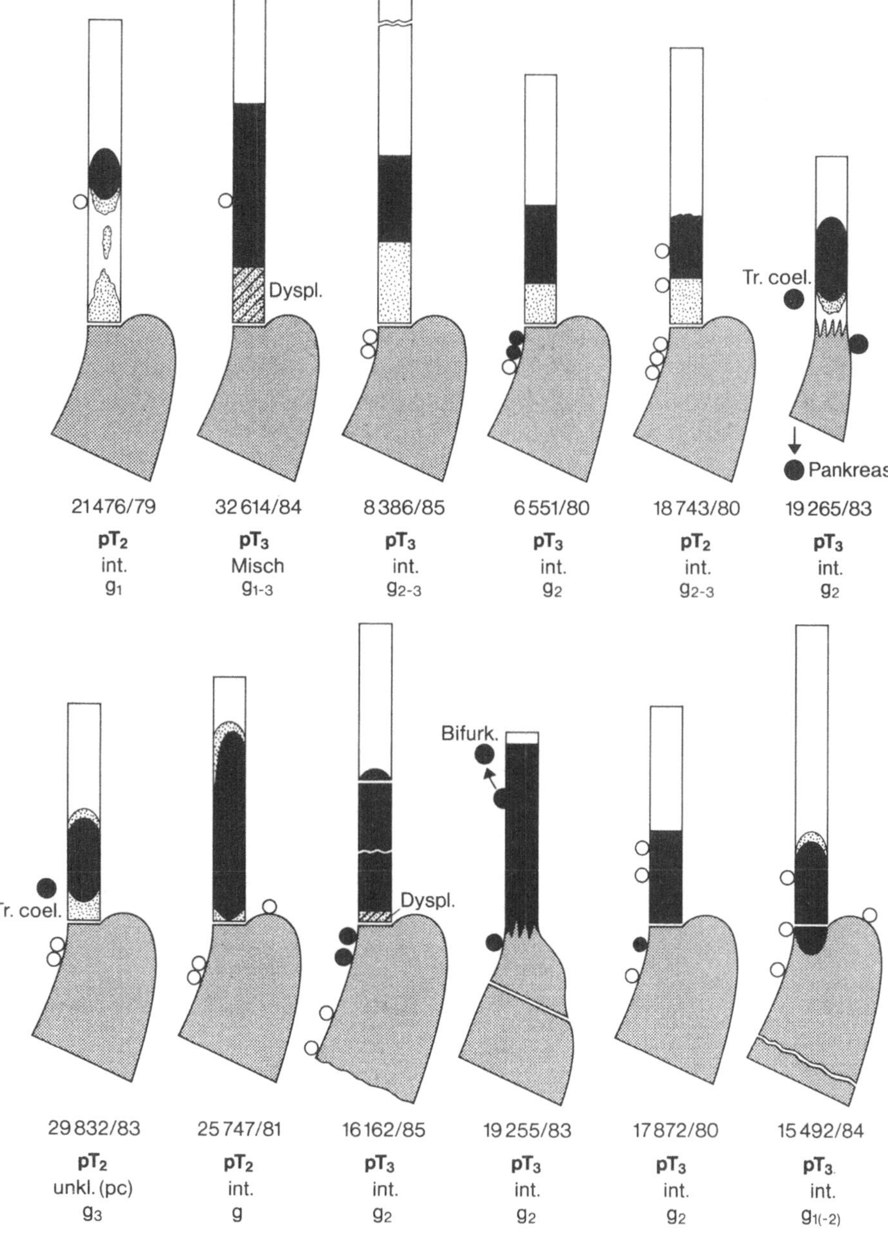

Abb. 6. Schematische Darstellung von Barrett-Karzinomen

spektiven Auswertung konnten wir aber nicht bei allen Patienten ein Barrett-Epithel im Tumorrand nachweisen. Feingeweblich handelte es sich in den meisten Fällen um intestinale Karzinome von mittlerer bis geringer Differenzierung, die zum Teil bis in die Mitte des Ösophagus reichten. Nur einmal handelte es sich um einen Mischtyp nach Laurén. Die Invasionstiefe dieser Tumoren erreichte teils die Muscularis propria, teils das adventitielle Bindegewebe. Bei einem kürzlich beobachteten Fall lagen im Resektat nur flächenhafte schwere Epitheldysplasien vor, ohne daß bei vollständiger Aufarbeitung eine eindeutige karzinomatöse Invasion nachgewiesen werden konnte (Abb. 5b). Diese Beobachtung unterstreicht die von vielen anderen Autoren aufgezeigte Dysplasie-Karzinom-Sequenz im metaplastischen Barrett-Epithel (vgl. Skinner et al., 1983).

Epidemiologie des Karzinoms im unteren Ösophagus und der Kardia im Autopsiegut

In unseren eigenen retrospektiven Untersuchungen, bei denen die Epidemiologie und Metastasierung bei Ösophagus- und Kardiakarzinomen untersucht wurden (Sons und Borchard, 1984, 1986), haben wir die vorgestellten Klassifikationen noch nicht berücksichtigen können. Als Kardiakarzinome haben wir bei unseren Untersuchungen solche Tumoren bezeichnet, die mit ihrer Hauptmasse im Bereich der Kardia gelegen waren. Im Gegensatz dazu wurden Karzinome mit Hauptlokalisation im Korpus, welche mit Ausläufern in die Kardia reichten, zu den Korpuskarzinomen gerechnet. Die folgenden Daten stammen aus einer retrospektiven Analyse der Jahre 1950 bis 1982 und beruhen auf 46593 Autopsien. Dabei fanden sich 171 Patienten (0,15%) mit Ösophaguskarzinomen und 760 (0,25%) mit Karzinomen der Kardiaregion. Unter den Ösophaguskarzinomen waren 39,8% im distalen Drittel, unter den Magenkarzinomen 15,4% im Kardiabereich gelegen (Tabelle 1). Die Plattenepithelkarzinome im unteren Ösophagus nahmen in ihrer Häufigkeit kontinuierlich von 0,05% des Autopsiegutes auf 0,38% zu, wobei sich der Anteil der tiefsitzenden Tumoren mit stärkeren Schwankungen zwischen 30 und 40% bewegte. Bei absolut nur leicht ansteigender Zahl der Kardiakarzinome verdoppelte sich ihr relativer Anteil im Autopsiegut von 14,2% auf 23,2% (Tabelle 1). Unter den Patienten waren

Tabelle 1. Anteil der Karzinome des unteren Ösophagus und der Kardia am Autopsiegut und an den Karzinomen der gesamten Region (Path. Inst. der Univ. Ddorf) (Sons u. Borchard, Ann. Surg. 203: 188, 1986)

	Karzinome des unt. Ösoph.		*Kardiakarzinome*	
Zeitraum	% der Obdukt.	% aller Ös.-Ca	% der Obdukt.	% aller Magen-Ca
1950–1954	0.05	21.4	0.28	14.2
1955–1959	0.07	62.5	0.22	14.0
1960–1964	0.17	43.3	0.17	10.0
1965–1969	0.15	40.6	0.21	14.1
1970–1974	0.12	33.3	0.20	12.1
1975–1979	0.19	44.8	0.37	22.4
1980–1982	0.38	38.7	0.42	23.2
Gesamt	0.15	39.8	0.25	15.4

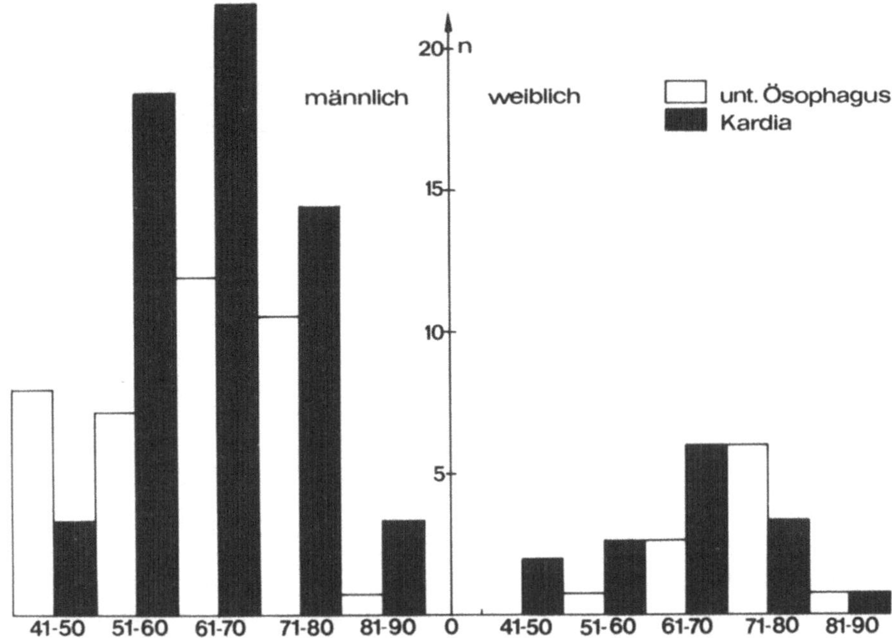

Abb. 7. Alters- und Geschlechtsverteilung bei 68 Patienten mit Karzinomen des unteren Ösophagus und 117 Patienten mit Kardiakarzinomen

Männer wesentlich häufiger von beiden Tumortypen betroffen als das weibliche Geschlecht (Abb. 7). Die Altersverteilung war für die Adenokarzinome der Kardia bei beiden Geschlechtern mit einem Altersmaximum zwischen der 6. und 7. Dekade ähnlich. Das tiefsitzende Plattenepithelkarzinom des Ösophagus trat jedoch bei Männern schon ein Jahrzehnt früher auf.

Die Zunahme der Adenokarzinome im Kardiabereich entspricht auch anderen Studien (Cady und Choe, 1980; Inberg et al., 1981; Antonioli und Goldman, 1982; Ottenjann, 1984; Sons und Borchard, 1986).

Kontinuierliche Tumorausbreitung

Die Plattenepithelkarzinome des unteren Ösophagus zeigten die Tendenz, in thorakale Strukturen wie Mediastinum, Pleura, Lunge und Bronchien einzubrechen, während die Adenokarzinome der Kardia wesentlich seltener in die Nachbarorgane einwuchsen (Tabelle 2): Hierbei waren Leber, Pankreas und Zwerchfell ähnlich häufig betroffen. Es erscheint bemerkenswert, daß das distale Ösophaguskarzinom nur in 13,5% den Magen infiltrierte, daß aber eine Ösophagusinvasion beim Kardiakarzinom fast 3mal so häufig auftrat.

Tabelle 2. Kontinuierliche Tumorinfiltration (%) bei 185 autoptisch untersuchten Karzinomen des gastroösophagealen Übergangs (Sons u. Borchard, 1986)

	unt. Ösophagus (n = 68)	Kardia (n = 117)
Mediastinum	20.6	2.6
Pleura-Lunge	19.1	1.7
Ösophagus	–	28.2
Magen	13.5	–
Bronchien	8.8	–
Aorta	5.9	–
Diaphragma	5.3	6.8
Perikard	2.9	–
Leber	1.8	8.6
Pankreas	1.2	7.7
Kolon	–	3.4
Milz	–	1.7

Lymphogene Metastasierung

Beim tiefsitzenden Plattenepithelkarzinom des Ösophagus waren in der Hälfte der Fälle die paraösophagealen Lymphknoten betroffen, gefolgt von perigastrischen, zoeliakalen sowie peribronchialen und pankreatikolienalen Lymphknoten (Abb. 8). Die übrigen ausgedehnten Lokalisationen stellen sicherlich einen Hinweis auf die terminale Generalisierung der Tumorkrankheit dar.

Die Adenokarzinome der Kardia zeigten in mehr als der Hälfte der Fälle perigastrische und zoeliakale Metastasen, gefolgt von portalen, pankreatikolienalen und

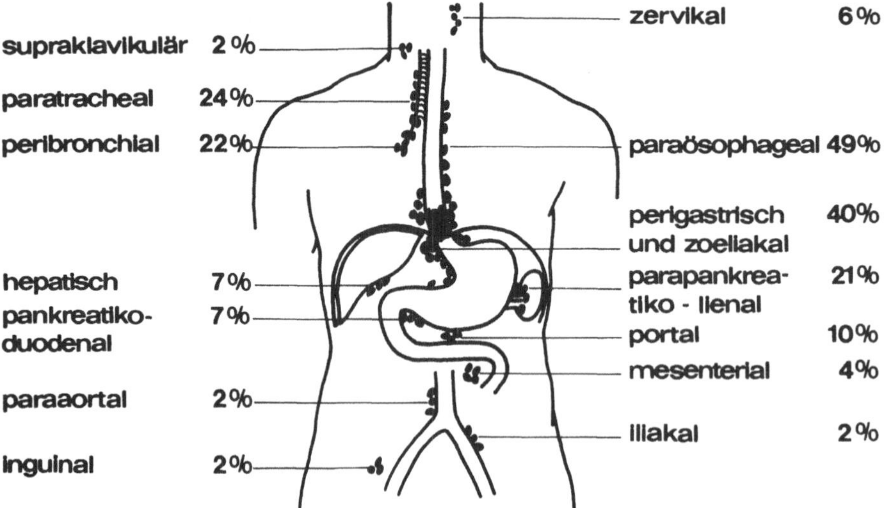

Abb. 8. Metastasierungshäufigkeit bei Karzinomen des unteren Ösophagus

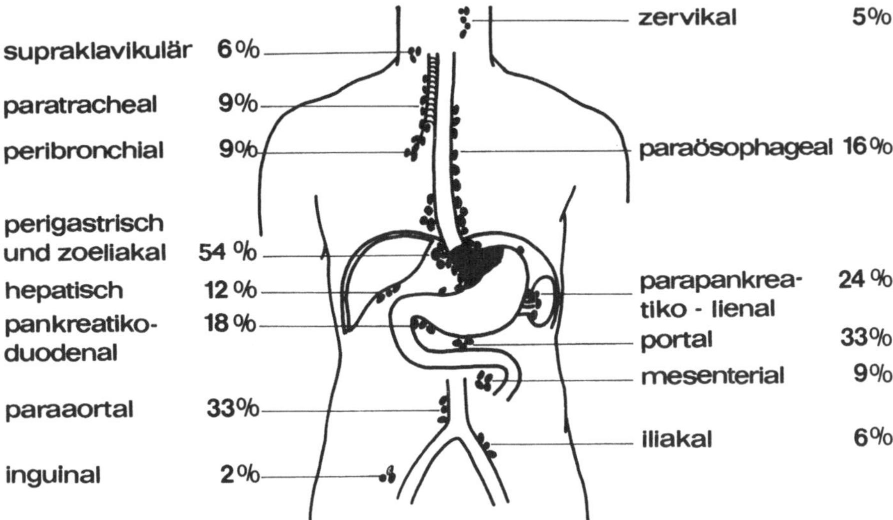

Abb. 9. Metastasierungshäufigkeit bei Karzinomen der Kardia

schließlich auch paraösophagealen Lymphknotenabsiedlungen (Abb. 9). Insgesamt war jedoch der Befall der peribronchialen Lymphknoten ungefähr nur halb so häufig und derjenige der paraösophagealen Lymphknoten nur ein Drittel so häufig wie beim tiefsitzenden Plattenepithelkarzinom des Ösophagus, während der Befall der parapankreatischen und lienalen Lymphknoten etwa in gleicher Ausprägung vorlag.

Hämatogene Metastasierung

Die Absiedlung auf dem Blutweg lag bei Karzinomen des unteren Ösophagus mit 35,5% und bei denen der Kardia mit 43,6% annähernd in gleicher Größenordnung (vgl. Tabelle 3). Die Leber war beim Kardiakarzinom etwas häufiger befallen als bei den Tumoren des unteren Ösophagus. Dagegen war die Lunge bevorzugter Metastasensitz beim Krebs des unteren Ösophagus und Lungenmetastasen kamen beim tiefsitzenden Ösophaguskarzinom 3mal häufiger vor als beim Kardiakarzinom. Unter den hämatogen besiedelten Organen stellen die Nebennieren, das Knochenmark und die Nieren noch erwähnenswerte Manifestationen dar (vgl. Tabelle 3).
Die Metastasierung in das Peritoneum und Zwerchfell entspricht wahrscheinlich einer gemischten Pathogenese aus kontinuierlicher, lymphogener und hämatogener Absiedlung. Metastasen im Peritoneum lagen beim Kardiakarzinom in 17,1% und beim Karzinom des unteren Ösophagus in 11,5% vor, während Metastasen im Zwerchfell insgesamt selten waren und beim Kardiakarzinom etwa drei mal häufiger vorkamen (4,3% gegenüber 1,5%).

Tabelle 3. Autoptisch gesicherter metastatischer Befall bei Karzinomen des gastroösophagealen Übergangs (n = 185) (Sons und Borchard, 1986)

	unt. Ösophagus (n = 68)	Kardia (n = 117)
Metastasierung (hämatogen + lymphogen)	80.9	73.5
Lymphogene Metastasen	75.0	70.1
Hämatogene Metastasen (gesamt)	35.3	43.6
Leber	23.5	27.4
Lunge	22.1	8.6
Nebennieren	5.9	10.3
Knochenmark	7.4	9.4
Nieren	8.8	6.8
Milz	4.4	1.7
Herz	2.9	0.9
Schilddrüse	2.9	0.9
Peritoneum	11.8	17.1
Zwerchfell	1.5	4.3

Untersuchungen an Biopsien und Resektaten

In der Literatur gibt es zwar Hinweise, daß sich die Inzidenz und die Ausbreitungsstadien im Sektionsgut und bei der operativen Tumordiagnostik nicht wesentlich unterscheiden (Siewert et al., 1987). Dennoch muß diskutiert werden, daß die autoptische Inzidenz dieser Karzinome durch Selektionsfaktoren beeinflußt wird, z. B. dadurch, daß Patienten mit technisch schwierigen Operationen vermehrt Universitätskliniken zugewiesen werden und daß bei Patienten mit letal verlaufenden Komplikationen ein gesteigertes ärztliches Interesse an einer autoptischen Abklärung besteht. Um solche Faktoren auszuschließen, haben wir eine ergänzende Untersuchung über die Inzidenz und morphologische Klassifikation der Karzinome im gastroösophagealen Übergangsbereich am Biopsiematerial und Resektionsgut des Pathologischen Instituts der Universität Düsseldorf durchgeführt. Die Fälle wurden dem Tumorregister Düsseldorf seit dem Jahr 1980 entnommen und statistisch aufgearbeitet.

Häufigkeit aller Tumoren am gastroösophagealen Übergang

Bezogen auf den Anteil an allen Speiseröhrenkrebsen betrug die Inzidenz der Plattenepithelkarzinome im unteren Ösophagusdrittel 24,5% und der Anteil der Kardiakarzinome an allen Magenkarzinomen lag in Übereinstimmung mit unseren Autopsiestudien bei 19,1% (vgl. Tabelle 4). 12 Barrett-Karzinome kommen zu den Öso-

Tabelle 4. Anteil der Karzinome des gastroösophagealen Überganges an den Ösophagus- und Magenkarzinomen. Tumorregister der Universität Düsseldorf 1979–1986

	gesamt	unt. ⅓	Kardia	gastroösoph. (%)
Ösophaguskarzinome	310	77	–	*20,5*
Magenkarzinome	786	–	150	*19,1*

Tabelle 5. Geschlechtsverhältnis bei Resektaten und Biopsien von 239 Patienten mit Karzinomen des gastroösophagealen Überganges

Karzinom-Lokalisation	Resektate (n)	♂ : ♀	Biopsien + Resektate (n)	♂ : ♀
unterer Ösophagus	52	4,2:1	77	4,5:1
Barrett-Karzinom	12	5,0:1	12*	5,0:1
Kardia	91	5,1:1	150	3,2:1

* Diagnose nur an Resektaten!

phaguskarzinomen hinzu, so daß sich der Anteil der tiefsitzenden Ösophaguskarzinome auf 28,5% erhöht. Die Geschlechtsverteilung zeigte bei allen Tumoren des gastroösophagealen Übergangs ein starkes Überwiegen des männlichen Geschlechtes, das auch bei Berücksichtigung der Biopsien bestehen blieb. Lediglich im Bereich der Kardia ergab sich hierbei eine Verschiebung zugunsten der Frauen (vgl. Tabelle 5).

Tiefsitzende Plattenepithelkarzinome des Ösophagus

Die männlichen Tumorträger waren bei der Resektion durchschnittlich 57 Jahre alt. Anamnestisch bestand meistens ein chronischer Alkohol- und Nikotinabusus. Die wenigen Frauen mit diesem Tumor waren etwas älter. Die Tendenz verstärkte sich besonders bei den nur bioptisch gesicherten Fällen (Tabelle 6). Bei den resezierten Tumoren handelte es sich in etwa zwei Drittel um mäßig differenzierte und in einem Drittel um gering differenzierte Plattenepithelkarzinome. Die gering differenzierten Tumoren nahmen bei den Biopsien (d. h. die nicht mehr resezierbaren Patienten) auf 40% zu. Ein frühes Tumorstadium fand sich nur in 6% der Fälle, jedoch in 52% wurde bereits eine Invasion der Muscularis propria und sogar in 42% ein Einbruch in das periösophageale Bindegewebe beobachtet. In wenigstens der Hälfte der Resektate lag bereits eine lymphogene Aussaat vor. Einschränkend muß hierbei betont werden,

Tabelle 6. Geschlecht und Alter sowie Tumorklassifikation bei Resektaten und Biopsien von 77 Patienten mit Karzinomen des *unteren Ösophagus*

		Alter	Diff.-Grad			pT-Stadium				pN*)
Geschl.	n	$\bar{x}$ (J)	g1	g2	g3	pT1	pT2	pT3	pTx	+
Resektate	42	56,9	2	27	13	2	23	17	–	23
♂	10	59,0	–	6	4	1	4	5	–	4
♀	52	57,9	2	33	17	3	27	22	–	27
beide			% (4	64	33	6	52	42	–	52)
Biopsien										
♂	21	60,4	4	7	10	–	–	–	–	–
♀	4	79,3	–	4	–	–	–	–	–	–
beide	25	63,4	4	11	10	–	–	–	–	–
			% (16	44	40)					

* Minimalerfordernisse nicht erfüllt!

Tabelle 7. Am fixierten Präparat gemessene Sicherheitsabstände und Tumorbefall bei 52 resezierten Plattenepithelkarzinomen des Ösophagus

	Häufigkeit obere Resektionslinie (n = 39)		Häufigkeit untere Resektionslinie (n = 39)		Tumorbefall oben + unten (n = 52)	
Abstand	(n)	(%)	(n)	(%)	(n)	(%)
0–2 cm	4	10,0	6	15,4	5	9,6
> 2–4 cm	11	28,2	8	20,5	2	3,8
> 4 cm	19	48,7	22	56,4	1	1,9
unbestimmbar	5	12,8	3	7,7	5	9,6

daß eine „systematische" Lymphknotendissektion bei den Operationen nicht durchgeführt wurde. Die gewählten Sicherheitsabstände konnten retrospektiv bei 39 Patienten untersucht werden. Bei knapp 10% der Patienten war die Angaben wegen zerrissener Absetzungslinien oder ungenauer Kennzeichnung retrospektiv nicht mehr genau zu ermitteln. Die Verteilung der Sicherheitsabstände ergibt sich aus Tabelle 7. In 83% erfolgte die Resektion primär im Gesunden, einschließlich von 8% Nachresektionen. Tumorreste in den Schnittkanten lagen in 9,6% bei einem Abstand von weniger als 2 cm vor, in 3,8% bei 2 bis 4 cm Abstand und in nur 1,9% (1 Fall) bei mehr als 4 cm Abstand (vgl. Tabelle 7).

Das Adenokarzinom des gastroösophagealen Übergangs

Die Resektate von Kardiakarzinomen stammten von Patienten mit einem Durchschnittsalter von etwa 60 Jahren, während das Alter der Patienten mit nur bioptisch gesicherten (d.h. inoperablen) Kardiakarzinomen ungefähr 70 Jahre betrug (vgl. Tabelle 8). Bei den meisten Tumoren (57%) lag der intestinale Typ vor, gefolgt von einer Mischdifferenzierung (29%). Der diffuse Typ war mit 14% relativ selten. Das Karzinom vom diffusen Typ wurde wesentlich häufiger bioptisch diagnostiziert,

Tabelle 8. Geschlecht und Alter sowie Tumorklassifikation bei 150 Patienten mit *Kardiakarzinomen*

		Alter	Laurén-Typ			Diff.-Grad			pT-Stadium					pN
Geschl.	n	$\bar{x}$ (J)	int	M	diff	g1	g2	g3	pT1	pT2	pT3	pT4	pTx	+
Resektate														
♂	76	59,7	44	22	10	6	23	47	2	39	27	7	1	66
♀	15	59,5	8	4	3	–	2	13	–	11	4	–	–	12
beide	91	59,6	52	26	13	6	25	60	2	50	31	7	1	78
		(%	57	29	14	7	28	66	2	55	34	8	1	86)
Biopsien														
♂	38	69,1	20	9	9	3	10	25	–	–	–	–	–	–
♀	21	71,6	9	2	8	1	5	15	–	–	–	–	–	–
beide	59	70,8	29	11	17	4	15	40	–	–	–	–	–	–
		(%	49	21	29	7	25	68)	–	–	–	–	–	–

wobei die endoskopische Lokalisationsangabe mit Vorbehalt betrachtet werden muß. Hinsichtlich der Invasionstiefe handelt es sich nur um zwei am Resektat gesicherte Frühkarzinome, während mehr als die Hälfte der Tumoren einem pT2-Stadium und etwa ein Drittel dem pT3-Stadium entsprachen. Obwohl die Lymphknotendissektion bei dieser retrospektiven Studie nicht standardisiert war, konnten bei 85,7% Lymphknotenmetastasen nachgewiesen werden, dabei mindestens ein pN1-Stadium in 75,6% und ein pN2-Stadium in 19,2%. Fernmetastasen wurden 2mal gesichert. Die Angaben zur lymphogenen Metastasierung entsprechen den Befunden von Siewert et al. (1987).

Infiltration der Absetzungslinien

Es ist unter Berücksichtigung der Topographie verständlich, daß etwa die Hälfte der Tumoren mit einem oberen Sicherheitsabstand von weniger als 2 cm, aber mit einem unteren Sicherheitsabstand von mehr als 4 cm operiert wurde (Tabelle 9). Bei einem Sicherheitsabstand von weniger als 2 cm waren 10,3%, bei einem Abstand von 2 bis 4 cm 8% und bei einem von mehr als 4 cm 6,9% tumorös infiltriert (Tabelle 10).

Tabelle 9. Sicherheitsabstände bei 87 Adenokarzinomen der Kardia

Resektionslinie	oben	unten
0–2 cm	39 (*44,8%*)	4 (4,6%)
> 2–4 cm	25 (28,7%)	7 (8,6%)
> 4 cm	18 (20,7%)	49 (*56,3%*)
unbestimmbar	5 (5,7%)	27 (31,0%)

Tabelle 10. Infiltrierte Absetzungslinien (gesamt) und Sicherheitsabstände bei 87 Kardiakarzinomen

Abstand (cm)	Befall (n)	Laurén-Typ			Grading		
		diff	gem	int	g1	g2	g3
0–2	9 (10,3%)	1	1	7	2	1	6
2–4	7 (8,0%)	2	2	3	–	–	7
> 4	6 (6,9%)	–	3	3	–	2	4
unbestimmbar	2 (2,3%)	–	2	–	–	–	2
gesamt	*22 (25,3%)*						

Insgesamt lagen 25,3% der Resektionslinien bei den Kardiakarzinomen nicht im Gesunden: In 2,3% waren sowohl die obere als auch die untere Absetzungslinie betroffen, in 16,1% nur die obere und in 6,9% ausschließlich die untere Resektionskante. Im einzelnen war die obere Absetzungslinie bei einem Sicherheitsabstand bis 2 cm in 20,5%, bei einer Distanz von 2 bis 4 cm in 16,0% und einem Abstand von mehr als 4 cm in 11,1% infiltriert. Die untere Absetzungslinie wurde in einem Abstand bis 2 cm in 25,0% vom Tumor erreicht und in mehr als 4 cm noch in 8,2%. In

Tabelle 11. Häufigkeit der Tumorinfiltration der Resektionslinien bei 87 Kardiakarzinomen

Beide Resektionslinien infiltriert: 2 Fälle (2,3%)			
Nur *obere* Resektionslinie infiltriert: 14 Fälle (16,1%)			
Sicherheitsabstand	0–2 cm	: 8/39	(20,5%)
	> 2–4 cm	: 4/25	(16,0%)
	> 4 cm	: 2/18	(11,1%)
Nur *untere* Resektionslinie infiltriert: 6 Fälle (6,9%)			
Sicherheitsabstand	0–2 cm	: 1/ 4	(25,0%)
	2–4 cm	: –	–
	4 cm	: 4/49	(8,2%)*

* einschl. Peritonealkarzinose

der letztgenannten Zahl sind jedoch auch die Fälle mit Ausbildung einer Peritonealkarzinose eingeschlossen, in denen die Verlängerung des Sicherheitsabstandes auch keine eindeutige Resektion im Gesunden erbracht hätte (Tabelle 11).

Schlußbemerkungen

Die von uns vorgelegten Befunde bestätigen die Zunahme des Kardiakarzinoms, die nicht nur im Sektionsgut, sondern auch bei den Resektaten deutlich wird. Bei den Adenokarzinomen des gastroösophagealen Übergangs dominiert – ähnlich wie beim Ösophaguskarzinom – das männliche Geschlecht, und es liegt meistens histologisch der intestinale Typ des Magenkarzinoms vor. Wenn besondere histogenetische Merkmale auftreten, erscheinen in einzelnen Fällen präoperative Hinweise auf ein Barrett-Karzinom oder ein Kardiakarzinom möglich. Mit der bioptischen Diagnostik kann jedoch in der Regel die Lokalisation eines Adenokarzinoms nicht im voraus festgelegt werden. Meistens handelt es sich bei diesen Tumoren um fortgeschrittene Invasionsstadien, da Frühkarzinome in diesem Bereich eine große Ausnahme darstellen. Eine lymphogene Absiedlung liegt in mehr als 80% der Fälle vor. Die bei der Autopsie beobachteten und auch bei Operationen festgestellten lymphogenen Absiedlungen sind wahrscheinlich Ursache für die ungünstigen Behandlungsergebnisse, die auch aus der Literatur bekannt sind. Bei der Wahl der Sicherheitsabstände dürften nach unseren Untersuchungen 4 cm am fixierten Präparat in den meisten Fällen ausreichen, was einer in-vivo-Länge von etwa 8 cm entspricht. Diese Daten bewegen sich in Größenordnungen, die auch von Papachristou et al. (1979) angegeben wurden. Ob darüber hinaus eine radikale Lymphknotendissektion die Prognose dieser Tumoren verbessert, ist zumindest für das pN2-Stadium zu hoffen (Siewert et al., 1986). Schließlich zeichnet sich durch die Studien von Preußer et al. (1987) die Möglichkeit ab, daß inoperable Tumorstadien durch eine systemische Chemotherapie in operativ kurable Tumorstadien überführt werden.

Literatur

1. Antonioli, DA, Goldman H (1982) Changes in the location and type of gastric adenocarcinoma. Cancer 50: 775–781

2. Borchard F (1985) Epidemiologie, Ätiologie und pathologische Anatomie des Ösophaguskarzinoms. Gastroenterol Chir 1: 7–15
3. Borchard F (1987) Esophagus. p 10.1–1.20. In: Disease of the head and the neck (Arnold, WJ et al., eds) Georg Thieme Verlag, Stuttgart New York
4. Borchard F, Sons HU (1985) Klassifizierung des Magenkarzinoms aus pathologisch-anatomischer Sicht. Therapiewoche 35: 161–169
5. Borchard F, Sons HU (1984) Pathologische Anatomie des Ösophaguskarzinoms. In: Die kurable Ösophagusstenose. S. 70–81 (Hrsg. Kremer K, Ulrich B) Georg Thieme Verlag, Stuttgart
6. Borrmann R (1926) Geschwülste des Magens. In: Handbuch der speziellen Pathologischen Anatomie und Histologie. Band IV, Teil 1, S. 812–1000. Springer Verlag, Berlin
7. Boswell JT, Hellwig EB (1965) Squamous cell carcinoma and adenoacanthoma of the stomach. Cancer 18: 181–192
8. Cady B, Choe DS (1980) Changing patterns of gastric cancer. p. 2041–204. In: Prevention and detection of cancer. Part II. Detection. Vol 2. Cancer detection in specific sites (ed HE Nieburgs) Marcel Dekker, Inc, New York Basel
9. DuPont BJ jr, Lee JR, Burton GR, Cohn I jr (1978) Adenocarcinoma of the stomach: Review of 1.497 cases. Cancer 41: 941–947
10. Eaton H, Tennekoon GE (1972) Squamous carcinoma of the stomach following corrosive acid burns. Br J Surg 59: 382–387
11. Eker R, Efskind J (1960) The pathology and prognosis of gastric carcinoma, based on 1314 partially and totally resected cases. Acta Chir Scand Suppl 264 p. 1–192
12. Guanrei Y, Sunglian Q: Incidence rate of adenocarcinoma of the gastric cardia and endoscopic classification of early cardial carcinoma in Henan province, the people's republic of china. Endoscopy 19: 7–10
13. Haggitt RC, Tryzelaar J, Ellis FH, Colcher H (1978) Adenocarcinoma complicating columnar epithelium-lined (Barrett's) esophagus. Am J Clin Pathol 70: 1–5
14. Hölscher AH, Bader M, Siewert JR (1985) Kann Antireflux-Chirurgie eine maligne Entartung des Endobrachyösophagus verhindern? Dtsch med Wschr 110: 551–555
15. Inberg MV, Heinonen, R, Lauren P, Rawtakokko V, Viikari J (1981) Total and proximal gastrectomy in the treatment of gastric carcinoma: A serie of 305 cases. World J Surg 5: 249–257
16. Kaduk B, Barth H, Scharlach H (1977) Die Orthologie der endokrinen Zellen des distalen Ösophagus. Verh Dtsch Ges Path 61: 79–83
17. Kalish RJ, Clancy PE, Orringer MB, Appelmann HD (1984) Clinical epidemiologic and morphologic comparison between adenocarcinomas arising in Barrett's esophagus mucosa and in the gastric cardia. Gastroenterology 86: 461–467
18. Laurén P (1965) The two histological main types of gastric carcinoma. An attempt at a histoclinical classification. Acta Pathol Microbiol Scand 64: 31–49
19. Masson P: Diagnostics de Laboratoire. II. Tumeurs. A Maloine et Fils, pp 405–417
20. McPeak E, Warren S (1948) Histologic features of carcinoma of the cardioesophageal junction and cardia. Amer J Pathol 24: 971–1001
21. Ming SC (1971) Tumors of the esophagus and stomach. In: Atlas of tumor pathology (2nd series, fasc 7) Armed Forces Institute of Pathology, Washington
22. Monnier Ph, Savary M, Pasche R, Anani P (1981) Intraepithelial carcinoma of the oesophagus: endoscopic morphology. Endoscopy 13: 185–191
23. Mulligan RM (1972) Histogenesis and biologic behaviour of gastric carcinoma. Pathology Ann 7: 349–415
24. Ottenjann R (1984) Relative Zunahme des Kardia-Karzinoms? Dtsch med Wschr 109: 1303
25. Papachristou DN, Karas M, Fortner JG (1979) Anastomotic recurrence in the esophagus complicating for adenocarcinoma of the stomach. Br J Surg 66: 609–612
26. Paull A, Trier JS, Dalton MD, Camp RC, Leob P, Goyal RH (1970) The histologic spectrum of Barrett's esophagus. N Engl J Med 295: 476–480
27. Preusser P, Wilke H, Neuhaus B, Achterrath W (1986) Pilotstudie mit der Kombination Etoposid, Adriamycin, Cisplatin beim fortgeschrittenen inoperablen Magenkarzinom. Tumor Diagnostik und Therapie 7: 142–144
28. Rabes HM, Carl P, Meister P, Rattenhuber V (1979) Analysis of proliferation compartments in human tumors. I. Renal adenocarcinoma. Cancer 44: 799–813
29. Raphael HA, Ellis Jr FH, Dockerty MB (1966) Primary adenocarcinoma of the esophagus: 18-year review of literature. Ann Surg 164: 786–794

30. Sasse W, Bünte H, Heinicke A (1985) Zur Prognose des Kardiakarzinoms. Langenbecks Arch Chir 365: 205–218
31. Siedek M (1981) Die chirurgische Therapie des Kardiakarzinoms. Therapiewoche 31: 295–302
32. Siewert JR, Adolf J, Bartels H, Hölscher AH, Hölscher M, Weiser HF (1986) Ösophaguskarzinom: transthorakale Ösophagektomie mit regionaler Lymphadenektomie und Rekonstruktion mit aufgeschobener Dringlichkeit. Dtsch med Wschr 111: 647–651
33. Siewert JR, Hölscher AH, Becker K, Gössner W (1987) Kardiakarzinom: Versuch einer therapeutischen relevanten Klassifikation. Chirurg 58: 25–32
34. Siewert JR, Lange J, Böttcher K, Becker K, Stier A (1986) Lymphadenektomie beim Magenkarzinom. Langenbecks Arch Chir 368: 137–148
35. Siewert JR, Weiser HF, Lepsien G, Peiper HJ (1979) Endobrachyösophagus und Adenokarzinom der Speiseröhre. Chirurg 50: 675–680
36. Skinner DB, Walther BC, Riddell RH, Schmidt H, Iascone C, DeMeester TR (1983) Barrett's esophagus. Comparison of benign and malignant cases. Ann Surg 198: 554–566
37. Sons HU, Borchard F (1984) Esophageal cancer. Autopsy findings in 171 cases. Arch Pathol Lab Med 108: 983–988
38. Sons HU, Borchard F (1986) Cancer of the distal esophagus and cardia. Incidence, tumorous infiltration, and metastatic spread. Ann Surg 203: 188–195
39. Stelzner F (1980) Über die Struktur und Funktion des Pylorus und der Kardia. Wien. Med Wschr 130: 1857–1860
40. Stelzner F, Lierse W (1967) Strukturanalyse des Ösophagus im Hinblick auf Beobachtungen beim operativen Eingriff. Zbl Chir 92: (Suppl) 1857–1860)
41. Vaughan WP, Straus FH, Paloyan D (1977) Squamous carcinoma of the stomach after linitis plastica. Gastroenterology 72: 945–948

Das Kardiakarzinom als eigenständige Entität des Magenkarzinoms

G. Heidl, S. Awlasewicz, K. Dunkel und P. Langhans

Einleitung

Seit den 70er Jahren mehren sich die Hinweise in Europa und Nordamerika auf eine Veränderung der Epidemiologie des gastrointestinalen Karzinoms. Während die Magenkarzinome in ihrer Zahl absolut zurückgehen, gewinnen kolorektale Karzinome zunehmend an Bedeutung. Im Magen ist eine eindeutige Zunahme der Karzinome in oberen Magenabschnitten auf Kosten der Karzinome im Pylorus und Antrum zu verzeichnen [2, 6, 16, 21]
Verschiedene Autoren sehen im Kardiakarzinom meist aufgrund des Geschlechtsverhältnisses, aber auch wegen der histologischen Struktur eine eigene Entität [8, 12, 13]. Um dieser Frage nach der eigenen Entität des Kardiakarzinoms nachzugehen, wurden 206 Kardiakarzinome und 306 subkardial gelegene Magenkarzinome untersucht und verglichen.

Material und Methoden

In der vorliegenden Studie wurde das Vorkommen und das Verhalten von Kardiakarzinomen, bezogen auf die Einteilungen nach Borrmann, Laurén, Ming und WHO, gegenüber den Magenkarzinomen anderer Lokalisation untersucht [4, 11, 14, 15]. Die Kardiakarzinome wurden in Anlehnung an Reding definiert [17]. Insgesamt gingen 206 Kardiakarzinome und 306 Nicht-Kardiakarzinome in die Studie ein.
Die 146 durch Resektion und die 60 durch Biopsie gesicherten Kardiakarzinome stammen aus den Jahren 1974 bis 1986, wobei an Hand der Krankenblätter aller Patienten der Chirurgischen Klinik und Poliklinik der WWU die endoskopischen und röntgenologischen Befunde zur Lokalisation des Tumors analysiert wurden. Von den 306 Nicht-Kardiakarzinomen, die sich aus 251 Resektaten und 55 Biopsien zusammensetzten, standen gleichfalls die Krankenblätter zur Verfügung. In den Jahrgängen 1974 bis 1983 wurden alle Einteilungen retrospektiv durchgeführt, während ab 1984 alle Karzinome prospektiv untersucht wurden.
Im einzelnen wurden in dieser Analyse die Parameter:
- Alter,
- Geschlecht,
- makroskopische Einteilung nach Borrmann (1926),
- Einteilung nach Oota und Sobin [WHO; 15],

- Einteilung nach Ming [14] und
- Einteilung nach Laurén [11] berücksichtigt.

Die statistische Auswertung erfolgte mit dem chi²-Test und der M × N-Tafel [9].

Ergebnisse

Das durchschnittliche Alter der 206 Patienten mit Kardiakarzinomen betrug 60,4 Jahre mit einer Standardabweichung von ± 12,4 Jahre, das der 306 Fälle mit Nicht-Kardiakarzinomen 61,35 Jahre mit einer Standardabweichung von ± 13,9 Jahren. Bei den Kardiakarzinomen bestand ein Geschlechtsverhältnis von 3,04 : 1 zugunsten des Mannes, bei den Karzinomen unterhalb der Kardia 1,43 : 1 (Tabelle 1).

Tabelle 1. Geschlechtsverhältnisse beim Kardiakarzinom und den Magenkarzinomen anderer Lokalisation

Kardiakarzinome	155	51
andere Karzinome	181	126
$chi^2 = 14{,}4637$	$p < 0{,}0005$	
2 × 2 - Tafel		

Die Unterschiede sind statistisch hoch signifikant ($p < 0{,}0005$).

Bei 113 der Kardia- und bei 200 der anderen Magenkarzinome konnte retrospektiv aufgrund der makroskopischen Beschreibung bzw. prospektiv eine Einteilung nach Borrmann [4] durchgeführt werden. Es zeigte sich ein Überwiegen der polypösen und scharf begrenzten ulzerierten Tumoren beim Kardiakarzinom (Tabelle 2).

Tabelle 2. Makroskopische Einteilung der Kardia- und anderen Magenkarzinome nach Borrmann

Borrmann	I	II	III	IV
Kardiakarzinome	14	56	43	0
andere Karzinome	8	60	91	41
$chi^2 = 38{,}7829$	$p < 0{,}0005$			
2 × 4 - Tafel				

Das sog. szirrhöse Karzinom (Typ IV nach Borrmann) des Magens kommt an der Kardia nicht oder offenbar sehr selten vor. Solche Karzinomtypen wachsen in der Regel von unteren Magenabschnitten nach oben.

Von den 206 Kardiakarzinomen ließen sich 196, von den 306 Karzinomen unterhalb der Kardia 289 nach der WHO-Einteilung klassifizieren (Tabelle 3).

Tabelle 3. WHO-Klassifikation der Kardia- und anderer Magenkarzinome

	differenziert	undifferenziert
Kardiakarzinome	168	28
andere Karzinome	212	77
$chi^2 = 10{,}5150$	$p < 0{,}005$	
2 × 2 - Tafel		

Die Unterschiede sind hoch signifikant ($p < 0{,}005$), wobei die Kardiakarzinome mehr differenzierte Formen aufweisen.
Die Einteilung nach Ming [14] ist nur am Operationspräparat möglich. So konnten nur 146 von 206 Kardia- bzw. 251 von 306 anderen Magenkarzinomen klassifiziert werden (Tabelle 4).

Tabelle 4. Ming-Klassifikationen bei Kardia- und anderen Magenkarzinomen

	expandierend	infiltrierend	Mischtyp
Kardiakarzinome	75	48	21
andere Karzinome	78	151	18
$chi^2 = 23.5892$	$p < 0{,}0005$		
2 × 2 – Tafel			

Es zeigte sich ein signifikanter Unterschied mit einem Überwiegen der expandierenden Typen bei den Kardiakarzinomen ($p < 0{,}0005$).
Bei der Einteilung nach Laurén [11] fanden sich bei den Kardiakarzinomen 140 Fälle vom intestinalen Typ, während diffuse Karzinome und Mischtypen nur in 32 bzw. 28 Fällen nachweisbar waren. Bei den Karzinomen unterhalb der Kardia lag eine völlig andere Verteilung vor (Tabelle 5).

Tabelle 5. Klassifikation nach Laurén bei Kardia- und anderen Karzinomen

	intestinal	diffus	Mischtyp
Kardiakarzinome	140	32	28
andere Karzinome	129	139	29
$chi^2 = 48{,}7797$	$p < 0{,}0005$		
2 × 2 – Tafel			

Es besteht ein deutlich höheres Vorkommen von intestinalen Karzinomen (4,375 : 1) an der Kardia gegenüber den Karzinomen anderer Lokalisation. Hier ist ein Verhältnis von 0,93 : 1 abzulesen. Faßt man alle Karzinome zusammen, dann liegt ein Verhältnis von 1,57 : 1 zugrunde.

Diskussion

Das uns vorliegende Krankengut an Kardiakarzinomen liegt bei Betrachtung des Altersdurchschnitts und des Geschlechtsverhältnisses im Bereich der aus der Literatur bekannten Erwartungswerten. So ist das Durchschnittsalter in unserem Krankengut mit 60,4 Jahren zwischen dem von Husemann et al. [7], Kunath, Fischer [10], Sasse et al. [18] und Shevchenko [19] angegebenen Werten (50 bis 70 Jahre). Das Geschlechtsverhältnis von 3,04 zu Gunsten des Mannes fügt sich gut in die Angaben anderer Autoren zwischen 2,0 und 4,6 ein [1, 2, 8, 18, 19, 21], wobei der Durchschnitt

allgemein mit 4 : 1 angegeben wird. Damit dominieren im Gegensatz zum Gesamtkollektiv der Magenkarzinome (1,5 : 1 bis 2 : 1) die Männer stärker.
Bei der makroskopischen Einteilung nach Borrmann [4] findet sich bei den Kardiakarzinomen eine Prädominanz polypöser und scharf begrenzter ulzerierter Karzinome. Ein Typ IV nach Borrmann (szirrhöses Karzinom) wurde von uns nicht an der Kardia beobachtet. Vergleichsweise konnten Häring [5] nur in 1% und Husemann [8] in 15% (34 Fälle) seiner Kardiakarzinome den Typ IV nachweisen.
In der histomorphologischen Einteilung nach der WHO zeigte sich ein hochsignifikanter Unterschied zwischen den differenzierten und undifferenzierten Karzinomen bezogen auf die Karzinome unterhalb der Kardia, wobei die Kardiakarzinome fast ausnahmslos als differenzierte Karzinome in Erscheinung traten. Zu ähnlichen Ergebnissen kam auch Husemann [8] (210 differenzierte versus 21 undifferenzierte Karzinome).
Bei der Einteilung nach Ming [14], die sich auf das Verhalten des Tumors zur Umgebung bezieht, ließ sich ebenfalls ein signifikanter Unterschied erkennen ($p < 0{,}0005$). Die sonst prognostisch günstigeren expandierenden Typen fanden sich häufiger bei den Kardiakarzinomen. Im Kollektiv von Husemann et al. [7] überwogen dagegen die infiltrativen Typen äußerst knapp.
Gleichfalls signifikante Unterschiede waren bei der Einteilung nach Laurén nachzuweisen. Hier waren die als prognostisch günstiger angesprochenen intestinalen Typen in einem signifikant höheren Prozentsatz bei den Kardiakarzinomen gegenüber den Karzinomen anderer Lokalisation vertreten. Ähnliche Ergebnisse wurden von Husemann et al. [7] und Borchard et al. [3] mitgeteilt. Antonioli und Goldman [2] stellten weniger Siegelringzellkarzinome an der Kardia fest.
Die vorliegenden Ergebnisse unterstreichen die Vorstellungen von McPeak und Warren [13], McDonald [12] und anderer Autoren, daß das Kardiakarzinom eine eigene Entität darstellt. So war gegenüber den subkardial gelegenen Magenkarzinomen ein signifikanter Unterschied im Geschlechtsverhältnis, in den makroskopischen Typen nach Borrmann [4] in den histopathologischen Einteilungen nach der WHO [15], nach Ming [14] und nach Laurén [11] festzustellen.

Literatur

1. Allum WH, Roginski C, Fielding JWL, Jones BG, Ellis DJ, Waterhouse JA, Brookes VS (1986) Adenocarcinoma of the Cardia: A 10-Year Regional Review. World J Surg 10: 462–467
2. Antonioli DA, Goldman H (1982) Changes in the location and type of gastric adenocarcinoma. Cancer, 50: 775–781
3. Borchard F, Sons HU, Roth H, Jeuck M (1988) Epidemiologie und Pathologische Anatomie des Adenokarzinoms am gastroösophagealen Übergang. In: „Das Adenokarzinom des gastroösophagealen Übergangs" Langhans, P. et al. (Hrsg.) Springer-Verlag 9–28
4. Borrmann R (1926) Geschwülste des Magens. In: Handbuch der speziellen Pathologischen Anatomie und Histologie. Band IV, Teil 1, S. 812–1054. Springer-Verlag, Berlin
5. Häring R (1964) Die Chirurgie der kardianahen Magenkarzinome. Ergebnis Chir und Orthop 46, 1–47
6. Hirayama T (1975) Epidemiology of cancer of the stomach with special reference to its recent decrease in Japan. Cancer Res 35: 3460–3463
7. Husemann BF, Gall P, Bödeker H, Altendorf A (1983) Chirurgische Behandlung des Kardiakarzinoms. Münch med Wschr 125: 61–64

8. Husemann B (1987) Indikatorische und sich daraus ergebende operative Fehler beim Kardakarzinom. In: Indikatorische und operative Fehler in der Chirurgie, Abdominalchirurgie – Gefäßchirurgie R. Häring (Hrsg.). Walter de Gruyter, Berlin, New York, 153–158
9. Immich H (1974) Medizinische Statistik. Eine Einführungsvorlesung. FK Schattauer, Stuttgart, New York
10. Kunath U, Fischer P (1984) Radikalität und Lebenserwartung beim operierten Ösophagus- und Kardiakarzinom. Dtsch med Wschr 109: 450–453
11. Laurén P (1965) The two histological main types of gastric carcinoma. An attempt at a histoclinical classification. Acta Pathol Microbiol Scand 64: 31–49
12. McDonald WC (1972) Clinical and pathologic features of adenocarinoma of the gastric cardia. Cancer 29: 724–732
13. McPeak E, Warren S (1948) Histologic features of carcinoma of the cardioesophageal junction and cardia. Am J Pathol 24: 971–991
14. Ming SC (1977) Gastric carcinoma. A pathobiological classification. Cancer 39: 2475–2485
15. Oota K, Sobin LH (1977) Histological Typing of Gastric and Oesophageal Tumours. International Histological Classification of Tumours Nr. 18. World Health Organization (WHO), Geneva
16. Ottenjann R (1984) Relative Zunahme des Cardia-Karzinoms. Dtsch med Wschr 109: 1303
17. Reding R (1969) Chirurgische Therapie und Ergebnisse beim Ulkus und Karzinom im Kardiabereich. Zentbl Chir 94: 392–1397
18. Sasse W, Bünte H, Heinicke A (1985) Zur Prognose des Kardiakarzinoms. Langenbecks Arch Chir 365: 205–218
19. Shevchenko NM (1977) Surgical treatment of gastric cardia cancer. Klin Chir 3: 62–64
20. Siedek M (1981) Die chirurgische Therapie des Kardiakarzinoms. Therapiewoche 31: 295–302
21. Sons HU, Borchard F (1986) Cancer of the distal esophagus and cardia. Incidence, tumour infiltration and metastatic spread. Ann Surg 203: 188–194

Präkanzerosen des gastroösophagealen Überganges

A. H. Hölscher

Einleitung

Barrett hat 1950 eine Veränderung beschrieben, bei der sich als typisches Merkmal Magenschleimhaut im Bereich des thorakalen Ösophagus fand [2]. Er hat diesen Zustand zunächst als Intrathorakalverlagerung eines tubulär umgestalteten Magenfundusanteils fehlinterpretiert. Erst die funktionellen Untersuchungen von Allison und Johnstone haben 1953 aufgezeigt, daß diese von Magenschleimhaut oder anderem Zylinderepithel ausgekleideten Intestinalareale funktionell dem Ösophagus zuzurechnen sind [1].
Barrett hat 1957 diese Interpretation anerkannt und diesen Zustand als "columnar cell lined lower esophagus" beschrieben [3]. Der Begriff „Endobrachyösophagus", der in Europa allgemein für diese Veränderung akzeptiert ist, stammt von Lortat-Jacob [14]. Somit darf der Begriff „Endobrachyösophagus" heute wie folgt definiert werden:
Auskleidung mehr oder minder großer Areale des distalen, gelegentlich auch mittleren Ösophagus (mehr als 3 cm oral der Kardia) mit Zylinderepithel unterschiedlicher Differenzierung (niedrig differenziertes Zylinderepithel, Kardiaschleimhaut, Magenfundusschleimhaut, sehr selten Dünndarmschleimhaut) an Stelle von Plattenepithel.

Pathogenese des Endobrachyösophagus

Derzeit werden 4 Hypothesen in der Literatur diskutiert, die von unterschiedlicher Bedeutung sind [17]:

- Der Endobrachyösophagus entsteht durch ein *Hochwachsen von Magenepithel* in Plattenepitheldefekte des distalen Ösophagus. Diese Hypothese würde voraussetzen, daß es sich in allen Fällen um Fundusschleimhaut im Endobrachyösophagus handeln würde. Dies ist nicht der Fall, im Gegenteil, in 90–95% der Fälle findet sich ein niederdifferenziertes Zylinderepithel.
- Es handelt sich um eine *Proliferation von Zylinderepithel ausgehend von submukösen Speiseröhren- oder Kardiadrüsen* wiederum in Plattenepitheldefekten des distalen Ösophagus. Dieser Hypothese kommt heute die größte Bedeutung zu.

  Beiden genannten Hypothesen ist gemeinsam, daß zunächst ein Plattenepitheldefekt entstehen muß. Diese Defekte im Plattenepithel sind in aller Regel Folge einer Refluxösophagitis. Damit darf der Endobrachyösophagus als erworben und als Folge einer Refluxösophagitis angesehen werden. Von Elster ist dafür der treffende Begriff der *Zylinderzellnarben* im Ösophagus geprägt worden [6].

- Es handelt sich bei dem Zylinderepithel des Endobrachyösophagus um eine *Metaplasie* des Plattenepithels im Rahmen der Ösophagitis. Für eine solche Umwandlung von Plattenepithel in Zylinderepithel ist bislang noch nie ein Beweis erbracht worden, so daß diese Hypothese als nicht stichhaltig angesehen werden darf.
- Es handelt sich um eine *Persistenz der kongenitalen Auskleidung* der Speiseröhre mit Zylinderepithel. Diese Hypothese trifft – wenn überhaupt – nur für einige seltene Ausnahmesituationen zu [10]. Sie ist die Ursache für die sehr häufig beobachteten Zylinderepithelinseln im Bereich der proximalen Hälfte der Speiseröhre. Nur in ganz seltenen Ausnahmefällen darf der Endobrachyösophagus als angeboren interpretiert werden. Hier handelt es sich dann meist um einen Endobrachyösophagus mit echter Fundusschleimhaut.

Zur Frage der Pathogenese des Endobrachyösophagus liegen 2 wichtige tierexperimentelle Untersuchungen vor. Bremner zeigte in seinem klassischen Tierexperiment bei Hunden, daß durch Restruktion des unteren Ösophagussphinkters und Refluxprovokation durch Histamin ein 4 cm langes distales Ösophagussegment, dessen Plattenepithel exzidiert worden war, in einem Jahr mit Zylinderepithel ausgekleidet wird [4]. Dieser Befund unterstreicht die Auffassung, daß der Endobrachyösophagus eine erworbene Veränderung ist.
Gillen hat in seinen Arbeiten in ähnlicher Weise Reflux provoziert, aber zusätzlich über dem von Plattenepithel befreiten distalen Ösophagussegment und einem intakten zirkulären Plattenepithelanteil in einem weiteren Segment das Plattenepithel exzidiert [9]. Bei einem Teil der Tiere kam es auch im oberen Segment nach 3 Monaten zur Ausbildung von Zylinderepithel. Da über das intakte Plattenepithelsegment hinweg keine Migration von Magenschleimhaut möglich ist, sprechen diese Resultate für den Ursprung des Zylinderepithels aus ösophagealen Drüsenschläuchen.
Aufgrund der genannten histologischen und tierexperimentellen Befunde ist der Endobrachyösophagus als eine spezielle Form der Schleimhautreaktion im Rahmen der Refluxösophagitis und somit als Zylinderzellnarbe anzusehen. Er stellt noch keine eigentliche Komplikation dar, ist aber wesentliche Voraussetzung für die Entwicklung von Komplikationen im weiteren Verlauf der Refluxkrankheit.

Maligne Entartung im Endobrachyösophagus

Im großen Krankengut von Savary mit einer zum Teil über Jahre andauernden prospektiven Beobachtung von Patienten mit Endobrachyösophagus haben sich in 25% peptische Stenosen, in 12% sog. Barrett-Ulzera und in 10,8% Adenokarzinome entwickelt [21, 22] (Abb. 1). Eine Zusammenstellung der aktuellen Literaturmitteilungen zeigt, daß bei 2348 publizierten Patienten mit einem Endobrachyösophagus in 327 Fällen – das entspricht 13,9% – ein Adenokarzinom zur Beobachtung kam (Tabelle 1). Es muß vermerkt werden, daß es sich hierbei ausschließlich um retrospektive Analysen handelt, die möglicherweise ein zu hohes Entartungsrisiko wiedergeben.

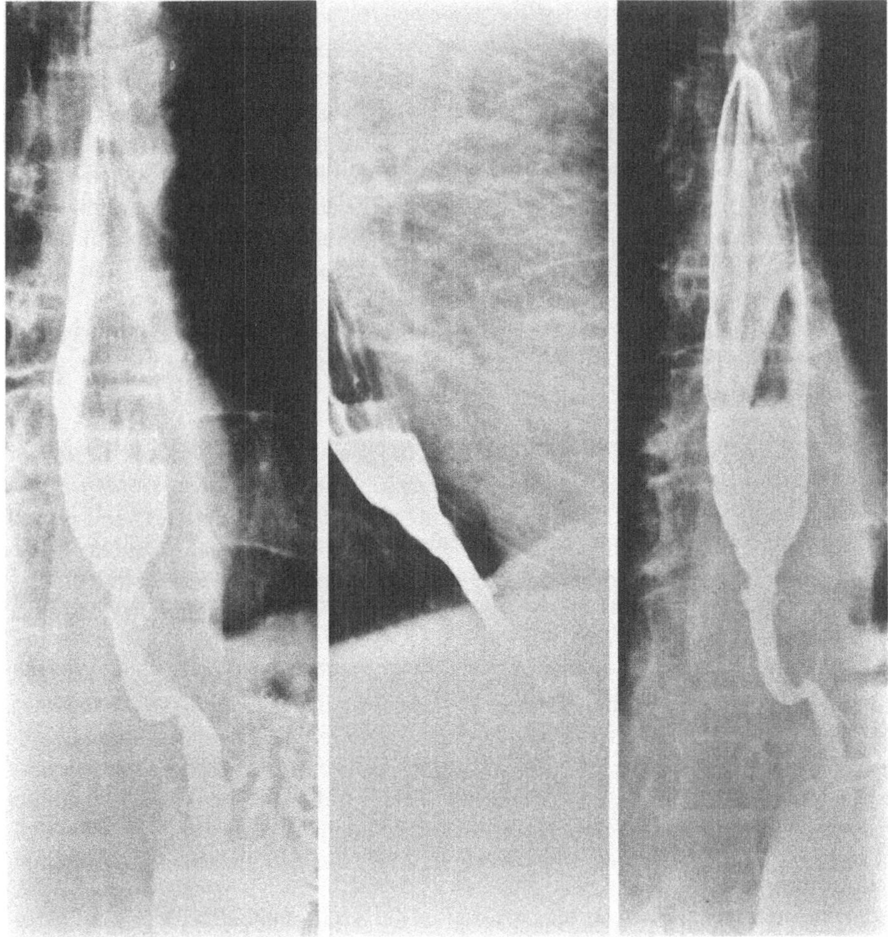

Abb. 1. Röntgenbild eines Patienten mit langjähriger Refluxanamnese, der eine Koinzidenz aller Komplikationen des Endobrachyösophagus zeigt: peptische Stenose in der mittleren Speiseröhre am Epithelübergang, distal davon ein 10 cm langer Endobrachyösophagus mit Barrett-Ulzera und einem Adenokarzinom

Zuverlässigere Auskünfte wären von prospektiven Analysen zu erwarten. Derzeit sind 4 derartige Analysen in der Literatur publiziert [5, 22, 24, 26]. In der Tat weisen diese prospektiven Beobachtungen eine sehr viel geringere Inzidenz der malignen Enartungen im Endobrachyösophagus aus (Tabelle 2). Danach ist in der Studie von Spechler et al. in 175 Beobachtungsjahren mit der Entwicklung eines Adenokarzinoms zu rechnen, in der Serie von Cameron et al. in 441 Beobachtungsjahren. Immerhin ist in beiden Studien das Risiko, ein Karzinom zu entwickeln, für Patienten mit einem Endobrachyösophagus 42- bzw. 30mal höher als das einer Normalpopulation. Unseres Erachtens muß auch die Interpretation dieser prospektiven Analysen mit Vorsicht erfolgen. In den vorliegenden Publikationen waren zum Zeitpunkt der

Tabelle 1. Prävalenz des Adenokarzinoms im Endobrachyösophagus (erweitert nach [11]).

Autoren und Jahr		Patienten mit Endobrachyösophagus	Karzinome im	%
Allison	1953	7	1	14,3
Resano	1957	156	35	22,4
Adler	1963	11	1	9,1
Hawe	1973	85	7	8,2
Rossetti	1974	184	20	10,9
Naef	1975	140	12	8,6
Burke	1976	5	1	20,0
Radigan	1977	19	5	26,3
Robbins	1977	26	1	3,8
Messian	1978	26	1	3,8
Dees	1978	45	13	28,9
Siewert	1979	110	14	12,7
Ransom	1982	34	3	8,8
Skinner	1983	43	20	46,5
Bremner	1983	59	4	6,8
Cameron	1983	122	18	14,8
Sprung	1984	108	24	22,0
Starnes	1984	40	15	37,5
Spechler	1984	115	8	6,9
Sarr	1985	85	13	15,0
Saubier	1985	262	35	13,4
Gasparri	1987	30	6	20,0
Pinotti	1987	47	6	12,8
Savary	1987	589	64	10,8
Gesamt		2348	327	13,9

Tabelle 2. Inzidenz des Adenokarzinoms im Endobrachyösophagus

Autoren und Jahr		n	mittl. Beob.-Zeit	Adeno-Karzinom	Inzidenz pro Patienten-jahre	Risiko im Vergleich zur Normalpopulation
Spechler	1984	105	3,3 Jahre	2	1/175	42 × höher
Sprung	1984	108	4.0 Jahre	2	1/ 81	⁒
Cameron	1985	104	8,5 Jahre	2	1/441	30 × höher
Savary	1987	402	3,8 Jahre	5	1/305	⁒

Erfassung des Patientengutes bereits in durchschnittlich 12% der Fälle – entsprechend den übrigen Literaturangaben – Adenokarzinome entstanden. Man darf also davon ausgehen, daß bei allen Patienten mit einer Prädisposition und solchen, die den bekannten Risikofaktoren ausgesetzt waren, bis zum Zeitpunkt der Erfassung bereits ein Adenokarzinom entstanden war. Daher wurde in allen vier Studien ein positiv selektioniertes Patientenkollektiv weiterverfolgt, das dann erwartungsgemäß in einem sehr viel geringeren Prozentsatz Adenokarzinome entwickelte. Somit sind

auch diese prospektiven Studien nicht in der Lage, das Entartungsrisiko des Endobrachyösophagus realistisch abzuschätzen. Vielmehr muß man davon ausgehen, daß der Endobrachyösophagus ein beträchtliches Entartungsrisiko in sich birgt.
Als *Risikofaktoren* sind Alkohol- und Nikotinabusus in der Literatur unbestritten [17, 22]. Auffällig ist, daß das männliche Geschlecht deutlich häufiger vom Endobrachyösophagus und von einer malignen Entartung betroffen ist [17, 22]. Darüber hinaus scheint es sich ausschließlich um ein Problem der weißen Rasse zu handeln. Mit großer Wahrscheinlichkeit ist ein chronischer gastroösophagealer Reflux mit der Entwicklung einer Refluxösophagitis entscheidende Voraussetzung für die Entwicklung von Dysplasien und letztendlich auch einer malignen Entartung [17]. Schließlich läßt sich eine Korrelation zwischen Ausmaß des Endobrachyösophagus und Häufigkeit der malignen Entartung herstellen [17].
Ein wichtiges Faktum ist die Beobachtung von Savary und Spechler, daß sich bei Patienten mit Endobrachyösophagus in 24–27% zusätzlich extraösophageale Tumoren finden [22, 24]. Die Tumoren entwickeln sich vorwiegend im HNO-Bereich, der Lunge und im Kolon. Die Häufung von Kolontumoren bei Patienten mit Endobrachyösophagus ist von Sontag beschrieben worden [23]. Es wird daher empfohlen, bei Patienten mit Endobrachyösophagus nicht nur den oberen Gastrointestinaltrakt zu endoskopieren, sondern die Diagnostik auch auf die genannten Gebiete auszudehnen.
Unterstellt man, daß die Refluxkrankheit bzw. die Refluxösophagitis eine Voraussetzung für die Entwicklung eines Adenokarzinoms im Endobrachyösophagus darstellt, müßte durch effektive Antirefluxchirurgie das Entartungsrisiko weitgehend eliminiert werden können. In der Literatur finden sich aber bislang 22 kasuistische Beschreibungen von Patienten, die durchschnittlich innerhalb von 5 Jahren nach einer Antirefluxoperation ein Adenokarzinom im Endobrachyösophagus entwickelt haben [11, 12]. Die nähere Analyse dieser kasuistischen Mitteilungen zeigt aber, daß nicht in allen Fällen die Effektivität der Antirefluxoperation wirklich überzeugend nachgewiesen werden konnte (Tabelle 3). Es ist selbstverständlich, daß nach einer unzureichenden Antirefluxoperation die Gefahr der malignen Entartung unvermindert weiter besteht. Aus diesem Grunde sind die bislang in der Literatur vorliegenden Daten noch nicht geeignet, eine klare Aussage darüber zu treffen, inwieweit z.B. eine Fundoplicatio geeignet ist, das Entartungsrisiko des Endobrachyösophagus zu eliminieren.

Regression des Endobrachyösophagus

Noch ein weiteres Ergebnis haben die Nachbeobachtungen von Patienten mit einem Endobrachyösophagus nach Antirefluxchirurgie ergeben. Offenbar ist der Endobrachyösophagus irreversibel. Zumindest kommt es auch nach effektiver Antirefluxchirurgie in einem nur unbedeutenden Prozentsatz (9%) zu einer meist nur partiellen Rückbildung des Endobrachyösophagus, wobei offenbleiben muß, ob es sich hierbei tatsächlich um eine echte Rückbildung handelt (Tabelle 4–6). Eine sog. Pseudoregression kann sowohl durch das Abklingen bzw. Ausheilen von frischen Erosionen am oralen Rand des Endobrachyösophagus als auch durch eine postoperative topographische Verlagerung der Kardia vorgetäuscht werden.

Tabelle 3. Adenokarzinom im Endobrachyösophagus nach Antirefluxchirurgie (erweitert nach [11]) (+ Antirefluxoperation erfolgreich, – Mißerfolg, ? fraglich)

Autoren und Jahr		Patienten n	Antireflux-Operation	Zeit (Jahre) zw. Operation u. Karzinom	Erfolg der Antireflux-operation
Naef	1975	1	Fundoplicatio	2,5	+
Stillman	1975	1	Vagotomie, Antrektomie, Hiatushernien-Operation	10	+
Hagitt	1978	2	Fundoplicatio (n = 2)	3 3,5	?
Brand	1980	1	Fundoplicatio	4	–
Smith	1982	1	?	5	?
Starnes	1984	1	PGV, Fundoplicatio	2	+
Hamilton	1984	1	part. Ös. gastrektomie, Koloninterponat	8	+ (pH-Metrie)
Levine	1984	1	Fundoplicatio	5	?
Hölscher	1985	1	Fundoplicatio	15	– (pH-Metrie)
Rosenberg	1985	4	Antirefluxoperation	?	?
Sanfey	1985	1	Belsey-Operation	5	?
Saubier	1985	1	Fundoplicatio	1	+
Cameron	1985	1	Antirefluxop. + SGV + Antrektomie	5	?
		1	Antirefluxop. + SGV + Pyloroplastik	1	?
Pollara	1987	1	part. Fundoplicatio	2	?
Gayet	1987	3	Fundoplicatio	?	?
Gesamt		22		$\bar{x}$ 5	

Tabelle 4. Zusammenstellung von Studien mit Persistenz des Endobrachyösophagus nach Antirefluxchirurgie

Autoren und Jahr		Patienten mit Rückbildung	Antireflux-Operation	Beobachtungszeit (Jahre)	Erfolg der Antireflux-Operation
Naef	1975	0 von ?	Fundoplicatio	5	?
Mangla	1976	0 von 3	Fundoplicatio	1–3	?
Mangla	1980	0 von 24	Fundoplicatio	?	?
Starnes	1984	0 von 8	PGV und Fundoplicatio (n = 7) Hill-Operation (n = 1)	?	?
Wellinger	1987	0 von 39	Antirefluxop.	$\bar{x}$ 5,4	?
Gesamt		0 von 74		1–5,4	

Die gleiche Aussage ist auch nach medikamentöser Behandlung zu treffen. Auch hier kommt es auch nur in einem geringen Prozentsatz der Fälle (7%) zu einer Rückbildung des Endobrachyösophagus, wobei dieselben Einwände wie nach Antirefluxchirurgie zu gelten haben (Tabelle 7–9). Der wichtigste Beitrag zu dieser Frage ist die prospektive, randomisierte Studie von Wesdorp, in der nach 2 Jahren keine Regression des Endobrachyösophagus unter Behandlung mit Cimetidin und Antacida gefunden werden konnte [28].

Tabelle 5. Zusammenstellung von Studien mit partieller Regression des Endobrachyösophagus nach Antirefluxchirurgie

Autoren und Jahr		Patienten mit Rückbildung	Antireflux-Operation	Beobachtungszeit (Jahre)	Zeit bis Rückbildung (Jahre)	Erfolg der Antireflux Operation
Radigan	1977	1 von 19	Fundoplicatio	1	4 (Monate)	+
Zamora	1980	1 von 1	Fundoplicatio	?	9 (Monate)	?
Brand	1980	4 von 10	Fundoplicatio (n = 2)	2–11	2	+ (pH-Metrie)
Ranson	1982		Hill-Operation (n = 2)		2	+ (pH-Metrie)
					5	+ (pH-Metrie)
					11	+ (pH-Metrie)
Ranson	1982	4 von 6	Fundoplicatio	x̄ 5,5	? (nur part. Regression)	+ (n = 4)
Skinner	1983	2 von 13	Belsey IV	2	2	+ (pH-Metrie)
					2	+ (pH-Metrie)
Pollara	1987	2 von 22	part. Fundoplicatio	2–12	?	?
Perniceni/ Fékété	1987	1 von 22	TV, Antrektomie, Roux-Y	x̄ 2,8	1 (partiell)	+ (pH-Metrie)
Gesamt		16% 15/93		x̄ 4,6	x̄ 4	

Tabelle 6. Gesamtauswertung der Studien über Veränderung des Endobrachyösophagus nach Antirefluxchirurgie (Literaturübersicht 1975–1987)

n	Rückbildung des EB	Beobachtungszeit (Jahre)	Erfolg der Antirefluxoperation bei Regression (pH-Metrie)
167	9% (15/167)	x̄ 3,7	80% (12/15)

Tabelle 7. Zusammenstellung von Studien mit Persistenz des Endobrachyösophagus bei medikamentöser Therapie

Autoren und Jahr		Patienten mit Rückbildung	Therapie	Beobachtungszeit (Jahre)	endoskopische Befunde
Everhart	1978	0 von 3	Bethanecholchlorid 4 × 25 mg/d	1,5	Abheilung der Ösophagitis, unveränderter Endobrachyösophagus
Kothari	1980	0 von 2	Cimetidin 1,2 g/d	1,5	
Wesdorp	1981	0 von 9	Cimetidin 1,6 g/d Antacida	2	
Delpre	1984	0 von 1	Cimetidin, Antacida, Metoclopramid	1,25	
Stoddard	1984	0 von 20	Ranitidin 150 mg bd Metoclopramid 10 mg tds Gaviscon 10 ml qds	2	
Gesamt		0 von 35		x̄ 1,65	

Tabelle 8. Zusammenstellung von Studien mit partieller Regression des Endobrachyösophagus bei bei medikamentöser Therapie

Autoren und Jahr		Patienten mit Rückbildung	Therapie	Beobachtungszeit (Jahre)
Everhart	1978	0 von 3	Bethanecholchlorid	1,5
Kothari	1980	0 von 2	Cimetidin	1,5
Wesdorp	1981	0 von 9	Cimetidin, Antacida	2
Delpre	1984	0 von 1	Cimetidin, Antacida, Metoclopramid	1,25
Gesamt		0 von 15		$\bar{x}$ 1,8

Tabelle 9. Gesamtauswertung der Studien über Veränderungen des Endobrachyösophagus bei medikamentöser Therapie (Literaturübersicht 1975–1987)

n	Rückbildung des EB	Beobachtungszeit (Jahre)
42	7,1% (3/42)	$\bar{x}$ 2,6

Schlußfolgerung

- Aus chirurgischer Sicht ist der Endobrachyösophagus als eine Präkanzerose anzusehen. Über diese Situation täuschen auch die Kritik an den retrospektiven Analysen und die Daten der prospektiven Analysen nicht hinweg.
- Der blande Endobrachyösophagus, d.h. der Endobrachyösophagus ohne floride Refluxösophagitis, bedarf nach Erstdiagnostik der weiteren endoskopischen Kontrolle (etwa einmal pro Jahr) sowie multipler Biopsien, um frühzeitig Dysplasien entdecken zu können.
- Besteht im Zusammenhang mit dem Endobrachyösophagus eine floride Refluxösophagitis, so ist die Indikation zur Fundoplicatio gegeben. Diese Aussage gilt, obwohl in der Literatur kasuistisch auch Fälle einer Karzinomentwicklung nach Antirefluxchirurgie beschrieben sind. Deswegen sollte auch nach Antirefluxchirurgie regelmäßig eine endoskopische Kontrolle des Endobrachyösophagus stattfinden.
- Beim Nachweis von schweren Dysplasien im Endobrachyösophagus muß eine ausgiebige Diskussion mit dem Pathologen erfolgen. Bei schweren Dysplasien ist unseres Erachtens die Indikation zur Resektion gegeben.

Literatur

1. Allison PR, Johnstone AS (1953) The esophagus lined with gastric mucous membrane. Thorax 8: 87–101
2. Barrett NR (1950) Chronic peptic ulcer of the esophagus and esophagitis. Br J Surg 38: 175–182
3. Barrett NR (1957) The lower esophagus lined by colmunar epithelium. Surgery 41: 881–894

4. Bremner CG, Lynch BP, Ellis FH jr (1970) Barrett's esophagus: Congenital or acquired? An experimental study of esophageal mucosal regression in the dog. Surgery 69: 209–216
5. Cameron AJ, Ott BJ, Spencer Payne W. (1985) The incidence of adenocarcinoma in columnar lined (Barrett's) esophagus. New Engl J Med 313 (14): 857–859
6. Elster K (1981) Zylinderzellersatz und Endobrachyösophagus. In: Blum AL, Siewert JR (Hrsg): Refluxtherapie. Springer-Verlag, Berlin Heidelberg New York
7. Gasparri G, Dei Poli M, Maggi G, Camandona M, Bertero D (1986) Barrett's esophagus: Is there a real regression after antireflux surgery? In: Siewert JR, Hölscher AH (eds): International Esophageal Week, Munich, September 14–19, 1986. Abstract Book, Demeter Munich
8. Gayet B (1987) Endobrachyoesophagus and Adenocarcinoma. Questionnaire of the GEEMO. 6th Meeting of the GEEMO, March 14, Lisbon
9. Gillen P, West AB, Keeling P, Hennessy TPJ (1987) Barrett's Esophagus: A pathological study. In: Siewert JR, Hölscher AH (eds.): Diseases of the Esophagus 1986. Springer, Berlin Heidelberg New York Tokyo
10. Hennessy TPJ (1985) Barrett's esophagus. Br J Surg 72: 336–340
11. Hölscher AH, Bader M, Siewert JR (1985) Kann Antireflux-Chirurgie eine maligne Entartung des Endobrachyösophagus verhindern? Dtsch Med Wschr 110: 551–555
12. Hölscher AH, Siewert JR: (1985) Der Endobrachyösophagus. Chirurg Gastroenterologie mit interdisziplinären Gesprächen 3: 69–76
13. Levine MS, Caroline, Dina, Thompson JJ, Kressel HY, Laufer I, Harlinger H (1984) Adenocarzinoma of the Esophagus: Relationship to Barrett Mucosa. Radiology 150: 305–309
14. Lortat-Jacob JL (1957) L'endobrachy-œsophage. Ann Chir 11: 1247–1252
15. Perniceni J, Fekete F (1986) Endobrachyoesophagus after antireflux surgery with truncal vagotomy, antrectomy, and Roux-en-Y diversion. 6th Meeting of the GEEMO, March 14, Lisbon
16. Pollara WM, Zilberstein B, Cecconello I, Vencon FE, Parada AA, Pinotti HW (1987) Barrett's esophagus. Late results of conservative management. In: Siewert JR, Hölscher AH (eds.): Diseases of the Esophagus 1986. Springer, Berlin Heidelberg New York Tokyo
17. Rosenberg JC, Budev H, Edwards RC, Singal S, Steiger Z, Sundareson AS (1985) Analyses of adenocarcinoma in Barrett's esophagus utilising a staging system. Cancer 55: 1353–1360
18. Sanfey H, Hamilton SR, Smith RRL, Cameron JL (1985) Carcinoma arising in Barrett's esophagus. Surg Gynecol Obstet 161: 570–574
19. Sarr MG, Hamilton SR, Marrone GC, Cameron JL (1985) Barrett's esophagus: Its prevalence and association with symptoms of gastro-esophageal reflux. Am J Surg 149: 187–193
20. Saubier EC, Gouillat C, Samaniego C, Guillaud M, Moulligne B (1985) Adenocarcinoma in columnar lined Barrett's esophagus. Analyses of 13 esophagectomies. Am J Surg 150, 365–369
21. Savary M, Miller G, Roethlisberger B (1981) Spezielle Probleme des Endobrachyösophagus. In: Blum AL, Siewert JR (Hrsg.): Refluxtherapie. Springer, Berlin Heidelberg New York
22. Savary M, Ollyo JB, Monnier Ph (1987) Frequency and Importance of Endobrachyoesophagus in Reflux Disease. In: Siewert JR, Hölscher AH (eds.): Diseases of the Esophagus 1986. Springer, Berlin Heidelberg New York Tokyo
23. Sontag SJ, Chejfec G, Stanley MM, Chintam R, Wanner J, Schnell TG, O'Connell S, Best W, Nemchausky B, Maroni B (1985) Barrett's oesphagus and colonic tumours. Lancet, ii: 946–949
24. Spechler SJ, Robbins AH, Rubins HB, Vincent ME, Heeren T, Doos WG, Colton I, Schimmel EM (1984) Adenocarcinoma and Barrett's Esophagus. An Overrated Risk? Gastroenterology 87: 927–933
25. Spechler SJ, Goyal RK (1986) Barrett's Esophagus. New Engl J Med 315, 6: 362–371
26. Sprung DJ, Ellis FH jr, Gibb SP (1984) Incidence of adenocarcinoma in Barrett's esophagus. Am J Gastroenterol 79: 817 abstract
27. Wellinger J, Savary M (1986) Endobrachyoesophagus after antireflux surgery. 6th Meeting of the GEEMO, march 14, Lisbon
28. Wesdorp CE, Bartelsmann M, Schippers EI, Tytgat EN (1981) Effect of longterm treatment with Cimetidin and antacids in Barrett's esophagus. Gut 22: 724–727

Klinik und endoskopische Diagnostik des Adenokarzinoms am gastroösophagealen Übergang

M. Wienbeck, H.-J. Lübke, T. Frieling und W. Berges

Einleitung

Das Adenokarzinom am gastroösophagealen Übergang stellt durch seine Lage an der Grenze zwischen zwei Körperhöhlen, dem Thorax und dem Abdomen, und durch seine pathologisch-anatomischen Besonderheiten eine Entität dar, die hinsichtlich ihres klinischen und endoskopischen Erscheinungsbildes besonderer Aufmerksamkeit bedarf. Es ist deshalb notwendig, die Besonderheiten, die diese Neubildung gegenüber dem Ösophagus- und dem Magenkarzinom bietet, hervorzuheben, um den speziellen diagnostischen und therapeutischen Ansprüchen des Adenokarzinoms am gastroösophagealen Übergang gerecht zu werden. Nur so läßt sich die bisher schlechte Prognose dieses Tumors in absehbarer Zeit verbessern [1, 2].

Klinik

Leitsymptom des Ösophaguskarzinoms ist bei etwa 90% der Betroffenen die Dysphagie [3]. Demgegenüber sind Gewichtsverlust (bei 55% der Patienten), Thoraxschmerzen (35%), Regurgitation (20%), retrosternales Brennen (7%), Singultus (5%) und Heiserkeit (5%) wesentlich seltenere klinische Erscheinungen.
Aufgrund der topographischen und der pathologisch-anatomischen Besonderheiten könnte man annehmen, daß sich das Beschwerdebild des Adenokarzinoms am gastroösophagealen Übergang wesentlich von dem des distalen Ösophaguskarzinoms unterscheidet. Denkbare Besonderheiten wären ein gehäuftes Vorkommen von Oberbauchschmerzen sowie Erscheinungen eines verkleinerten Magens, wie z.B. Völlegefühl und Aufstoßen, stärkere Blutungserscheinungen, eine Neigung zu Symptomen ähnlich einer Achalasie des Ösophagus, vermehrtes Auftreten von Fernmetastasen und ein jüngeres Lebensalter gegenüber dem Ösophaguskarzinom. Es zeigt sich jedoch, daß beide Tumoren, das distale Ösophaguskarzinom und das Kardiakarzinom, vorwiegend Menschen im höheren Lebensalter befallen, so daß sich ein signifikanter Altersunterschied nicht nachweisen läßt [4]. Hämatogene Metastasen scheinen vom gastroösophagealen Übergang etwas häufiger auszugehen als von der unteren Speiseröhre [4]. Auch Zeichen eines größeren Blutverlustes sind beim Kardiakarzinom gehäuft [5]. Ansonsten unterscheidet sich die Klinik von Karzinomen beider Lokalisationen nicht wesentlich voneinander (Tabelle 1).

Tabelle 1. Klinische Symptome (in Prozent) nach [5]

Symptom	Distales Ösophagus-Ca (n = 61)	Adenokarzinom d. g.-ö. Übergang (n = 81)
Dyphagie	95	89
Gewichtsverlust	52	54
Regurgitation, Erbrechen	46	45
Oberbauchschmerz	33	33
Thoraxschmerz	23	24
Anorexie	7	9
Hämatemesis, Melaena	7	8
Aufstoßen, Dyspepsie	8	5
Anämie	–	7
Husten, Heiserkeit	2	–

Achalasieartige Symptome

Wir beobachteten innerhalb von zwei Jahren eine überzufällige Häufung von Patienten mit einem Adenokarzinom am gastroösophagealen Übergang und Symptomen wie bei einer Achalasie des Ösophagus. Nach relativ kurzer Vorgeschichte von 1,5–12 Monaten (im Mittel 5,8 Monate) traten bei 4 Patienten im Alter von 44–63 Jahren (im Mittel 53,5 Jahren) typische Symptome einer Achalasie des Ösophagus mit Dysphagie, Regurgitation und Gewichtsverlust auf. Röntgenologisch zeigte sich eine Ösophagusdilatation mit glattwandiger sektkelchartiger Stenose am gastroösophagealen Übergang (Abb. 1). Eine Ösophagusmanometrie wurde bei allen Patienten angestrebt [6]. Es gelang jedoch nur bei zwei Patienten, den Meßkatheter bis zum Magen vorzuschieben. Bei ihnen fanden sich schwache, nicht peristaltisch fortgeleitete Kontraktionen im Speiseröhrenkörper; gleichzeitig blieben die schluckreflektorischen Erschlaffungen am gastroösophagealen Übergang, erkennbar an einem Druckabfall auf Magenfundusdruck, aus (Abb. 2). Diese Störungen gelten als typische Kennzeichen einer Achalasie [6].

Auch die Endoskopie ergab trotz Wiederholung der Untersuchung bis zu sechsmal nur bei einem der Patienten histologisch den Nachweis eines karzinomatösen Wachstums (Tabelle 2). Ansonsten waren die endoskopischen und histologischen Befunde unauffällig oder uncharakteristisch. Bemerkenswert ist jedoch, daß bei allen Patienten neben der Enge eine Rigidität am gastroösophagealen Übergang auffiel. Sie

Tabelle 2. Untersuchungsbefunde bei Patienten mit Kardiakarzinom – Endoskopie und Histologie

Patient	*makroskopisch*			*histologisch*	
	rigide Stenose	o. B.	granulär-polypös	Entzündung	Tumor
F. E.	+	–	+	6 ×	–
M. H.	+	+	–	2 ×	–
T. R.	+	+	–	6 ×	–
W. E.	+	–	+	1 ×	1 ×

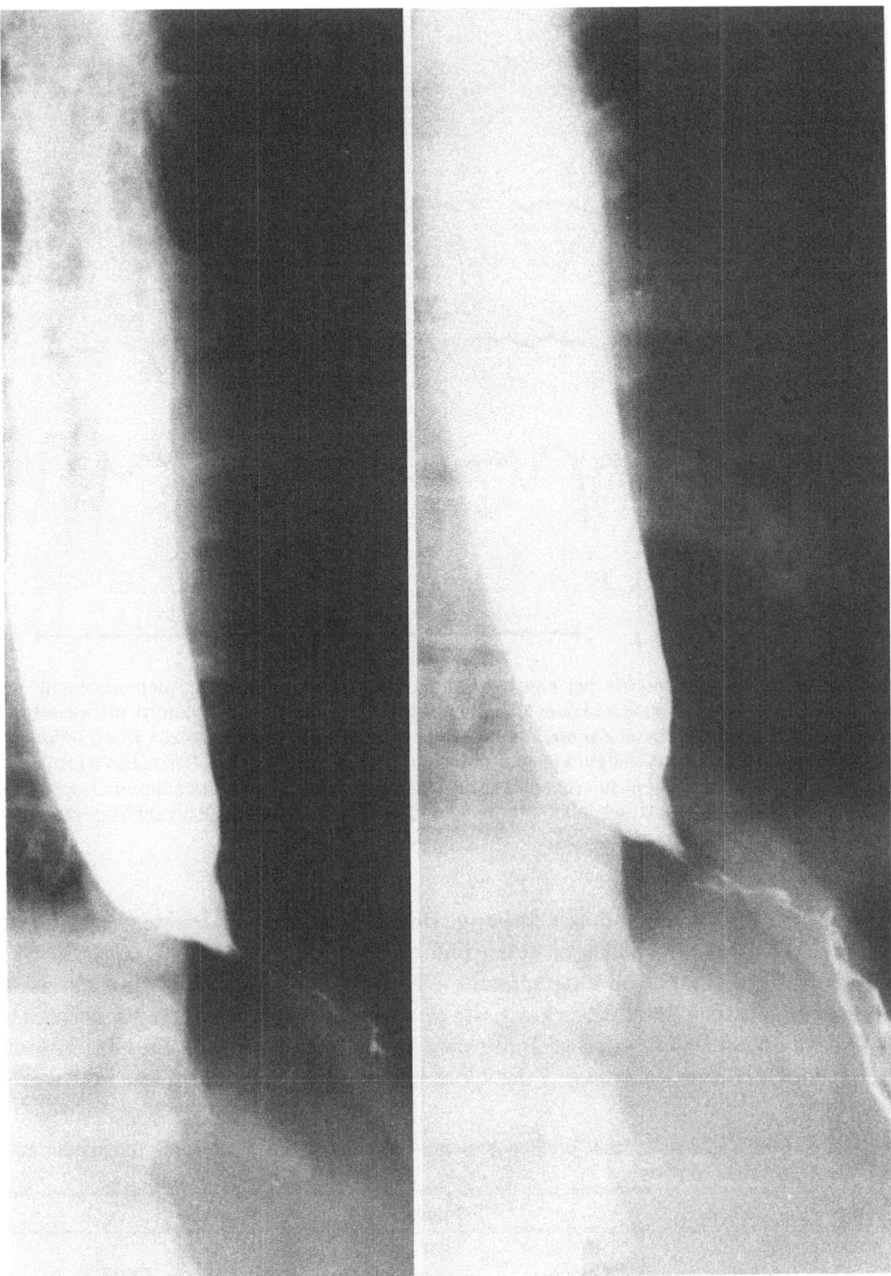

Abb. 1. Röntenologischer Aspekt einer Patientin mit einem Adenokarzinom am gastroösophagealen Übergang und dem klinischen Bild einer Achalasie seit 5 Monaten. Röntgenologisch fallen die Ösophagusdilatation und die konische glattwandige Stenose am Ösophagusausgang auf. Kontrastmittel geht nur in dünnem Rinnsal und schluckunabhängig in den Magen über

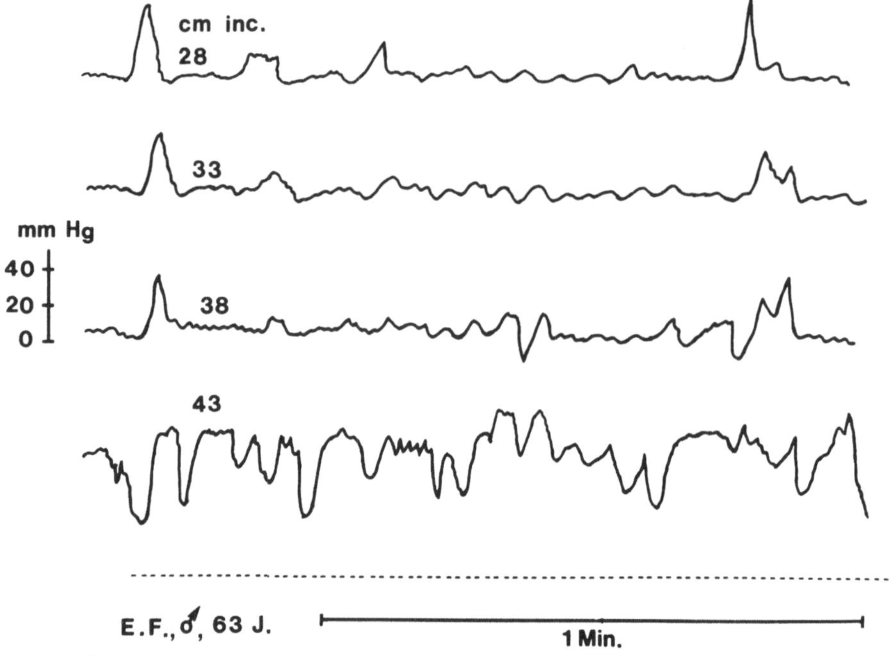

Abb. 2. Ösophagusmanometrie bei einem 63jährigen Patienten mit einem Adenokarzinom am gastroösophagealen Übergang und dem klinischen Bild einer Achalasie. Die Motorik im Speiseröhrenkörper 28, 33 und 38 cm ab Zahnreihe (inc.) ist gekennzeichnet durch schwache Kontraktionen, die simultan an allen drei Ableitpunkten auftreten und z.T. mehrgipflig sind. Peristaltisch fortgeleitete Kontraktionen werden nicht erkennbar. Gleichzeitig fehlt im Bereich des unteren Ösophagussphinkters (43 cm inc.) ein Druckabfall während der Ösophaguskontraktionen bis auf Magenfundusdruck (gepunktete Linie)

konnte bei 2 Patienten nur durch vorherige Bougierung überwunden werden. Dies ist bei der Achalasie gewöhnlich nicht der Fall.

Die zusätzliche computertomographische Untersuchung zeigte bei allen 4 Kranken eine asymmetrische Wandverdickung, die als dringend tumorverdächtig interpretiert wurde, in einem Fall schon eine Infiltration in die Nachbarschaft (Tabelle 3). Erst durch die Operation konnte bei 3 der 4 Betroffenen das Adenokarzinom am gastro-

Tabelle 3. Untersuchungsbefunde bei Patienten mit Kardiakarzinom – Computertomographie und postop. Tumorklassifikation

Patient	Stadium				
	I keine Wandverdickung intralum. Tu.	II Wand-verdickung (> 5 mm)	III + mediastin./ abdomin. Ausbreitung	IV Fern-metastasen	TNM-Klassifikation
F.E.	–	+	–	–	$T_2N_1M_0$
M.H.	–	–	+	–	$T_4N_1M_1$
T.R.	–	+	–	–	$T_3N_1M_0$
W.E.	–	+	–	–	$T_3N_1M_0$

ösophagealen Übergang bewiesen und gleichzeitig auch klassifiziert werden. Bei Tumoren am Übergang von Speiseröhre zum Magen kommen also durchaus Symptome vor, die sich nicht von denen der Achalasie unterscheiden lassen. Die Pathogenese des Achalasie-Bildes wurde über lange Zeit mit einer Tumorinfiltration des Plexus myentericus erklärt. Eine Zerstörung des Plexus durch Tumorinfiltration läßt sich jedoch nicht immer nachweisen [7].

Endoskopie

Die Endoskopie sollte beim Verdacht auf ein Adenokarzinom des gastroösophagealen Überganges einige Besonderheiten berücksichtigen: Tumoren in diesem Bereich wachsen häufig in tieferen Wandschichten oralwärts. Sie verdrängen die Mukosa lumenwärts, wobei die sich entwickelnde Stenose von der Ösophagusseite her häufig von normaler oder lediglich entzündlicher Mukosa ausgekleidet ist. Eine „negative Histologie“ ist daher keine Seltenheit. Flächig infiltrierende und zirrhöse Wachstumsformen sind in dieser Region häufiger als exulzerierende und polypöse Tumoren. Dadurch wird die endoskopisch-histologische Diagnostik zusätzlich erschwert. Das endoskopische Vorgehen bei Tumorverdacht am gastroösophagealen Übergang sollte festen Regeln folgen (Tabelle 4). Immer muß neben der Speiseröhre auch der Magen genau untersucht weren, wobei hier die Inspektion der Kardia aus der Inversion unabdinglich ist. Aus dieser Position läßt sich der Tumor meistens besser darstellen als aus prograder Sicht, und mit der Biopsiezange läßt sich in der Regel Tumormaterial gewinnen, auch wenn das Karzinom submukös infiltrierend nach kranial wächst.

Tabelle 4. Adenokarzinom des g.-ö. Überganges

Endoskopisches Vorgehen
– Ösophago-Gastroskopie
– Stufenweise Probeentnahmen von allen Abschnitten (prograd und retrograd aus der Inversion)
– bei „negativer“ Histologie: Wiederholung und „Knopfloch-PE“

Besonders überlegt sollte die endoskopische Diagnostik bei Stenosen erfolgen (Tabelle 5). Durch den Einsatz der Bürste für die Gewinnung zytologischer Präparate kann die diagnostische Treffsicherheit erhöht werden [8]. Wenn die Stenose auch für ein dünnes Endoskop, z. B. für ein pädiatrisches Fiberskop oder ein Bronchoskop, nicht passierbar ist, muß sie vorsichtig aufbougiert werden, am besten über einen

Tabelle 5. Adenokarzinom des g.-ö. Überganges

Endoskopisches Vorgehen bei Stenosen
– Probeentnahmen vom oberen Rand
– Bürstenabstrich aus der Stenose
– Einführen eines „dünnen“ Endoskops
– Aufbougierung
– PEs von distalen Stenoseabschnitten

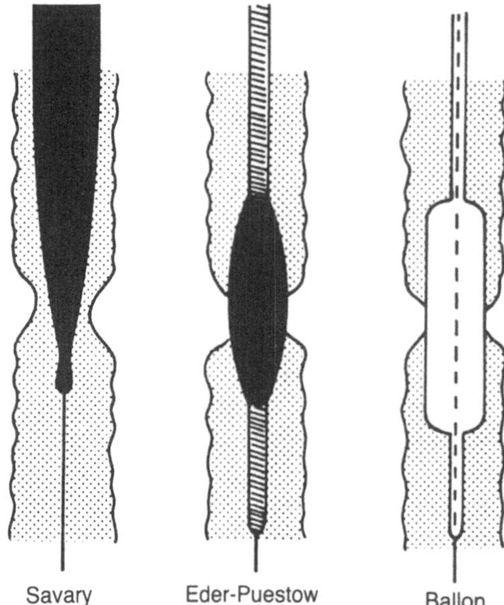

Abb. 3. Schematische Darstellung der drei Aufweitungsverfahren über einen Führungsdraht bei Ösophagus- und Kardiastenosen. Die Bougies nach Savary sind spitzkonisch geformt und aus thermoplastischem Material hergestellt, Eder-Puestow-Bougies bestehen aus Metalloliven unterschiedlichen Durchmessers, und die Dehnungsballons bestehen aus Polyurethan mit einem definierten Durchmesser bei maximaler Blähung

Führungsdraht (Abb. 3). Dafür stehen neben den Eder-Puestow-Bougies auch verschiedene konisch geformte Bougies aus thermoplastischem Material und Dehnungsballons von definiertem Durchmesser zur Verfügung [9, 10, 11]. Theoretisch läßt sich zwar nicht ausschließen, daß durch die Bougierung eine hämatogene oder lymphogene Aussaat begünstigt wird. In praxi ist jedoch der diagnostische Gewinn durch Tumorerkennung und -zuordnung nach der Bougierung für die weitere Planung der Therapie als wesentlich wichtiger zu veranschlagen.

Mit geplantem stufenweisen endoskopischen Vorgehen gelingt es, von wenigen Ausnahmen abgesehen, die Dignität eines Tumors am gastroösophagealen Übergang klarzustellen und Anhaltspunkte über die Tumorausdehnung zu erhalten. Das Endoskop kann überdies als Träger eines Endosonografiekopfes verwendet werden. Endosonografisch läßt sich Aufschluß über das Ausmaß der tumorösen Wandinfiltration in Breite und Tiefe sowie auch über wandnahe Lymphknotenmetastasen erzielen [12].

Schlußfolgerungen

Das Adenokarzinom am gastroösophagealen Übergang unterscheidet sich in seinem klinischen Erscheinungsbild nur wenig von dem des Karzinoms im distalen Ösophagus. Früh- und Leitsymptom ist bei beiden die Dysphagie. Anämie scheint beim Kardiatumor häufiger zu sein. Einige Adenokarzinome am gastroösophagealen Übergang treten unter dem klinischen Bild einer Achalasie in Erscheinung. Sie können die benigne Funktionsstörung auch im röntgenologischen und manometrischen Bild imitieren. Entscheidend in der Diagnostik ist die Endoskopie. Eine rigide

Engstellung am gastroösophagealen Übergang muß beim Erwachsenen als tumorverdächtig angesehen werden. In Anbetracht des vorzugsweise submukösen Tumorwachstums ist eine „negative Histologie" nicht selten. Deshalb müssen aus allen tumorverdächtigen Arealen Gewebeproben entnommen werden. Tumorbedingte Stenosen sollten dementsprechend aufbougiert werden, bis auch aus der Inversion Gewebe und Zellmaterial gewonnen werden kann. Die Computertomographie kann zu einer zusätzlichen diagnostischen Hilfe werden.

Danksagung. Die Autoren danken Frau H. Landmann-Crijns für technische und Frau H. Nickel für sekretarielle Hilfe.

Literatur

1. Böttger T, Ungeheuer E, Rösch W (1986) Ösophagus- und Kardiakarzinome – Problematik der palliativen Behandlung. Dtsch Ärztebl 83: 3185–3190
2. Magill TG, Simmons RL (1967) Resection of cardio-esophageal carcinoma. Arch Surg 94: 865
3. Wienbeck M, Kivelitz H, Hanratz R-D (1981) Die Klinik des Ösophaguskarzinoms. Internist Welt 4: 285–296
4. Sons HU, Borchard F (1986) Cancer of the distal esophagus and cardia. Incidence, tumorous infiltration, and metastatic spread. Ann Surg 203: 188–195
5. Ojala K, Jokinen K, Sorri M, Kairaluoma MI (1982) Symptoms and diagnostic delay in patients with carcinoma of esophagus and gastric cardia: a retrospective study of 225 patients. Postgrad Med J 58: 264–267
6. Wienbeck M, Berges W (1981) Die Ösophagusmanometrie. Ergeb Inn Med Kinderheilkd 47: 111–152
7. Schulze KS, Goresky CA, Jabbari M, Lough JO (1975) Esophageal achalasie associated with gastric carcinoma: lack of evidence for widespread plexus destruction. Can Med Assoc J 112: 857–864
8. Porschen R, Wienbeck M (1986) Ösophaguskarzinom. Gibt es therapeutische und diagnostische Fortschritte? Z Allg Med 62: 798–804
9. Wienbeck M, Berges W (1982) Aktuelle internistische Therapie von Ösophagusstenosen. Internist Welt 5: 59–64
10. Hanrath R-D, Wienbeck M, Scholten T, Hengels KJ (1985) Ein einfaches Verfahren zur Bougierung von Ösophagusstenosen. Fortschr Gastroenterol Endosk 14: 46
11. Paolucci V, Hottenrott CH, Starck E (1985) Konservative Behandlung von Ösophagusstenosen: Bougierung oder Ballondilatation? Fortschr Gastroenterol Endosk 14: 47–50
12. Dancygier H, Classen M (1986) How can we diagnose the depth of cancer invasion in the esophagus? Endoscopy 18: 19–21

Staging von Karzinomen des gastroösophagealen Überganges – Moderne radiologische Methoden: Computertomographie (CT) und Magnetische Resonanztomographie (MRT)

C. Claussen, St. Duda, A. Scholz und R. Felix

Einleitung

In den letzten Jahren haben verschiedene Autorengruppen über die Wertigkeit der Computertomographie (CT) in der Diagnostik und zur Stadieneinteilung von Ösophagus- und gastroösophagealen Tumoren berichtet [2, 6, 7, 16, 18, 21].
In vielen Kliniken wird die Computertomographie schon heute routinemäßig als wertvolle Methode zur Stadieneinteilung des Ösophaguskarzinoms eingesetzt.
In der vorliegenden Arbeit wird über unsere eigenen Erfahrungen und die Ergebnisse anderer Autoren berichtet.
Es sollen die typischen CT-Kriterien des Ösophaguskarzinoms und hier insbesondere des gastroösophagealen Karzinoms sowie die Treffsicherheit in der Beurteilung der Stadienfestlegung dargelegt werden. Die für die lokale Invasion, für regionale und Fernmetastasen angewendeten Kriterien werden dargestellt und kritisch überprüft.
In neuester Zeit ist als weiteres bildgebendes Verfahren die Magnetresonanztomographie (MRT) hinzugekommen. Es soll deshalb zusätzlich diskutiert werden, ob diese Methode geeignet ist, die Ausdehnung von Ösophagus- und Kardiatumoren ebenso wie in der CT zu erfassen und ob darüber hinaus durch dieses neue Verfahren zusätzliche Informationen gewonnen werden können.
Zur Primärdiagnostik sind der Ösophagusbreischluck und die Endoskopie mit Biopsie die Methoden der Wahl [8]. Mit ihnen gelingt der Nachweis von Passagestörungen und der direkte Nachweis der intraluminalen Tumorausdehnung.
Die radiologischen Zeichen des gastroösophagealen Karzinoms wie Konturunregelmäßigkeiten, Füllungsdefekte, Wandstarre, Faltenabbruch, Stenosierung, prästenotische Ösophagusdilatation, Abweichen der Ösophagusachse als Zeichen der Umgebungsinfiltration, Ulzerationen und Fistelbildungen gelten als zuverlässige Zeichen des Malignoms im gastroösophagealen Übergang.
Vor der CT-Ära wurden Bronchoskopie, Mediastinoskopie, Röntgenthorax, Ösophagusbreischluck und Endoskopie sowie in Ausnahmefällen auch die Azygosvenographie als Methoden herangezogen, um eine prätherapeutische Stadieneinteilung vorzunehmen. Alle diese zum Teil invasiven Methoden sind jedoch nicht geeignet, ein exaktes Staging zu gewährleisten; letztendlich war allein die chirurgische Exploration geeignet, eine möglichst umfassende Bestimmung der lokalen Tumorausdehnung vorzunehmen [8].
Nach unseren bisherigen Erfahrungen und denen anderer Autoren ist die Computertomographie als Methode zur Primärdiagnostik des Ösophaguskarzinoms und des

Karzinoms des gastroösophagealen Überganges ungeeignet [24]. Aufgrund ihres deutlich geringeren räumlichen Auflösungsvermögens im Vergleich zur konventionellen Röntgenaufnahme gelingt es in der CT nicht, kleinere Schleimhautläsionen und kleinere intraluminale Veränderungen nachzuweisen. Außerdem ist die CT nicht in der Lage, Motilitätsstörungen zu erfassen. Somit sind Frühkarzinome mit Hilfe der CT nicht diagnostizierbar. Die CT hat sich aber als nachgeordnetes Untersuchungsverfahren zur präoperativen Stadieneinteilung durchgesetzt [7, 13, 14, 16, 25].
Ein neues Untersuchungsverfahren wie die MRT ist nur dann von klinischem Wert, wenn sie über die bisherigen Erfahrungen mit der CT hinaus eindeutige Aussagen zur Resektabilität ermöglicht. Zur Erfassung einer tracheobronchialen Invasion, einer Infiltration der Aorta und zum Nachweis von Fernmetastasen muß eine neue klinische Methode, bevor sie sich als geeignetes bildgebendes Verfahren etablieren kann, eine hohe Sensitivität und Spezifität besitzen.
Die bildgebenden Verfahren CT und MRT werden nicht nur zum präoperativen Staging eingesetzt, sondern sie sollen auch Hinweise zur Operabilität geben. Aus ihr sollen sich Ansätze zur Therapieplanung im chirurgischen und strahlentherapeutischen Bereich ergeben. Geeignet sind diese bildgebenden Verfahren außerdem zur Therapiekontrolle und zur Verlaufsbeobachtung.

Stadieneinteilung des gastroösophagealen Karzinoms

Aufgabe des Stagings mit Hilfe bildgebender Verfahren ist zunächst die Erfassung der intramuralen Tumorexpansion. Neben der exakten Lokalisation des Tumors sollen sowohl die longitudinale Ausdehnung als auch der transversale Tumordurchmesser erfaßt werden. Darüber hinaus werden möglichst vollständige Angaben zum extragastroösophagealen Tumorwachstum erwartet. Die Beziehung zu benachbarten Organen mit eventueller Verdrängung und Infiltration ist von entscheidender Bedeutung für das therapeutische Vorgehen. Eine ausgedehnte Infiltration benachbarter Organe wie Tracheobronchialsystem, Aorta, Pleura oder Leber macht einen kurativen chirurgischen Eingriff schwierig, bisweilen sogar unmöglich.
Darüber hinaus sollen durch das bildgebende Verfahren Aussagen über den metastatischen Befall von periösophagealen, mediastinalen und abdominellen Lymphknoten gemacht werden.
Der Nachweis von Organmetastasen, insbesondere der Leber, der Lunge und der Nebennieren ist von großer Bedeutung.
Im Gegensatz zum sehr ausführlichen TMN-System der UICC haben Moss et al. (1981) ein übersichtliches CT-Staging-System für Malignome des Gastrointestinaltraktes entwickelt [14]. Dieses System hat sich nach Aussagen vieler Autorengruppen als praktikabel in der Stadieneinteilung gastrointestinaler Karzinome erwiesen und wird auch von uns zur Stadieneinteilung ösophagealer und gastroösophagealer Karzinome verwendet [16, 25] (Tabelle 1). Reinig et al. (1983) haben jedoch nach eigenen Beobachtungen vorgeschlagen, dann vom Stadium I eines Ösophaguskarzinoms zu sprechen, wenn die Wanddicke 3–5 mm beträgt [20].
Die *intramurale Expansion* erfolgt im CT durch Nachweis der Wandverbreiterung. Im Ösophagus wird bei einer Wanddicke von über 5 mm von einem intramuralen

Tabelle 1. CT-Staging-System für Malignome des Gastrointestinaltraktes [14]

Stadium I	• Intraluminaler Tumor ohne Wandverdickung
Stadium II	• Wandverdickung fokal oder diffus; Ösophagus > 5 mm und Magen > 10 mm • rein extramurales Tumorwachstum
Stadium III	• Wandverdickung • Tumorausbreitung im Nachbargewebe mit oder ohne regionalen Lymphknotenbefall
Stadium IV	• jedes Tumorstadium mit Fernmetastasen

Tumor des Stadiums II gesprochen; im Magen hingegen wird eine Wanddicke über 10 mm als sichere Infiltration der Magenwand angenommen [14, 24] (Abb. 1).
Wenn das Ösophaguslumen nicht abgrenzbar ist, geben Terrier et al. (1985) eine Weite von über 15 mm für den Gesamtösophagus als pathologisch an [24]. Nach unseren Erfahrungen ist jedoch häufig beim stenosierenden Ösophagus- und auch gastroösophagealen Karzinom das Lumen nicht abgrenzbar. Aus diesem Grunde ist

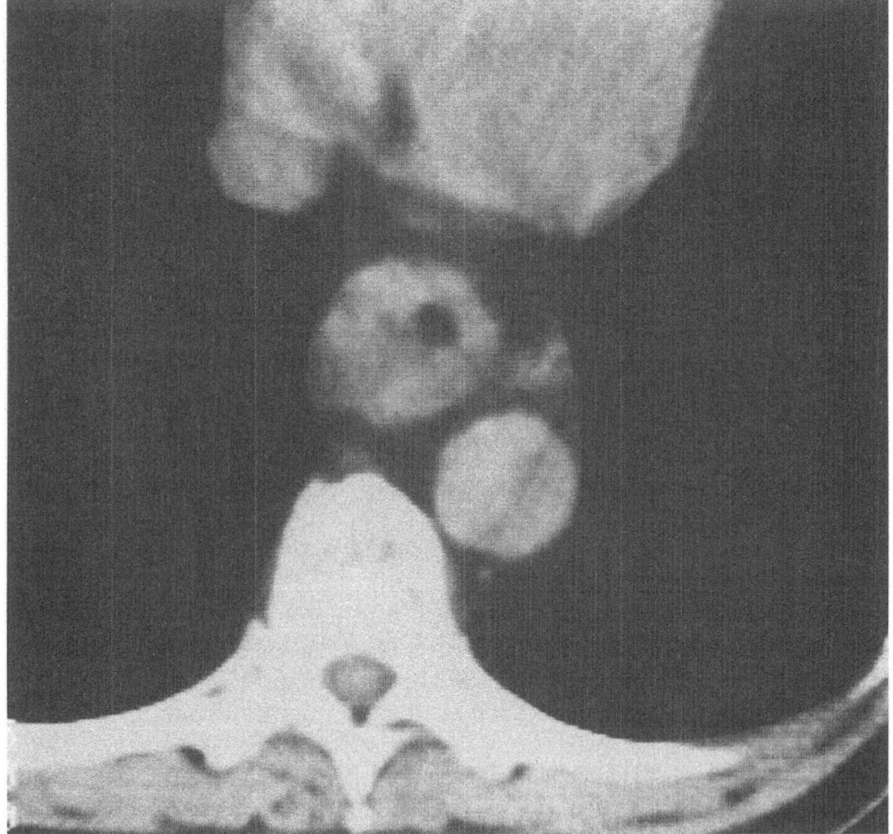

Abb. 1. CT: Nachweis der intramuralen Expansion eines distalen Ösophaguskarzinoms mit Wandverdickung über 5 mm (Stadium II nach Moss et al. (1981))

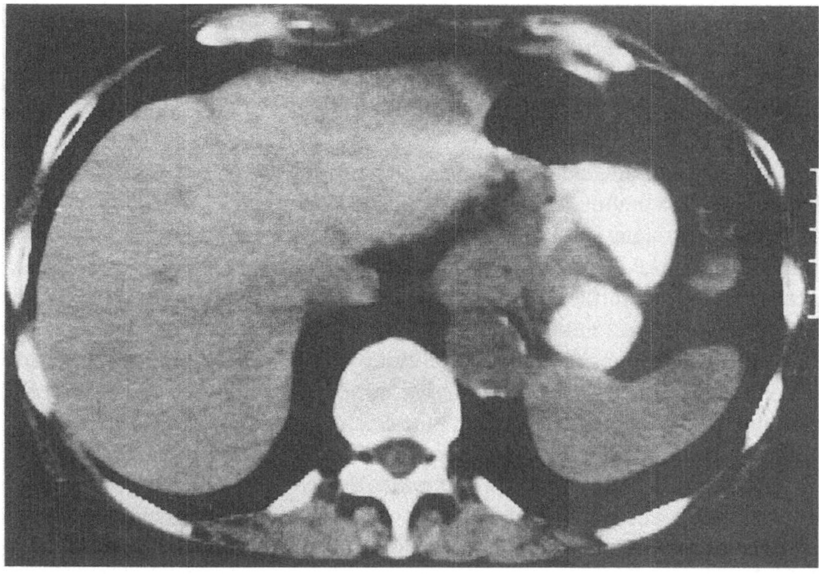

Abb. 2. CT: Irreguläre Verdickung der distalen Ösophagus- und proximalen Magenwand bei gastroösophagealem Karzinom (Füllung des Magens mit verdünntem Gastrografin)

es sinnvoll, zusätzlich transversale CT-Schichten nach oraler Gabe von verdünntem Gastrografin zur Abgrenzung des Ösophaguslumens und zur Bestimmung der Wandbreite vorzunehmen.

Bei den von Terrier et al. (1985) untersuchten 25 Patienten mit gastroösophagealen Karzinomen wurde immer eine irreguläre Verdickung der distalen Ösophagus- und proximalen Magenwand beobachtet [24] (Abb. 2).

Fehlinterpretationen sind sowohl bei der Diagnostik als auch beim Staging des gastroösophagealen Karzinoms durch eine scheinbare Wandverdickung möglich. Ein schräger oder tangentialer Anschnitt der transversalen Schicht kann häufig zu einer Fehlinterpretation der Wandstärke führen. In vielen Fällen kommt es nicht zu einer vollständigen Entfaltung der gastroösophagealen Wand, so daß eine Wandverdikkung vorgetäuscht werden kann.

Reinig et al. (1983) analysierten bei 200 Patienten die Ösophaguswandbreite [20]. Bei 70 Patienten, entsprechend 35%, fand sich eine Wanddicke von über 3 mm; jedoch nur bei 50% (n = 34) dieser Fälle war ein Ösophaguskarzinom nachweisbar. Neben Malignomen anderer Genese waren Refluxösophagitiden, Hiatushernien, Varizien, Leiomyome, Barrett-Ösophagus und Muskelhypertrophie Ursachen einer Wandverbreiterung [17, 20].

Picus et al. (1983) konnten beim gastroösophagealen Karzinom eine gute Übereinstimmung des im CT bestimmten Transversaldurchmessers mit dem OP-Präparat feststellen [16]. Bei 52 Patienten mit einem Ösophaguskarzinom, darunter 12 Adenokarzinome des gastroösophagealen Übergangs, betrug die maximale Differenz zum Op.-Präparat 10 mm. Eine Wandverdickung über 2 cm wird deshalb von vielen Autoren für tumorspezifisch gehalten [6, 21, 24].

Reinig et al. (1983) haben bei 34 untersuchten Ösophaguskarzinomen die mittlere Tumordicke für die unterschiedlichen Tumorstadien bestimmt [20]. In 12 Fällen fanden sie lokalisierte Ösophagustumoren; der mittlere Durchmesser betrug 4,1 mm; beim Nachweis einer Umgebungsinfiltration betrug er 10,9 mm und beim Nachweis von Fernmetastasen 23,4 mm. Somit ist die exakte Bestimmung des Tumordurchmessers in der transversalen Schichtebene eine wichtige Aussage zur Bestimmung des Tumorstadiums beim Ösophaguskarzinom.

Ähnliche Aussagen sind auch für die Tumorausdehnung im Bereich des Magens gültig. Grosser et al. (1985) fanden bei 60 Magenkarzinomen, davon 21 im Bereich der Kardia, einen mittleren Tumordurchmesser von 15 ± 5 mm (n = 21) bei lokalisierten Magenwandkarzinomen, bei denen eine Umgebungsinfiltration nicht nachweisbar war [6]. 95% der Karzinome mit einem Magenwanddurchmesser von mehr als 20 mm hatten bereits die Serosa überschritten. Fast immer lag in diesen Fällen ein Stadium T4 (UICC) vor. Bei einer Wanddicke unter 2 cm fand sich nur in 17% eine Umgebungsinfiltration, während bei einem Tumordurchmesser von 2 cm in 37% eine Umgebungsinfiltration operativ und pathohistologisch nachgewiesen wurde.

Ein weiteres wichtiges Kriterium zur Festlegung des T-Stadiums ist die *longitudinale Tumorausdehnung* im Ösophagus und auch im Magen.

Bei lokalisierten Ösophagustumoren fanden Reinig et al. (1983) eine mittlere Längsausdehnung von 2,1 cm (n = 12). Bei ausgedehnten Tumoren betrug der Längsdurchmesser schon 5,9 cm (n = 12), und bei Tumoren mit nachgewiesenen Fernmetastasen wurde ein Längsdurchmesser von im Mittel 12,5 cm (n = 10) gemessen [20].

Nach den Ergebnissen von Picus et al. (1983) bei 52 Ösophaguskarzinomen fand sich eine gute Übereinstimmung der longitudinalen Tumorausdehnung im CT und im Operationspräparat (16). Die maximale Differenz betrug lediglich 2 cm.

Grosser et al. (1985), die 74 Patienten mit Ösophaguskarzinomen computertomographisch untersuchten, fanden lediglich in 13% ihrer Fälle eine Differenz von über 2 cm im Vergleich zum Operationspräparat [7]. Das Ösophagogramm zeigte jedoch deutlich schlechtere Ergebnisse als die Computertomographie. In 38% betrug die Differenz im Ösophagogramm im Vergleich zum Resektat mehr als 2 cm. Insgesamt wurde die Längenausdehnung im Ösophagogramm gegenüber der CT eher etwas überschätzt.

Quint et al. (1985) und Krestin et al. (1986) haben über die ersten Ergebnisse der MRT bei der Abklärung des Ösophagus- und gastroösophagealen Karzinoms berichtet [12, 19]. Nach ihrer Auffassung gelingt insbesondere durch Einsatz der sagittalen Ebene eine exaktere Abgrenzung der longitudinalen Tumorausdehnung als im CT. Auch die exzentrische Verbreiterung eines Teils der Wandzirkumferenz wird nach Aussagen von Krestin et al. (1986) besser erfaßt als in der CT [12] (Abb. 3).

Der Transversaldurchmesser im Ösophagusbereich konnte mit beiden Methoden gleich gut dargestellt werden. Eine exzentrische Verlagerung des Lumens durch ein Ösophaguskarzinom wurde von Moss et al. (1981) bei 65% der Patienten computertomographisch nachgewiesen und als zusätzliches diagnostisches Kriterium angesehen [14]. Ausgezeichnet läßt sich sowohl computertomographisch als auch kernspintomographisch die prästenotische Dilatation im transversalen Schnittbild mit einer möglichen Wandverdünnung nachweisen [12, 18, 19].

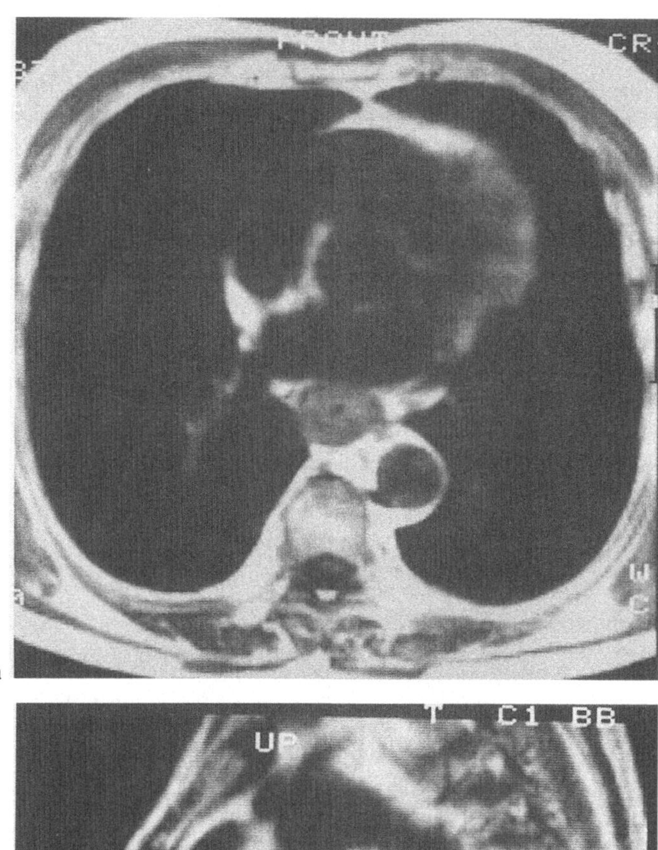

a

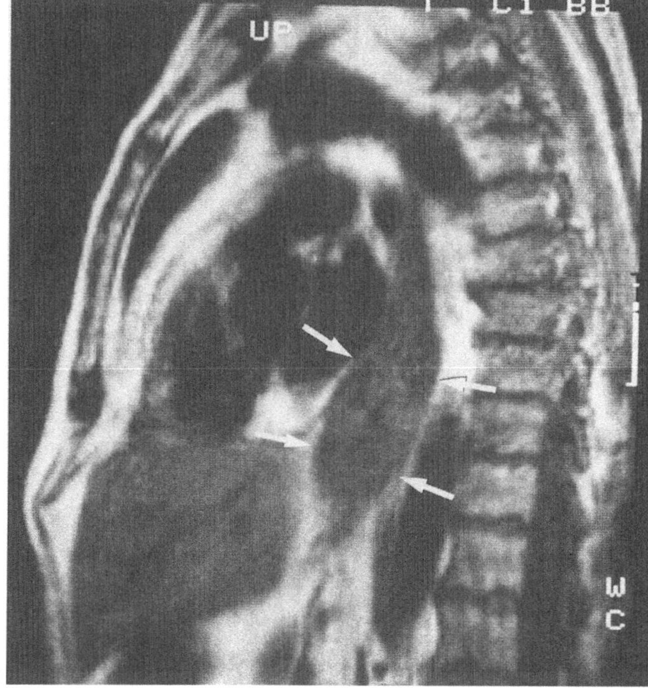

b

Abb. 3a, b. a) MRT-Transversalebene: Wandverdickung und Infiltration des perigastroösophagealen Gewebes beim gastroösophagealen Karzinom; **b)** MRT-Sagittalebene: Exakte Bestimmung der longitudinalen Ausdehnung des gastroösophagealen Karzinoms (Pfeile)

Organüberschreitendes Wachstum

Eine der Hauptaufgaben der bildgebenden Verfahren liegt in der Erfassung der Umgebungsinfiltration. Als eines der wesentlichen Kriterien gilt die Obliteration des perigastroösophagealen Fetts [2, 14]. Eine bessere Erfassung gelingt noch durch den zusätzlichen Einsatz der intravenösen Kontrastmittelapplikation in der CT, so daß der Kontrast zwischen solidem, häufig diffus wachsenden Tumorgewebe und Fett erhöht wird. Bei vielen, insbesondere kachektischen Patienten, ist dieses Kriterium aber nicht verläßlich, da häufig zwischen Trachea, Ösophagus und Aorta in bis zu 25% kein perigastroösophageales Fett nachzuweisen ist, obwohl im Bereich des gastroösophagealen Überganges häufig eher eine umgebende Fettschicht gefunden wird als im mittleren und oberen Mediastinum [18, 19]. Thompson et al. (1983) fordern deshalb, daß der Verlust der periösophagealen Fettlamellen erst dann als pathognomonisches Zeichen angesehen werden kann, wenn der Verlust der Fettlamelle in mindestens zwei aufeinanderfolgenden Schichten bei normaler Fettlamelle in den unmittelbar darüber- und darunterliegenden Schichten nachgewiesen wird [25]. Als weiteres Kriterium wird eine polypöse Tumormasse, möglichst mit einer welligen Konturierung als Zeichen der Umgebungsinfiltration angesehen [14]. Zusätzlich kann es bei Umgebungsinfiltrationen auch zu einer Verlagerung und Einengung angrenzender Organe wie des Tracheobronchialsystems oder des Leberhilus kommen. Nach oraler Gabe von verdünntem Gastrografin wird bisweilen auch ein Austritt des Kontrastmittels in die periösophagealen Strukturen beobachtet.

Moss et al. (1981) fanden bei 32 von 52 Patienten mit Ösophaguskarzinomen ein organüberschreitendes Wachstum [14]. Eine direkte Ausbreitung in die Trachea war 24mal, in die Bronchien 22mal und in die Aorta 17mal nachweisbar.

Als wichtiges Kriterium der Aortenwandinvasion gilt der Verlust der Fettschicht zwischen Tumor und Aortenwand. Picus et al. (1983) haben als Kriterium der Aortenwandinfiltration eine Quantifizierung des Tumor-Aortenkontaktes in Winkelgraden (0–360°) nach ihren eigenen Erfahrungen vorgeschlagen [16]. Bei einem Kontakt unter 45° zwischen Tumor und Aorta fanden sie in keinem Fall eine Invasion der Aortenwand. Bei einer Kontaktfläche über 90° kann nach ihren Angaben mit 90% Wahrscheinlichkeit eine Infiltration der Aortenwand angenommen werden [16]. In diesem Zusammenhang muß jedoch darauf hingewiesen werden, daß eine Aortenwandinfiltration beim gastroösophagealen Karzinom im Gegensatz zum Ösophaguskarzinom deutlich seltener beobachtet wird, da die Distanz zwischen Kardia und Ösophagus in vielen Fällen größer ist als im Mediastinum. Terrier et al. (1984) fanden bei 25 Patienten mit einem gastroösophagealen Karzinom in keinem Fall eine Invasion der Aortenwand [24].

In der MRT ist aufgrund der hohen Signalintensität im T_1-gewichteten Bild das periösophageale bzw. perigastroösophageale Fett deutlicher sichtbar als in der CT. Hieraus ergibt sich in Zukunft bei Verbesserung der räumlichen Auflösung in der Kernspintomographie die Möglichkeit einer früheren und exakteren Erfassung der perigastroösophagealen Tumorinfiltration.

Für Ösophaguskarzinome werden von den verschiedenen Autorengruppen unterschiedliche Angaben in Abhängigkeit von der Lokalisation des Karzinoms im gastroösophagealen Übergang über die Infiltration in die Aortenwand gemacht. Während Thompson et al. (1983) in 49% (n = 51) eine Invasion der Aortenwand fanden und für die CT eine Sensitivität von 92% angeben, finden Grosser et al. (1985) in ihrem Patientengut von 74 Patienten lediglich in 23% eine Aortenwandinfiltration, die computertomographisch in 77% nachweisbar war [7, 25]. Keine Angaben zur Sensitivität der CT bei Ösophagus- und gastroösophagealen Karzinomen ergeben sich aus der Veröffentlichung von Picus et al. (1983), der in 17% eine Infiltration der Aortenwand operativ bestätigt fand (n = 30) und von einer hohen Trefferquote im CT spricht [16].

Eine Infiltration des Tracheobronchialsystems geben Thompson et al. (1983) in 44% bei einer CT-Sensitivität von 97% an [25]. Picus et al. (1983) haben in jedem Fall computertomographisch die Infiltration des Tracheobronchialsystems, die operativ in 20% (n = 30) nachweisbar war, erkannt [16]. Grosser et al. (1985) sprechen beim Ösophaguskarzinom von einer CT-Sensitivität von 95% bei operativ nachgewiesener Tracheobronchialsysteminfiltration bei 17% der Patienten (n = 24) [7]. Allein Quint et al. (1985) fanden in keinem ihrer 8 mit CT und MRT untersuchten Patienten mit Ösophaguskarzinom und Karzinom des gastroösophagealen Überganges Infiltrationen des Tracheobronchialsystems [19].

Lymphknotenmetastasierung

Während beim Ösophaguskarzinom eher die mediastinalen Lymphknoten befallen werden, kommt es beim gastroösophagealen Karzinom zu einem vermehrten Befall der perigastralen zöliakalen und im Bereich des Leberhilus gelegenen Lymphknoten [24].

Während Thompson et al. (1983) bei 61 untersuchten Fällen von Ösophagus- und gastroösophagealen Karzinomen lediglich in 48% operativ, autoptisch und pathohistologisch einen Lymphknotenbefall nachweisen konnten, ergab sich im Patientengut von Terrier et al. (1983), die 25 Patienten mit gastroösophagealen Karzinomen untersuchten, schon eine Lymphknotenmetastasierung von 84% [24, 25].

Als einziges CT- oder MRT-Kriterium für einen Befall wird die Lymphknotengröße herangezogen. Nach Aussagen mehrerer Autoren wird eine Vergrößerung eines Lymphknotens über 5 mm als suspekt, über 10 mm als eindeutig pathologisch beschrieben [24, 25] (Abb. 4).

Eine Metastasierung in normal großen Lymphknoten ist somit computertomographisch nicht erkennbar. Aber auch der Nachweis nicht vergrößerter Lymphknoten in der Operation oder Autopsie schließt eine perigastroösophageale lymphogene Metastasierung nicht aus. Lymphknoten mit einem Durchmesser von 7 mm oder darunter entsprechen den Durchschnittsgrößen normaler Lymphknoten. Picus et al. (1983) fanden in 12 von 29 Fällen unauffällige Lymphknoten im CT, bei denen operativ, autoptisch oder histopathologisch ein Lymphknotenbefall nachgewiesen werden konnte [16].

Auch die in die MRT gesetzten Hoffnungen, durch eine Signalveränderung im normal großen Lymphknoten eine Metastasierung nachzuweisen, hat sich bisher als Trugschluß erwiesen, denn ebenso wie in der Computertomographie, wo keine Veränderung der Dichte durch eine Metastasierung im Lymphknoten nachweisbar ist, zeigt sich auch in der MRT keine charakteristische Veränderung der Signalintensität. Häufig sind auch die perigastroösophageal befallenen Lymphknoten vom Primär-

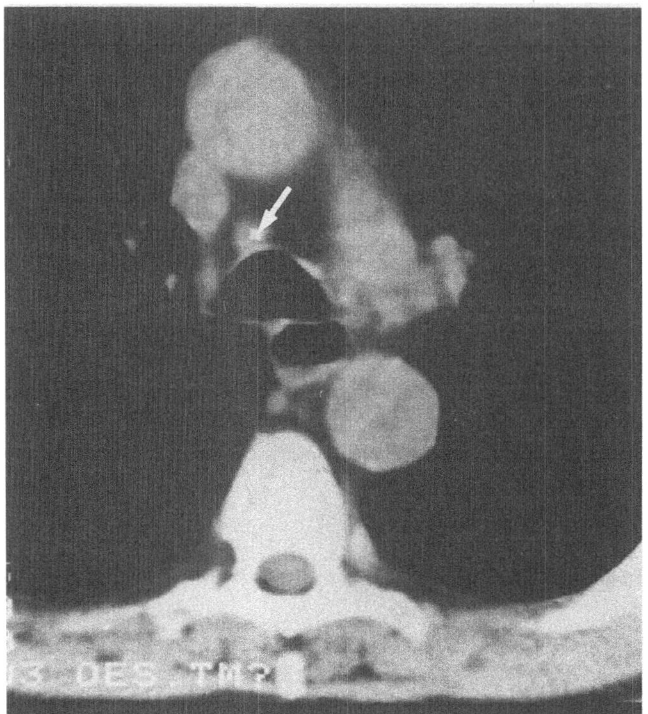

a

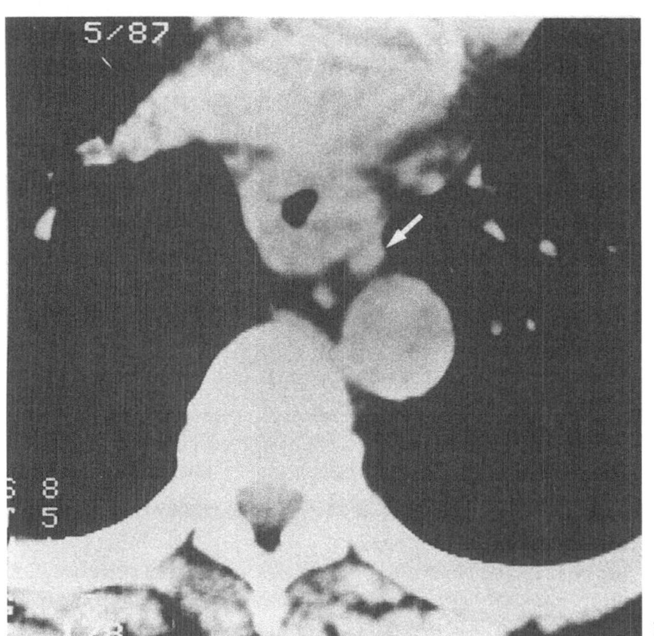

b

Abb. 4a, b. a) CT: Lymphknotenmetastasierung ventral der Trachea bei gastroösophagealem Karzinom (Pfeil); **b)** CT: Lymphknotenmetastasierung zwischen Aorta und tumorinfiltriertem Ösophagus (Pfeil)

tumorgewebe nicht differenzierbar. Lymphknoten mit einer Größe von mehr als 10 mm sollten als eindeutig befallen angesehen werden. Bei Lymphknoten dieser Größe fanden sich kaum falsch positive Ergebnisse, obwohl durch entzündlich reaktive Lymphknotenvergrößerung eine Lymphknotenmetastasierung vorgetäuscht werden kann [24].
Deutlich besser ist die Erkennbarkeit einer Lymphknotenmetastasierung in den zöliakalen und perigastrischen Lymphknoten, da diese bei einem Befall meist eindeutig als vergrößert erkennbar sind. Thompson et al. (1983) haben bei 9 histopathologisch gesicherten Metastasen in perigastroösophagealen, computertomographisch nicht vergrößerten Lymphknoten einen Befall nachgewiesen, wo im CT der Verdacht einer Lymphknotenmetastasierung nicht erhoben wurde [25]. Die CT ist somit nicht in der Lage, insbesondere bei kleineren perigastroösophagealen Lymphknoten einen Lymphknotenbefall nachzuweisen, da häufig eine Differenzierung vom Primärtumorgewebe nicht möglich ist. Ganz anders sind die Ergebnisse bei einer lymphogenen Fernmetastasierung. Thompson et al. (1983) konnten in 20 von 29 Fällen im CT eindeutig einen Lymphknotenbefall diagnostizieren.
Ähnlich schlechte Ergebnisse wie beim Nachweis des perigastroösophagealen Lymphknotenbefalls ergeben sich computertomographisch und kernspintomographisch bei der Aufdeckung einer direkten Pleurainvasion oder einer Infiltration der Zwerchfellschenkel. Nach Angaben von Picus et al. (1983) hatten die Primärtumoren im CT häufig direkten Kontakt zur Pleura oder den Zwerchfellschenkeln, ohne daß ein Befall nachgewiesen oder ausgeschlossen werden konnte [16].
Nach Auffassung von Krestin et al. (1986) zeigt die Kernspintomographie bei gastroöophagealen Karzinomen gegenüber der CT beim Nachweis perigastraler Lymphome deutlich schlechtere Ergebnisse, während mediastinale Lymphome mit gleicher Sensitivität nachgewiesen werden konnten [12].

Lebermetastasierung

Der Nachweis einer Lebermetastasierung gelingt mit beiden Methoden (CT und MRT) gleich gut [5]. Lediglich kleinere Metastasen unter 1 cm Durchmesser können bisweilen falsch gedeutet oder in einer Fettleber computertomographisch übersehen werden. Es sollte jedoch darauf hingewiesen werden, daß zum Nachweis von Lebermetastasen im Rahmen eines Screenings die Sonographie empfohlen werden muß.
Lebermetastasen stellen sich computertomographisch als hypodense, meist scharf vom umgebenden Lebergewebe abgrenzbare Areale dar. In vielen Fällen ist es jedoch ratsam, mittels einer intravenösen Kontrastmittel-Bolusapplikation eine verbesserte Darstellung der Lebermetastasen durch einen erhöhten Kontrast zwischen normalem und pathologischem Lebergewebe zu erhalten.
Die dynamische Computertomographie, auch als Serien-CT, Angio-CT oder sequentielle CT bezeichnet, hat die Aufgabe, durch Darstellung der Kontrastmittelanflutung und -verteilung eine qualitative und quantitative Erfassung der Gewebeperfusion vorzunehmen [1]. Voraussetzung sind eine kurze Scanzeit (möglichst unter 5 Sekunden/Scan), ein kurzes Scanintervall (unter 4 Sekunden) und eine hohe Scanfrequenz von mindestens 6 Scans/Minute. Vor der intravenösen Kontrastmittel-Bolusapplikation wird eine repräsentative Schichtebene ausgewählt. Appliziert wird ein

Kontrastmittel-Bolus (1 ml/kg KG) mit eine Injektionsgeschwindigkeit von 8 ml/Sekunde [1].

Nach unseren bisherigen Erfahrungen mit der dynamischen CT in der Abklärung von Lebermetastasen konnte eine Klassifizierung in vier Gruppen vorgenommen werden.

In der ersten Gruppe kommt es nach intravenöser Kontrastmittel-Bolusapplikation zu einer erhöhten Kontrastdifferenz von primär hypo- oder isodensen Metastasen im Vergleich zum normalen Lebergewebe, insbesondere in der portalvenösen Phase. Diese Form der Metastasen fand sich vor allem bei primären Bronchial-, Prostata- und Mammakarzinommetastasen.

In der zweiten Gruppe fand sich eine deutliche Hyperperfusion mit einem raschen Dichteabfall in der arteriellen Phase, meist beobachtet bei Metastasen hypervaskularisierter Hypernephrome.

Bei der dritten Gruppe kommt es zu einer allmählichen Dichtezunahme im Tumor, so daß 5 bis 10 Minuten p.i. eine Abgrenzung der fokalen Läsion vom normalen Leberparenchym nicht mehr möglich ist. Diese sogenannten "vanishing lesions" fanden sich in unserem Patientengut sehr selten und konnten bei Metastasen von Bronchial-, Kolon- und Magenkarzinomen nachgewiesen werden.

Bei der vierten und letzten Gruppe fanden sich vorwiegend Metastasen primärer Karzinome des Ösophagus und des übrigen Gastrointestinaltraktes. Hier zeigte sich sowohl in der arteriellen als auch in der portalvenösen Phase nach intravenöser Kontrastmittel-Bolusapplikation eine periphere ringförmige Dichteanhebung, ohne daß jedoch im zentralen Tumor ein Dichteanstieg nachweisbar war.

Die MRT hat beim Metastasennachweis eine ähnlich hohe Sensitivität wie die CT [9, 22, 23]. Metastasen zeigen in T_1-gewichteten Sequenzen häufig ein erniedrigtes Signal im Vergleich zum umgebenden Parenchym. Auch wenn aufgrund des Entwicklungsstandes der MRT die Untersuchungszeiten gegenüber der CT noch deutlich länger sind, empfiehlt es sich bei negativem CT und klinisch dringendem Verdacht, im Einzelfall eine MRT der Leber anzufertigen [4].

Eindeutig besser, ohne Notwendigkeit einer i.v. Kontrastmittelapplikation, stellen sich signalarme Gefäße in der Leber dar. Hieraus resultiert ein verbesserter Nachweis der Beziehung Tumor/Lebergefäße. Bisweilen ist die Tumorgröße aufgrund des noch geringfügig schlechteren Auflösungsvermögens der MRT im Vergleich zur CT noch schwierig zu beurteilen. Wegen der bislang kleinen untersuchten Kollektive ist eine eindeutige Aussage bezüglich der MRT zur Zeit schwierig.

Paramagnetische Kontrastmittel, wie z.B. Gadolinium-DTPA, können in der MRT zu einer vermehrten Kontrastanhebung des Tumors führen und dadurch die Abgrenzung des Tumors vom normalen Lebergewebe verbessern [10, 15, 26].

Wertigkeit der CT und der MRT im Staging gastroösophagealer Karzinome

Während die Computertomographie in vielen Kliniken schon routinemäßig zum Staging des Ösophaguskarzinoms eingesetzt wird, ist die Diskussion über den Wert der CT und auch neuerdings der MRT im Staging von gastroösophagealen Tumoren kontrovers [12, 13]. Wenige Autoren haben sich bisher mit den Möglichkeiten der CT oder MRT bei der Diagnostik und Stadieneinteilung des gastroösophagealen Karzinoms beschäftigt. Während Quint et al. (1985) sowohl hinsichtlich der Computerto-

Tabelle 2. Gastroösophageales Karzinom. Staging (Gesamt). CT/MRT

Autor	Fallzahl n	richtig	Lokalisation
Thompson et al. 1983	49	CT 86% (n. Moss et al. Stadium) CT 94% (TNM)	Ösophaguskarzinom
Thompson et al. 1983	12	CT 42% (n. Moss u. TNM)	gastroösophageales Karzinom
Terrier et al. 1984	25	CT 68% (T) CT 76% (N)	gastroösophageales Karzinom
Quint et al. 1985	10	CT 70% MRT 40%	Ösophagus und gastroösophageales Karzinom

mographie als auch der Kernspintomographie eine relativ niedrige Trefferquote angeben (CT: 70%; MRT: 40%), weisen andere Autoren wie Thompson et al. (1983) auf eine hohe Treffsicherheit des CT beim Staging des Ösophaguskarzinoms hin (94%; n = 46; n. TMN-System) (Tabelle 2) [19, 25]. Die Schwierigkeiten beim Tumor-Staging bestehen zweifellos im Nachweis der Tumorinfiltration in die periösophagealen Lymphknoten [24]. Eindeutig schlechter werden von Thompson et al. (1983) die Ergebnisse beim Staging gastroösophagealer Karzinome mit 42% richtig positiven CT-Befunden angegeben [25]. Besser sind die Ergebnisse von Terrier et al. (1984), die ein korrektes T-Staging von 68% und ein korrektes N-Staging von 76% bei gastroösophagealen Karzinomen nachwiesen [24].

Terrier et al. (1984) haben auch die CT-Befunde zur Operabilitätsbeurteilung bei 25 Patienten herangezogen [24]. Radikal resezierbar waren 14 Patienten, davon drei im CT falsch negativ. Acht Patienten konnten palliativ reseziert werden, davon war zweimal der CT-Befund falsch positiv. Inoperabel waren drei Patienten; in jedem Fall war hier eine Übereinstimmung zwischen klinischem und CT-Befund vorhanden. Bei den radikal resezierbaren Karzinomen neigte die CT somit zum Understaging, bei palliativ resezierbaren zum Overstaging.

Einsatz von CT bei Zustand nach Ösophagogastrektomie

Die Hauptaufgabe der Computertomographie nach Operation ist die Früherfassung von postoperativen Komplikationen wie Anastomoseninsuffizienzen, peritonealen Flüssigkeitsansammlungen, Seromen, aber auch von Abszessen.

Postoperativ sollten mit Hilfe der bildgebenden Verfahren extramukosale Rezidive möglichst frühzeitig erfaßt werden. Heiken et al. (1984) haben den Wert der CT in der postoperativen Nachsorge mit dem Ösophagusbreischluck verglichen [11]. In 13 von 21 untersuchten Fällen war die CT der konventionellen Röntgenuntersuchung eindeutig überlegen. In sechs Fällen lauteten die Aussagen von Ösophagusbreischluck und Computertomographie gleich. Lediglich in zwei Fällen war der Ösophagusbreischluck zum Nachweis kleinster Fisteln der Computertomographie überlegen.

Zusammenfassung

Nach unseren bisherigen, noch beschränkten Erfahrungen und den Erfahrungen anderer Autorengruppen im Nachweis und Staging von gastroösophagealen Karzinomen zeigt die MRT keine erkennbare Verbesserung gegenüber der Computertomographie [12]. Quint et al. (1985) und auch Krestin et al. (1985) weisen darauf hin, daß die CT der MRT insbesondere im gastroösophagealen Übergang eindeutig überlegen ist [12, 19]. Die Wandstärke des Ösophagus und der gastroösophagealen Wand sind ohne intramurale Luft oder orale Kontrastmittelapplikation (Gadolinium-DTPA) nicht zu bestimmen. Nachteilig gegenüber der CT ist das noch geringe räumliche Auflösungsvermögen. Ein charakteristisches Tumorsignalverhalten konnte bisher wie bei anderen Tumoren auch für das Ösophagus- und gastroösophageale Karzinom nicht nachgewiesen werden. Aufgrund der Herzaktionen, insbesondere im Bereich des linken Vorhofes, ist das mittlere Ösophagusdrittel schlecht darstellbar. Die längeren Untersuchungszeiten im Vergleich zum CT lassen einen routinemäßigen Einsatz der MRT zum heutigen Zeitpunkt noch nicht sinnvoll erscheinen. Vielleicht führt die zukünftige technologische Entwicklung mit deutlich verkürzten Untersuchungszeiten, Atemgating und EKG-Triggerung zu einer verbesserten und zeitlich verkürzten Darstellung des gastroösophagealen Überganges [3].
Falls aber schon eine EKG-Triggerung vorhanden ist, ist durchaus mit einer guten Darstellung der anatomischen Strukturen und des Tumorgewebes zu rechnen. Als Vorteil gegenüber der CT erweist sich auch die sagittale Schnittebene, so daß die longitudinale Tumorausdehnung und ein exzentrisches Tumorwachstum exakt nachgewiesen werden können. Eindeutig besser als in der Computertomographie ist der gute Kontrast zwischen signalreichem perigastroösophagealen Fett und der gastroösophagealen Muskelschicht, so daß unter Umständen dieser Punkt einen Vorteil der MRT im Vergleich zur CT beim Nachweis der periösophagealen Tumorinfiltration darstellt.
Insgesamt muß festgestellt werden, daß im Gegensatz zum Ösophaguskarzinom beim Staging gastroösophagealer Karzinome sowohl CT als auch MRT deutlich schlechtere Ergebnisse liefern. Nachteilig ist insbesondere für beide Methoden zur Zeit noch die geringe Sensitivität bei der Beurteilung des perigastroösophagealen Lymphknotenbefalls. Dazu gehört insbesondere die Schwierigkeit, eine Abgrenzung zwischen Primärtumor und regional befallenen Lymphknoten vorzunehmen. Insgesamt liefert die MRT bisher keine besseren Ergebnisse als die CT.
Trotzdem erscheint nach unseren Erfahrungen und den Publikationen anderer Autorengruppen der präoperative Routineeinsatz der CT als adjuvante Methode zur Beurteilung der lokalen und regionalen Tumorausdehnung sowie zur Erfassung von Fernmetastasen sinnvoll, da die CT dem Chirurgen bereits präoperativ wertvolle Hinweise über die extragastroösophageale Tumorausdehnung und Metastasierung liefert [24]. Bei Patienten mit erhöhtem Operationsrisiko wird durch die modernen bildgebenden Verfahren die Beurteilung möglich, ob auch hier ein operativer Eingriff aufgrund der nachweisbaren Tumorausdehnungen sinnvoll ist, da gerade beim Adenokarzinom der Kardia der chirurgische Eingriff als kurative oder auch palliative Maßnahme die Methode der Wahl ist [8].

Literatur

1. Claussen C, Lochner B (1983) Dynamische Computertomographie. Springer Berlin Heidelberg New York Tokyo
2. Daffner RH, Halber MD, Postlethwait RW, Korobkin M, Thompson WM (1979) CT of the esophagus. II. Carcinoma. Amer J Roentgenol 133: 1051–1055
3. Ehman RL, McNamara M, Pollack M (1984) Magnetic resonance imaging with respiratory gating: techniques and advantages. Amer J Roentgenol 143: 1175–1182
4. Ferrucci JT (1986) MR imaging of the liver. Amer J Roentgenol 147: 1103–1116
5. Glazer GM, Aisen AM, Francis IR, Gross BH, Gyves JW, Ensminger WD (1986) Evaluation of focal hepatic masses: a comparative study of MRI and CT. Gastrointest Radiol 11: 263–268
6. Grosser G, Wimmer B, Ruf G (1985) Diagnostischer Wert der Computertomographie beim Magenkarzinom. Fortschr Röntgenstr. 142: 514–519
7. Grosser G, Wimmer B, Ruf G (1985) Computertomographie beim Ösophaguskarzinom. Fortschr Röntgenstr 143: 288–293
8. Häring R (Hrsg) (1981) Chirurgie des Ösophaguskarzinoms. Weinheim Deerfield Beach Basel: Edition Medizin
9. Hamm B, Römer T, Friedrich M, Felix R, Wolf K-J (1986) Magnetische Resonanztomographie fokaler Leberläsionen im Vergleich zur Computertomographie und Sonographie. Fortschr Röntgenstr 144: 278–286
10. Hamm B, Römer T, Felix R, Wolf K-J (1986) Magnetische Resonanztomographie fokaler Leberläsionen unter Verwendung des paragmagnetischen Kontrastmittels Gadolinium-DTPA. Fortschr Röntgenstr 145: 684–691
11. Heiken JP, Balfe DM, Roper CL (1984) CT evaluation after esophagogastrectomy. Amer J Roentgenol 143: 555–560
12. Krestin GP, Steinbrich W, Friedmann G, Thul P (1986) Kernspintomographische Befunde beim Ösophaguskarzinom. Fortschr Röntgenstr 145: 437–440
13. Lea JW, Prager RL, Bender Jr HW (1984) The questionable role of computed tomography in preoperative staging of esophageal cancer. Ann Thorac Surg 38: 479–481
14. Moss AA, Schnyder P, Thoeni RF, Margulis AR (1981) Esophageal carcinoma: pretherapy staging by computed tomography. Amer J Roentgenol 136: 1051–1056
15. Niendorf HP, Felix R, Laniado M, Schörner W, Claussen C, Weinmann HJ (1985) A new contrast agent for magnetic resonance imaging. Rad med 3: 7–12
16. Picus D, Balfe DM, Koehler RE, Roper CL, Owen JW (1983) Computed tomography in the staging of esophageal carcinoma. Radiology 146: 433–438
17. Pupols A, Ruzicka FF (1984) Hiatal hernia causing a cardia pseudomass on computed tomography. J Comp Assist Tomogr 8: 699–700
18. Quint LE, Glazer GM, Orringer MB, Gross BH (1985) Esophageal carcinoma: CT findings. Radiology 155: 171–175
19. Quint LE, Glazer GM, Orringer MB (1985) Esophageal imaging by MR and CT: study of normal anatomy and neoplasms. Radiology 156: 727–731
20. Reinig JW, Stanley JH, Schabel SI (1983) CT Evaluation of thickened esophageal walls. Amer J Roentgenol 140: 931–934
21. Schneekloth G, Terrier F, Fuchs WA (1983) Computed tomography in carcinoma of the esophagus and cardia. Gastrointest Radiol 8: 193–206
22. Stark DD, Wittenberg J, Middleton MS, Ferrucci JT (1986) Liver metastases: detection by phase-contrast MR imaging. Radiology 158: 327–332
23. Stark DD, Wittenberg J, Edelman RR, Middleton MS, Saini S, Butch RJ, Brady TJ, Ferrucci JT (1986) Detection of hepatic metastases: analysis of pulse sequence performance in MR imaging. Radiology 159: 365–370
24. Terrier F, Schapira C, Fuchs WA (1984) CT assessment of operability in carcinoma of the oesophagogastric junction. Europ J Radiol 4: 114–117
25. Thompson WM, Halvorsen RA, Foster WL, Williford ME, Postlethwait RW, Korobkin M (1983) Computed tomography for staging esophageal and gastroesophageal cancer: reevaluation. Amer J Roentgenol 141: 951–958
26. Weinmann HJ, Brasch RC, Press WR, Wesbey GE (1984) Characteristics of gadolinium-DTPA complex: a potential NMR contrast agent. Amer J Roentgenol 142: 619–624

Vergleichende Untersuchung zur Wertigkeit der Endosonographie für die präoperative Stadieneinteilung des Adenokarzinoms des gastroösophagealen Überganges

K. Ziegler, C. Sanft, M. Gregor, B. Semsch, M. Friedrich, R. Häring und E. O. Riecken

Einleitung

Das Adenokarzinom des gastroösophagealen Überganges ist bei Diagnosestellung in 30% der Fälle inoperabel. In nur 25–30% der Fälle findet sich ein Tumorstadium T_1–T_2 N_1 M_0 mit potentiell kurativer Behandlungsmöglichkeit [1]. Um die Operationstaktik präoperativ gemäß dem Tumorstadium festzulegen und um unnötige Laparotomien zu vermeiden ist die präoperative Kenntnis der *Infiltrationstiefe,* der proximalen *Infiltrationsausdehnung* und der *Tumorinfiltration entlang der Längsrichtung des Ösophagus* von Bedeutung. Ferner ist es wichtig, die Frage einer möglichen *Infiltration* benachbarter *Organe* sowie einer *Lymphknotenbeteiligung* zu beantworten.

Die Endoskopie der Speiseröhre und des Magens mit Biopsie dient der Diagnosesicherung und einer orientierenden Beschreibung der Ausdehnung des Tumors im Niveau der Schleimhaut. Die Röntgenuntersuchung des Ösophagus ergänzt den endoskopischen Befund. Eine weitergehende Information bezüglich der Ausdehnung und der Tiefe der Tumorinfiltration sowie des Ausmaßes der Lymphknotenbeteiligung liefert das abdomino-thorakale Computertomogramm. Allerdings gelingt es nur in 70% der Fälle mit Hilfe des Computertomogramms das Tumorstadium des gastroösophagealen Adenokarzinoms präoperativ zu definieren [2], während in den übrigen Fällen die Ausdehnung des Tumors in der Regel unterschätzt wurde. In bis zu 40% wurde die Lymphknotenbeteiligung falsch negativ angegeben; falsch positive Angaben fanden sich in ⅓ der Fälle.

Eine neuere Methode zur Beurteilung der Wandstruktur von Hohlorganen ist die intrakorporale endoskopisch gesteuerte Sonographie [3]. Sie erlaubt im Gegensatz zur extrakorporalen Sonographie durch den direkten Organkontakt die Anwendung höherer Schallfrequenzen mit höherem Auflösungsvermögen und ermöglicht somit eine differenzierte Betrachtung der Wandschichtung. Bis zu einer Eindringtiefe von 8 cm sind auch Nachbarorgane mit hoher Schärfe darstellbar. Darüber hinaus erscheint mit Hilfe endosonographischer Kriterien eine Aussage über die Dignität einer Läsion möglich [4].

Methodik und Patientengut

Es war das Ziel unserer Untersuchung, prospektiv die Wertigkeit der Endosonographie für die präoperative Stadieneinteilung des Adenokarzinoms des gastroösopha-

gealen Überganges zu definieren und mit dem abdomino-thorakalen Computertomogramm zu vergleichen. Mit beiden Methoden wurde versucht, präoperativ die proximale und distale Tumorausdehnung festzulegen, die Infiltrationstiefe des Tumors zu bestimmen und die regionalen Lymphknotenvergrößerungen zu erkennen. Die Wertigkeit der Methoden wurde durch den Vergleich mit dem intraoperativen und dem pathologisch anatomischen Befund festgestellt.
Es wurden 22 operierte Patienten mit histologisch gesichertem Adenokarzinom des gastroösophagealen Übergangs untersucht.

Ergebnisse

1. Die Endosonographie (Abb. 1–4) konnte in allen Fällen komplikationslos durchgeführt werden.
2. Die proximale und die distale Tumorausdehnung wurde nur mit Hilfe der Endosonographie genau bestimmt (bei 4 Patienten konnte die distale Ausbreitung wegen unpassierbarer Tumorstenose endosonographisch nicht bestimmt werden). Die anderen Methoden (Röntgenuntersuchung, Endoskopie und Computertomographie) unterschätzten insbesondere die proximale Tumorausdehnung.
3. Mit der Endosonographie gelang bei 91% der Fälle die präzise Aussage über die Infiltrationstiefe. Hingegen gelang diese Aussage mit Hilfe der Computertomographie nur in 45% der Fälle (Tabelle 1).
4. Regionale Lymphknotenvergrößerungen konnten endosonographisch zu 81% richtig erkannt werden, computertomographisch nur zu 36% (Tabelle 2). Dabei konnten nicht entzündlich-reaktiv und infiltrativ vergrößerte Lymphknoten unterschieden werden [4].

Tabelle 1. Vergleich zwischen Computertomogramm und Endosonographie hinsichtlich der präoperativen Vorhersage des Tumorstadiums

		CT				Endosonographie			
		T_0	T_{1+2}	T_3	T_4	T_0	T_{1+2}	T_3	T_4
	T_0								
postoperativer	T_{1+2}	3	1				3	1	
Befund	T_3			2	4		1	5	
	T_4		1	4	7				12

T_0 = kein Tumor; T_{1+2} = Tumor auf Organwand beschränkt; T_3 = Tumor hat Adventitia überschritten; T_4 = Tumor hat Nachbarorgane infiltriert

Tabelle 2. Vergleich zwischen Computertomogramm und Endosonographie hinsichtlich der Erkennung regionaler Lymphknotenvergrößerungen

		CT		Endosonographie	
		N_0	N_+	N_0	N_+
postoperativer	N_0	3	7	8	2
Befund	N_+	6	6	2	10

N_0 = keine Lymphknotenvergrößerung; N_+ = Lymphknotenvergrößerung

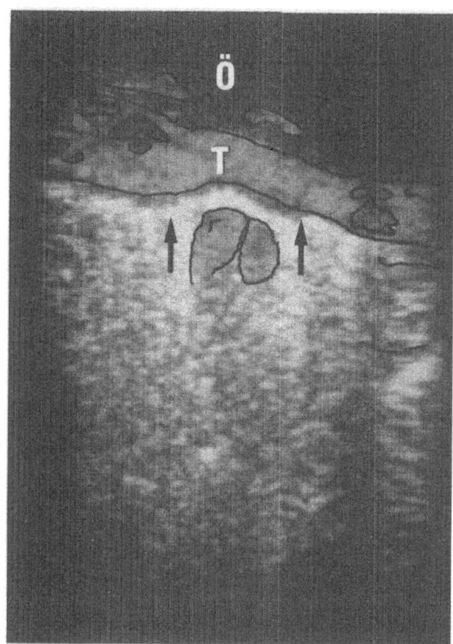

Abb. 1. Normalbefund des ösophagogastralen Überganges. Ö = Ösophagus, E = Epithel, F = Fundus, A = Aorta, Pö = Paraösophagales Fettgewebe

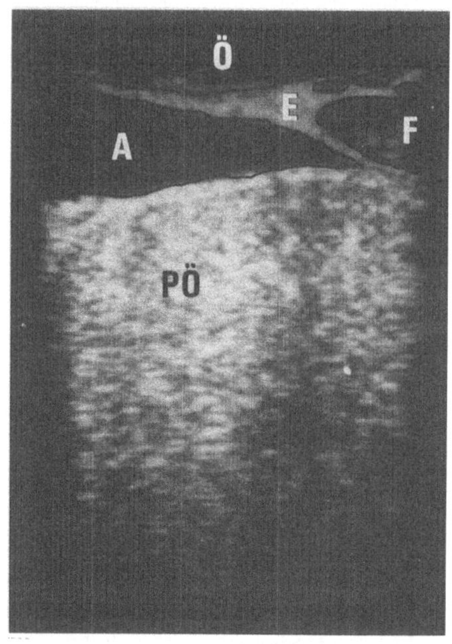

Abb. 2. Karzinom des ösophagogastralen Überganges. Tumor hat die Adventitia überschritten (Pfeile). Ö = Ösophagus, T = Tumor, A = Aorta

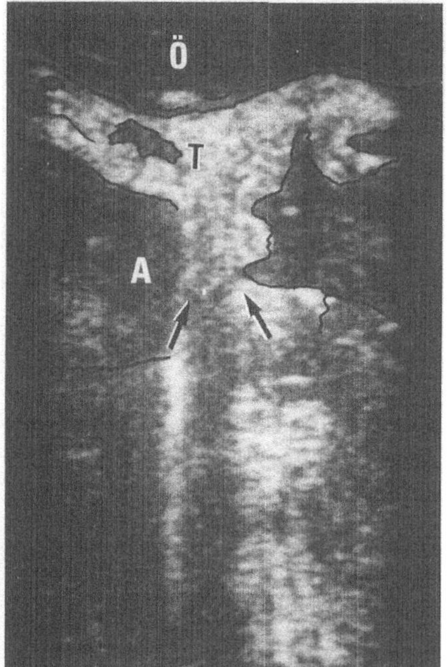

Abb. 3. Auf den distalen Ösophagus übergegriffenes Kardiakarzinom. Ö = Ösophagus, T = Tumor

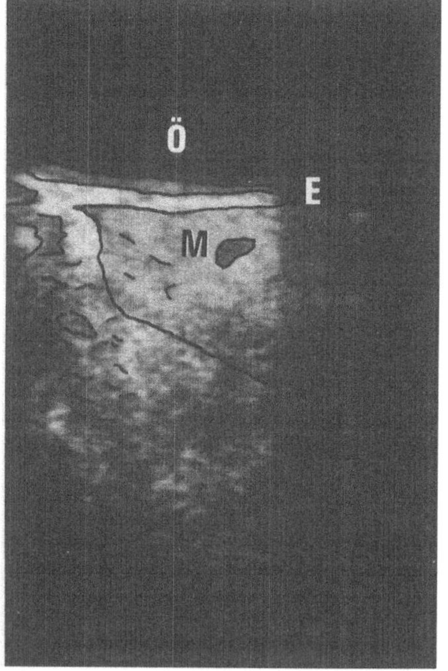

Abb. 4. Intramurale Metastase eines Kardiakarzinoms im Ösophagus. Ö = Ösophagus, E = Epithel, M = Metastase

Zusammenfassung

Die operative Behandlung des Kardiakarzinoms wird bestimmt durch die Lokalisation und die Ausbreitung des Tumors. In Abhängigkeit von dem Tumorstadium stehen verschiedene operative Verfahren zur Verfügung mit einer unterschiedlichen Operationsletalität [5]. Die exakte präoperative Stadieneinteilung ist im Hinblick auf die Operationsstrategie von Bedeutung und damit für den Erfolg der operativen Behandlung insgesamt wichtig. Die herkömmlichen Untersuchungsverfahren, die beim präoperativen Staging des Kardiakarzinoms eingesetzt werden, können nur unvollständig das Tumorstadium beschreiben. Insbesondere gelingt nur selten eine exakte Bestimmung der proximalen und distalen Tumorausbreitung, die horizontale Infiltrationstiefe wird zumeist überschätzt. Die Endosonographie bietet grundsätzlich die Möglichkeit der Feinbeurteilung der Wandstrukturen des Intestinaltraktes und seiner Umgebung. Die Ergebnisse unserer Untersuchung zeigen, daß es möglich ist, mit Hilfe der Endosonographie

1. das Tumorstadium zu definieren,
2. regionale Lymphknotenvergrößerungen zu erkennen und
3. die proximale Ausdehnung des Adenokarzinoms des gastroösophagealen Überganges und damit den Umfang der Ösophagusresektion präoperativ festzulegen.

Literatur

1. Siewert JR und Hölscher AH (1984) Chirurgie des Adenokarzinoms am gastroösophagealen Übergang. In: Therapie des Magenkarzinoms, VIII. Symposium Aktuelle Chirurgie, 1983 Berlin. Hrsg von Rudolf Häring, Weinheim; Deerfield Beach, Florida; Basel: Edition Medizin
2. Schröder R, Triller J und Roder R (1984) Über die Korrelation zwischen präoperativen CT- und postoperativem TNM-Staging beim proximalen Magenkarzinom. In: Therapie des Magenkarzinoms, VIII. Symposium Aktuelle Chirurgie, 1983 Berlin. Hrsg von Rudolf Häring, Weinheim; Deerfield Beach, Florida; Basel: Edition Medizin
3. Tio TL, Tytgat GM (1984) Endoscopic Ultrasonography in the Assessment of Intra- and Transmural Infiltration of Tumors in the Oesophagus, Stomach and Papilla of Vater and in the Detection of Extraoesophageal Lesions. Endoscopy 16: 203
4. Polensky A, Ziegler K, Gregor M, Friedrich M, Riecken EO (im Druck) Endosonographische Befunde benigner und maligner Läsionen der Magenwand
5. Siewert JR, Hölscher AH, Becker K und Gössner W (1987) Kardiacarcinom: Versuch einer therapeutisch relevanten Klassifikation. Chirurg 58: 25

Risikofaktoren und präoperative Vorbereitung beim Karzinom des ösophagokardialen Überganges

M. BETZLER

Einleitung

Bei Malignompatienten ist eine Mangel- bzw. Fehlernährung keine Seltenheit, wobei jedoch gerade Patienten mit malignen Tumoren im oberen Gastrointestinaltrakt im Vergleich zu anderen malignen Neoplasien dieses Symptom besonders häufig zeigen. Am auffälligsten wird diese Folge eines gestörten Ernährungszustandes durch einen Gewichtsverlust. Kinney [13] fand bei bis zu 50% der chirurgischen Patienten eine Mangelernährung; in den Untersuchungen von Meguid [19] betrug diese Rate der Mangelernährung bei Patienten mit Tumoren des oberen Gastrointestinaltrakts sogar bis zu 70%. Inwieweit diese amerikanischen Daten auf die deutschen bzw. mitteleuropäischen Verhältnisse übertragbar sind, muß angezweifelt werden. Müller [21] konnte in dem Kölner Kollektiv von chirurgischen Tumorpatienten mit vorwiegend gastrointestinalen Karzinomen eine relevante Mangelernährung nur bei 8% der Patienten finden. Löhlein [16] fand bei 62 Patienten mit Magenkarzinomen lediglich bei 21% eine klinisch relevante Mangelernährung. Faßt man diese und auch andere in der Literatur beschriebenen Analysen zusammen so läßt sich feststellen, daß in unseren Breitengraden nur bei etwa jedem 10. bis 20. Tumorpatienten eine therapierelevante Mangelernährung vorliegt.

Die ätiologischen Ursachen für die Mangelernährung sind bei Malignomen im oberen Gastrointestinaltrakt im wesentlichen die mechanische Beeinträchtigung in Form der Obstruktion sowie funktionelle Störungen wie gestörte Geschmacksempfindung und Abneigung gegen Speisen. Cassell [7] fand unter 854 Patienten mit Magenkarzinomen in 80% einen Gewichtsverlust, in 57% anorektische Zeichen und in 44% dysphagische Beschwerden mit Erbrechen. Die Analyse von Belghiti [3] bei Patienten mit Ösophaguskarzinom ergab, daß die Anorexie nicht mit dem Grad der Obstruktion korreliert. Auch zeigten die meisten der nicht resezierten sondern mit einem Bypass operierten Patienten postoperativ weiterhin Zeichen der Anorexie mit Abscheu gegen Nahrung. Inwieweit Störungen der Digestion und Absorption für die Mangelernährung verantwortlich sind, ist bis heute noch nicht eindeutig geklärt. Shils [24] konnte allerdings bei Karzinompatienten mit gestörter oraler Nahrungsaufnahme eine Abnahme der Enzymaktivität und Funktion der intestinalen Schleimhaut bei gleichzeitig herabgesetzter Absorptionsrate für Aminosäuren nachweisen. Es gibt auch Hinweise in der Literatur [1, 4, 15], daß bei Karzinompatienten ein gestörter Energiestoffwechsel vorliegt.

Um eine therapeutische Relevanz einer Mangelernährung in der präoperativen Phase abzuleiten, muß diese als solche erkannt und identifiziert werden. Neben den klassischen Risikoparametern chirurgischer Patienten, wie dem Alter, der kardiopulmonalen und metabolischen Situation, werden auch der Ernährungszustand und die immunologische Reaktivität als Risikodeterminanten angesehen. Es gibt viele Hinweise dafür, daß der Ernährungszustand und die immunologische Reaktivität untereinander und bei Malignompatienten insbesondere auch mit dem Tumor in einer Wechselbeziehung stehen. Die Wunschvorstellung ist, daß durch die Bestimmung solcher Parameter eine objektive quantifizierbare Risikoprognose möglich ist und gleichzeitig diese Parameter therapeutisch beeinflußbar sind. Das augenscheinlichste Symptom ist der Gewichtsverlust. Fein [10] fand bei 6% von 131 Patienten mit Karzinomen im Bereich des ösophagogastralen Übergangs einen Gewichtsverlust von 10%. Conti [8] berichtete über 48 Patienten mit Karzinomen im Bereich des distalen Ösophagus und der Kardia mit konsekutiver Ösophagogastrektomie über einen mittleren Gewichtsverlust von 13,5% bei den Patienten, die einen ungestörten postoperativen Verlauf aufwiesen; Patienten mit einem komplizierten postoperativen Verlauf hatten durchschnittlich einen vergleichsweise höheren Gewichtsverlust mit 20%. Die Bedeutung solcher Untersuchungen ist schwierig zu interpretieren, da Erfolg und Komplikationen eines chirurgischen Eingriffs nicht nur von der Wahl des geeigneten operativen Vorgehens und der technischen Durchführung der Operation, sondern auch von patientenseitigen Faktoren und nicht zuletzt von Art und Lokalisation des Primärtumors selbst beeinflußt werden. Beispielsweise konnte DeWys [9] eine Korrelation zwischen präoperativem Gewichtsverlust und postoperativer Komplikationsrate bei kolorektalen Karzinomen, jedoch nicht bei Pankreas- und Magenkarzinomen, finden. Generell läßt sich jedoch feststellen, daß der Gewichtsverlust eine prognostische Variable für die Überlebenszeit bei gastrointestinalen Malignomen besitzt. Weitere häufig in der Literatur beschriebene Parameter für die Mangelernährung sind: anthropometrische Meßdaten, Serumproteinwerte, Untersuchung zur immunologischen Reaktivität sowie metabolische Untersuchungen. Ein Argument gegen die alleinige Bestimmung des Körpergewichts beruht in der Erkenntnis, daß das Körpergewicht durch Flüssigkeitseinlagerung verfälscht werden kann. Für die anthropometrischen Messungen (Zuordnung von Größe, Gewicht, Trizeps-Hautfaltendicke und Oberarmumfang) ist kritisch zu bemerken, daß ihnen häufig eine subjektive Messung zu Grunde liegt und daß durch entsprechende Umrechnungs- und Zuordnungsformeln das Ausmaß der Unternährung überbewertet wird. Bei den Untersuchungen metabolischer Parameter fand sich bislang kein einheitliches Reaktionsmuster, was auch für die Serumalbuminbestimmung gilt, die ebenfalls durch abnorme Flüssigkeitsretentionen beeinflußt werden kann. Diese Erkenntnisse führten dazu, nicht nur einen einzigen Parameter zu bestimmen, sondern mehrere Variable im Rahmen einer Multivarianten Analyse zu erfassen und in Form eines Risiko-Scores bzw. -Index zusammenzufassen [20]. Der bekannteste und am häufigsten untersuchte Index ist der von Mullen [22] beschriebene sog. PNI (*p*rognostic *n*utritional *i*ndex). Dieser Index umfaßt die Laborparameter Albumin und Transferin, aus dem Bereich der anthropometrischen Messungen die Trizeps-Hautfaltendicke sowie aus dem Bereich der immunologischen Reaktivität das Ergebnis eines intrakutanen Hauttests zur Überprüfung der Immunreaktion vom verzögerten Typ. Während diese Arbeitsgruppe [6] in einer prospektiven Studie mit diesem Index eine gute Korrelation zwischen präoperativ definierter Risikogruppe und postoperativen Komplikationen fand, konnte dies von anderen Arbeitsgruppen nicht bestätigt werden [12].

In einer an unserer Klinik durchgeführten Pilotuntersuchung [11] an 111 Patienten des Gastrointestinaltrakts konnte kein Zusammenhang zwischen dem PNI und der Komplikationsrate nachgewiesen werden, was nicht zuletzt an dem relativ guten Ernährungszustand dieses Patientenkollektivs lag. Allerdings fand sich bei unserer Untersuchung, daß unter Berücksichtigung schwerer Komplikationen, d. h. solcher, welche eine Intensivtherapie bzw. Reoperation notwendig machten, in der von Mullen definierten Risikogruppe eine doppelt so hohe Komplikationsrate vorlag, wie in der Gruppe mit geringem Risiko. Eine Analyse der einzelnen PNI-Parameter zeigte einen besseren Zusammenhang von Serumalbumin und dem Hauttestergebnis mit den Komplikationen, als dies der gesamte PNI aufwies.
Auch die Studie von Belghiti [3] bei Patienten mit Ösophaguskarzinom belegt den prognostischen Wert des Ernährungszustandes und immunologischer Parameter: Bei pathologischer Verteilung fand sich eine Resektionsquote von 29% im Gegensatz zu der Gruppe von Patienten mit normalen Ernährungs- und immunologischen Parametern mit einer Resektionsquote von 71%.
Baker [2] verglich in einer prospektiven Studie den „klinischen Eindruck" mit den von ihm sog. sophistischen Methoden zur Beurteilung des Ernährungszustandes bei 59 chirurgischen Patienten. Nach einer klinischen Untersuchung wurden unter Berücksichtigung der Anamnese und des Gewichtsverlusts die Patienten in 3 Gruppen eingeteilt: Normaler Ernährungsstatus, mäßige Mangelernährung und schwere Mangelernährung. Diese drei Kategorien wurden danach mit den erhobenen Laborparametern wie Albumin, Transferin, Lymphozytenzahl, Kreatinin, Index, Immunreaktion vom verzögerten Typ sowie der Krankenhausdauer sowie des Antibiotikaverbrauchs korreliert. Es zeigte sich eine gute Korrelation zwischen der klinischen Einschätzung und den gemessenen Parametern: Bei 81% der Patienten ergab sich eine komplette Übereinstimmung. Ebenso fand sich eine signifikante Korrelation zwischen klinischer Beurteilung und Auftreten postoperativer septischer Komplikationen mit einem p-Wert von 0.005. Die Autoren schlossen daraus, daß der klinische Eindruck unter Berücksichtigung der klinischen Untersuchung und der Anamnese für die Einschätzung der Mangelernährung genauso aussagekräftig ist wie die Durchführung irgendwelcher Teste, welche allerdings ebenfalls die Mangelernährung bestätigen. Dementsprechend lautet die Frage nicht, ob der Patient mangelernährt ist oder nicht, sondern vielmehr wie ausgeprägt die Mangelernährung und deren Einfluß auf den posttherapeutischen Verlauf ist.

Immunologisches Monitoring

Seit langem wird versucht durch immunologische Methoden zum Nachweis einer eingeschränkten Immunkompetenz das individuelle Risiko chirurgischer Patienten präoperativ zu überprüfen und zu definieren. Man weiß heute, daß eine Interaktion zwischen Allgemein- und Ernährungszustand des Patienten, seiner immunologischen Abwehrfähigkeit und dem Tumor besteht mit konsekutiver Beeinflussung des postoperativen Risikos. Die Klärung eines Immundefizits muß neben der Situation der humoralen Immunität die zelluläre Immunität und die Phagozytosefunktion überprüfen. Durch qualitative und quantitative Bestimmung der Serumimmunglobuline und B-Lymphozyten kann eine humorale Immunsuffizienz bzw. -insuffizienz dokumen-

tiert werden. Einschränkungen der zellulären Immunität werden u. a. nachgewiesen durch niedrige T-Lymphozytenzahlen im peripheren Blut, eine verminderte Stimulationsfähigkeit der Lymphozyten und eine fehlende bzw. herabgesetzte Produktion von Mediatorsubstanzen. Als Beispiel für eine funktionelle Überprüfung des Immunstatus kann der Hauttest zur Überprüfung der Immunreaktion vom verzögerten Typ angeführt werden; dieser Test hat auch Eingang in verschiedene prognostische Indizes, beispielsweise in Verbindung mit anthropometrischen Daten, gefunden.
Die an unserer Klinik im Rahmen einer prospektiv kontrollierten Studie erhobenen Daten an 302 elektiv operierten Patienten, welche entsprechend ihrer Grunderkrankung und des Schweregrads der Operation differenziert bzw. klassifiziert wurden, zeigten, daß die Immunreaktion vom verzögerten Typ die Differenzierung des Risikos für postoperativ septische Komplikationen in einer Patientengruppe mit hoher Komplikationsrate ermöglicht [23]. Da der prädiktive Wert der Immunreaktion vom verzögerten Typ, d. h. des Hauttestes, für septische Komplikation bei Patienten mit hoher Belastung durch Umgebungsfaktoren deutlich erhöht war, sollten für die Beurteilung dieses Risikos zusätzlich solche Umgebungseinflüsse mitberücksichtigt werden. In einem chirurgischen Patientengut mit einer hohen Immundefizienzrate (beispielsweise hoher Anteil an Karzinompatienten) und einer niedrigen Komplikationsrate ist der prädiktive Wert der Immunreaktion vom verzögerten Typ gering. Unsere Studie zeigte jedoch auch, daß eine inverse Beziehung zwischen Immunkompetenz und der Komplikationsrate in der Weise vorlag, daß mit abnehmender Immunkompetenz die Komplikationsrate anstieg. Bei einer Patientengruppe mit hoher Belastung durch Umgebungsfaktoren zeigt die Immunreaktion vom verzögerten Typ einen deutlich besseren prädiktiven Wert.
Zusammenfassend kann bezüglich des präoperativen immunologischen Monitorings festgehalten werden:

1. Obwohl für mehrere immunologische Parameter signifikante Korrelationen zur operativen Komplikationsfrequenz nachweisbar waren, sind Sensitivität und Spezifität aller bisher untersuchten Parameter zu gering, um im individuellen Fall therapeutische Konsequenzen abzuleiten.
2. Von den immunologischen Testen hat sich der Intrakutantest zur Überprüfung der verzögerten Immunreaktion am meisten bewährt, jedoch ist sein Einsatz wegen des 48stündigen Intervalls zwischen Applikation und Ablesen der Reaktion für Notfallpatienten ungeeignet.
3. Die routinemäßige Durchführung immunologischer Teste zur Risikobeurteilung erscheint gegenwärtig nicht indiziert.
4. Indikationen für den Einsatz eines immunologischen Monitorings stellen Studien zur Überprüfung neuer Risikodeterminanten bzw. deren Beeinflussung beispielsweise durch eine präoperative Ernährungstherapie dar.

Dementsprechend kann zusammengefaßt werden, daß der Ernährungszustand und die immunologische Reaktivität zwar determinierende Variable des Risikos chirurgischer Patienten sind, daß jedoch ihre Sensitivität für den täglichen routinemäßigen Einsatz nicht geeignet sind, da die Definition des Risikos in einem individuellen Patient noch nicht in einem klinisch relevanten Maße möglich ist.

Präoperative Ernährungstherapie

Eine zentrale Frage lautet, inwieweit durch eine Korrektur dieser Mangelernährung Patienten mit gastrointestinalen Tumoren und im speziellen Bereich des oberen Gastrointestinaltrakts ein positiver Einfluß auf die postoperative Komplikationsrate und den Verlauf erreicht werden kann. Bei kritischer Durchsicht der Literatur zeigt sich, daß es bis heute noch keine Konsensbildung zur Frage einer präoperativen Ernährung als Teil einer routinemäßigen präoperativen Vorbereitung gibt. Der Mangel an diesem Konsens ist im wesentlichen das Ergebnis unkontrollierter, vorwiegend amerikanischer Studien, die einen positiven Effekt der präoperativen Ernährung mit Verbesserung des Ernährungsstatus und des postoperativen Verlaufs für ein Patientengut beschrieben, welches mit historischen Kontrollen verglichen wurde. Andererseits zeigten prospektiv randomisierte Studien mit allerdings kleinen Patientenzahlen im wesentlichen keine signifikante Herabsetzung der Letalität und postoperativen Morbidität bei Karzinompatienten.
Klein [14] analysierte in seiner letztjährigen Publikation 28 prospektiv randomisiert kontrollierte klinische Studien bezüglich der Bedeutung einer parenteralen Ernährung bei Karzinompatienten. Nachdem die einzelnen Studienergebnisse mit Hilfe entsprechender biomedizinischer Verfahren gepoolt worden sind, lassen sich folgende Ergebnisse erheben: Die total parenterale Ernährung führte zu einer fast 50%igen Reduktion der operativen Letalität und Rate an chirurgischen Komplikationen (Anastomoseninsuffizienz, Peritonitis, abdomineller Abszeß, intestinale Obstruktion). Bei dieser Analyse fanden die Autoren, daß in den einzelnen Therapiestudien abgesehen von 2, im Durchschnitt nur 21 Patienten pro Behandlungsarm vorlagen. Dementsprechend läßt sich ausrechnen, daß bei einer klinischen Studie mit 20 Patienten pro Behandlungsarm nur eine 14%ige Chance besteht, eine Reduktion der Letalität von 20% auf 10% zu berechnen; im Unterschied dazu liegt die Chance bei 81%, wenn 200 Patienten pro Behandlungsarm vorgesehen sind. Eine weitere interessante Information dieser Publikation betrifft die Aussagekraft solcher gepoolter Daten: Beispielsweise kann die Schlußfolgerung, daß die totale parenterale Ernährung die postoperative Letalität und Wundinfektionsrate erheblich herabsetzt durch die Tatsache geschwächt werden, daß, wenn nur 2 negative sog. 0-Trails in dem Ergebnispool berücksichtigt werden, diese Schlußfolgerung statistisch insignifikant wird. Außerdem fanden die Autoren keinen statistisch signifikanten Effekt bezüglich der Überlebensrate. Die Autoren schließen dementsprechend ihre Publikation mit der Feststellung, daß prospektiv randomisierte Studien notwendig sind, um die definitive Rolle einer total parenteralen Ernährung zu bewerten.
Lundholm [18] führte eine Literaturanalyse der Publikationen zwischen 1980 bis 1985 über die präoperative Ernährungsbehandlung durch: Insgesamt erschienen in diesem Zeitraum 2300 Publikationen über parenterale Ernährung, davon 67 über präoperative parenterale Ernährung; unter den 25 prospektiv kontrollierten Studien waren seines Erachtens lediglich 2 aufgrund des Studien-Designs akzeptabel.
Eine Panel-Diskussion beim letztjährigen Espen-Kongress in Paris zum Thema „Präoperative Ernährung“, bei dem ein Schwerpunkt auch Patienten mit Ösophagusstenosen war, läßt sich, wie auch die kritische Beurteilung in der Literatur, folgendermaßen zusammenfassen:

1. Der Gewichtsverlust und die herabgesetzte Immunkompetenz sind die aussagekräftigsten Parameter bezüglich der Beurteilung des Mangelernährungszustandes.
2. Die präoperative total parenterale Ernährung kann im wesentlichen nur akute Stoffwechsel- bzw. Flüssigkeitsimbalanzen korrigieren.
3. Zur Zeit gibt es keinen gesicherten Beweis für eine klinische Verbesserung der Patienten durch eine total parenterale Ernährung; prospektiv randomisierte Studien zeigen zur Zeit keinen signifikanten Effekt jedoch einen Trend zugunsten der präoperativen Ernährungstherapie; nur unkontrollierte Studien unterstützen bisher den positiven Effekt einer präoperativen totalen parenteralen Ernährung.
4. Prospektiv randomisierte und kontrollierte Studien sind zur Einschätzung des Effekts einer präoperativen Ernährungstherapie gegenwärtig absolut notwendig und müßten folgende Kriterien aufweisen:
   Eine Patientengruppe mit einem regelrechten Ernährungszustand zur Erfassung des Standard-Behandlungsrisikos sowie eine *zweite* Behandlungsgruppe in schlechtem Ernährungszustand, die in 2 Studienarme aufgeteilt wird (1. präoperative Ernährungstherapie und 2. keine präoperative Behandlung, jedoch keine Verzögerung des Operationstermins, um den negativen Effekt einer Hospitalisation zu vermeiden). Die Zielgrößen einer solchen Studie sollten ausschließlich Morbidität und Letalität darstellen. Außerdem sollten in jedem Behandlungsarm genügend große Patientenzahlen vorhanden sein, um eine Verringerung der Morbidität und Letalität entsprechend feststellen zu können.

Faßt man diese Mitteilungen in der Literatur und auf entsprechenden Symposien zusammen, so gilt festzustellen, daß der unbefriedigende Erkenntnisstand bezüglich des Werts einer präoperativen Ernährungstherapie nicht nur in den insuffizienten Studien-Designs liegt, sondern auch darin, daß die Mangelernährung nur einen Risikofaktor bei Tumorpatienten neben den bereits erwähnten Faktoren darstellt, welcher das postoperative Risiko deutlich erhöht. Desweiteren wird das postoperative Ergebnis auch durch die Operationstechnik und die postoperative Intensivtherapie beeinflußt. Dementsprechend haben durch die Verbesserung dieser flankierenden perioperativen Maßnahmen inkl. des prophylaktischen Antibiotika-Einsatzes, ausgefeilte operative Techniken, schonende Anaesthesieverfahren und eine optimierte Intensivtherapie auch bei ausgedehnten Karzinomeingriffen zu einer Senkung der Letalität auf 5–10% und der Komplikationsrate je nach Eingriff jedoch in der Regel maximal bis 20% geführt [17].

Vor diesem Hintergrund wird die Überprüfung eines therapeutischen Effekts der präoperativen Ernährung deutlich schwieriger, wie wir das auch im eigenen Krankengut bei der Evaluierung des intrakutanen Hauttestes für die Prädiktion postoperativer Komplikationen feststellen konnten (bei einer relativ niedrigen Komplikationsrate wird die Anforderung an einen entsprechenden prädiktiven Test relativ groß) [23].

Brennan [5] kam aufgrund der gegenwärtigen Situation zu der Schlußfolgerung, daß die parenterale Ernährung bei Malignompatienten zwar ein wesentliches Hilfsmittel für die Behandlung darstellt, jedoch nicht als Waffe gegen den Krebs betrachtet werden kann.

Welche therapeutischen Konsequenzen leiten sich nun bei dem heutigen Wissensstand für die präoperative Ernährungstherapie außerhalb von Studien ab?

Die Indikation für eine präoperative Ernährungstherapie kann dann gestellt werden, wenn sich aufgrund der Anamnese und der klinischen Untersuchung Hinweise für eine Mangelernährung ergeben. Diese klinischen und anamnestischen Befunde können ergänzt bzw. im Einzelfall erhärtet werden durch biochemische (Gesamteiweiß, Serum-Albumin, Transferin) und immunologische (Hauttest) Parameter, die für die Indikation einer Ernährungstherapie Entscheidungshilfen darstellen können.
Erfahrungsgemäß läßt sich der präoperative Zeitraum zur Verbesserung der Ernährungssituation und hier im wesentlichen Imbalanzen im metabolischen und immunologischen Bereich am besten durch eine *parenterale* Ernährung nützen und zeitlich begrenzen, wobei eine solche Therapie mindestens 7 Tage erfolgen sollte.
Dies gilt selbstverständlich im besonderen Maße für Patienten mit obstruierenden Tumoren im Bereich des oberen Gastrointestinaltrakts, d.h. eben auch bei den Patienten mit Adenokarzinomen am ösophagokardialen Übergang.
Zur Durchführung einer solchen parenteralen Therapie sollte ein zentraler Venenkatheter gelegt werden. Die *enterale* Sonderernährung spielt in der präoperativen Behandlung bei Karzinompatienten und speziell bei Patienten mit Karzinomen im oberen Gastrointestinaltrakt keine Rolle.

Zusammenfassung

Da die Mangelernährung als Risiko für einen chirurgischen Eingriff angesehen werden muß, sollte sie in die perioperative Therapieplanung miteinbezogen werden [20]. Neben der Anamnese unter Berücksichtigung des Gewichtsverlustes und der klinischen Untersuchung stehen heute objektive Meßparameter zur Verfügung, die, wie in einer englischen Studie gezeigt, mit dem klinischen Eindruck korrelieren, zusätzlich jedoch als Entscheidungs- bzw. Beurteilungshilfe dienen können. Die bewährtesten und gebräuchlichsten solcher zusätzlicher Risikofaktoren sind biochemische Tests, wie die Bestimmung des Serum-Albumins, immunologische Untersuchungen, wie der Intrakutantest und anthropometrische Messungen, wie beispielsweise die Messung der Trizeps-Hautfaltendicke. Basierend auf den Erfahrungen von Mullen werden heute diese objektiven Variablen mit Hilfe mathematischer Techniken in Form von Multivarianten- bzw. Diskriminanz-Analysen in sog. Scores oder Indizes zusammengefaßt und analog dazu sog. Risikogruppen gebildet. Es wird eine Korrelation zur postoperativen Komplikationsrate postuliert. Die gegenwärtig noch vorhandenen Probleme mit diesen Indizes bezüglich Übertragbarkeit, Sensitivität und Sensibilität, beruhen im wesentlichen darauf, daß sie bei heterogenen und nur ungenau definierten Patientengruppen bislang eingesetzt wurden.
Bezüglich der präoperativen Ernährungstherapie gibt es zwar bislang noch keinen eindeutig gesicherten Effekt auf den postoperativen Verlauf, insbesondere die Komplikationsrate, jedoch sollte die Indikation für eine präoperative Ernährungstherapie beim klinischen und eventuell auch objektivierbaren Nachweis einer Mangelernährung gestellt werden. Um den Effekt einer präoperativen Ernährungstherapie zu evaluieren, sind in der Zukunft prospektiv kontrollierte randomisierte Studien notwendig.

Literatur

1. Arbeit JM, Lees DE, Corsey R, Brennan MF (1984) Resting energy expenditure in controls and cancer patients with localized and diffuse disease. Ann Aurg 199: 229–234
2. Baker JP, Dètsky AS, Wesson DE, Wolman SL, Stewart S, Whitehall J, Langer B, Jeejebhoy KN (1982) Nutritional assessment: A comparison of clinical judgment and objective measurements. N Engl J Med 306 (16): 969–972
3. Belghiti J, Longonnet F, Bourstyn E, Fekete F (1983) Surgical implications of malnutrition and immunodeficiency in patients with carcinoma of the oesophagus. Br J Surg 70 (6): 339–341
4. Bozzetti F, Pagnoni A, Del Vecchio M (1980) Excessive caloris expenditure as a cause of malnutrition in patients with cancer. Surg Gynecol Obstet 150: 402–408
5. Brennan MF (1986) Malnutrition in patients with gastrointestinal malignancy. Significancy and Management. Dig Dis Sci 31 (9): 77–90
6. Buzby GP, Mullen JL, Mathews DC, Hobbs CL, Rosato E (1980) Prognostic nutritional index in gastrointestinal surgery. Am J Surg 139: 160–167
7. Cassell P, Robinson JO (1976) Cancer of the stomach: A review of 854 patients. Br J Surg 63: 603–607
8. Conti S, West JP, Fitzpatrick HF (1977) Mortality and morbidity after esophagogastrectomy for cancer of the oesophagus and cardia. Am Surg 2: 92–96
9. DeWys WD, Begg C, Lavin PT, Band PR, Bennett JM, Bertino JR, Cohen MH, Douglass HO, Engstrom PF, Ezdinli EZ, Horton J, Johnson GJ, Moertel CT, Oken MM, Perlia C, Rosenbaum C, Silverstein MN, Skeel RT, Sponzo RW, Tormey DC (1980) Prognostic effect of weight loss prior to chemotherapy in cancer patients. Am J Med 69: 491–497
10. Fein R, Kelsen DP, Geller N, Bains J, McCormack P, Brennan MF (1985) Adenocarcinoma of the esophagus and gastroesophageal junction: Prognostic factors and results of therapy. Cancer 56: 2512–2518
11. Fritz T, Hölting T, Schlag P (1986) Eignet sich der PNI zur Abschätzung des postoperativen Risikos bei Karzinompatienten. CAS Tagung, Tübingen, 12.9.1986
12. Hobbiss JH, Buxton A, Gallagher P, Kobert SC, Tweedle DEF (1984) A comparison of serum albumin, age and the sheffield prognostic index in the prediction of surgical complications. Clin Nutrition 3: 227–230
13. Kinney MJ (1981) Protein-energy malnutrition in surgical patients. In: Hill GL: Nutrition and the surgical patients. Churchill Livingstone, Edinburgh London Melbourne New York, p 12–25
14. Klein S, Simes J, Blackburn GL (1986) Total parenteral nutrition and cancer trials. Cancer 58: 1378–1386
15. Lindmark L, Bennegard K, Eden E, Ekman L, Schersten T, Svaninger G, Lundholm K (1984) Resting energy expenditure in malnourished patients with and without cancer. Gastroenterology 87: 402–408
16. Löhlein D, Meyer HJ, Diefenbach R, Pichlmayr R (1982) Nutritional status in patients with gastric cancer. Eur Surg Res 14: 131–132
17. Löhlein D (1987) Präoperative Ernährungstherapie bei Tumorpatienten. – Stellenwert und Kosten-Nutzen-Überlegung. Münch Med Wschr 129: 271–274
18. Lundholm K (1986) Preoperative nutrition: Does it work? Is it cost effective? Espen, September 1986, Paris
19. Meguid MM, Meguid V (1985) Preoperative identification of the surgical cancer patient in need of postoperative supportive total parenteral nutrition. Cancer 55: 258–262
20. Merkle NM (1984) Zur Bedeutung des Ernährungsstatus chirurgischer Patienten und der unmittelbar postoperativen enteralen Ernährung nach Operation am Intestinaltrakt. W. Zuckerschwerdt-Verlag, München Berlin Wien
21. Müller JM, Brenner U, Dienst C, Pichlmaier H (1982) Preoperative parenteralfeeding in patients with gastrointestinal carcinoma. Lancet 1: 68–71
22. Mullen JL, Buzby GP, Matthews DC, Smale BF, Rosato EF (1980) Reduction of operative morbidity and mortality by combined preoperative and postoperative nutritional support. Ann Surg 192: 604–613
23. Schackert HK, Bethzler M, Zimmermann GF, Decker R, Geelhaar GH, Edler L, Hess C, Herfarth C (1986) The predictive role of delayed cutaneous hypersensitivity testing in postoperative complications. Surg Gynecol Obstet 162: 563–568
24. Shils ME (1977) Nutritional problems associated with gastrointestinal and genitourinary cancer. Cancer Res 37: 2366–2372

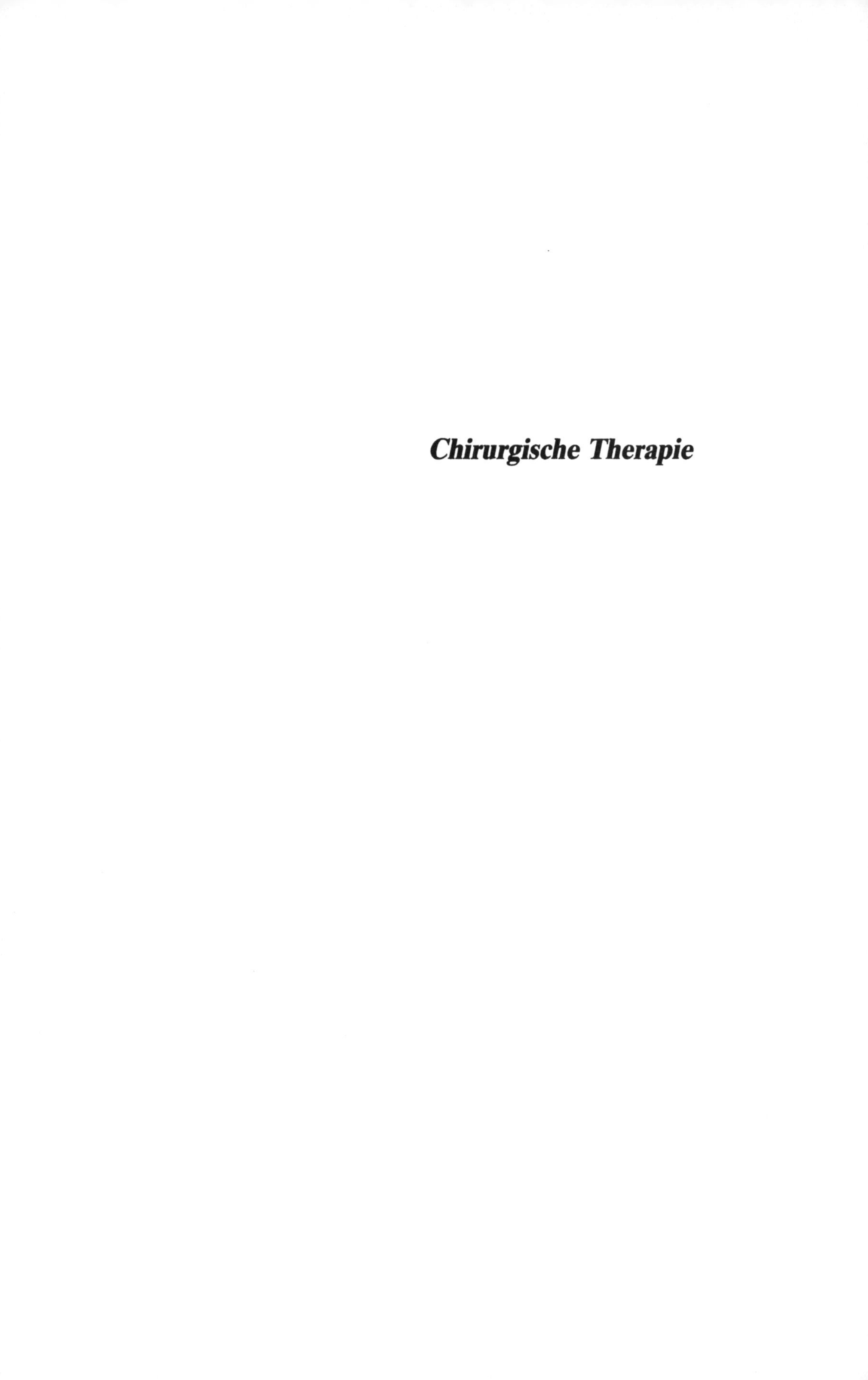

Chirurgische Therapie

Operative Strategie beim Adenokarzinom des gastroösophagealen Überganges

R. Häring und U. Kania

Einleitung

Die Kardia ist ein *„Grenzorgan"* und zwar aus zweierlei Sicht:
- sie bildet den Übergang vom Ösophagus zum Magen und
- liegt an der Grenze zwischen Brust und Bauchhöhle.

Karzinome im Bereich der Kardia nehmen daher im Vergleich zu Magenkarzinomen anderer Lokalisation eine Sonderstellung ein. Hieraus ergeben sich spezielle Probleme. Sie betreffen nicht nur Symptomatik und Diagnostik, sondern vor allem die Ausbreitung und Metastasierung des Karzinoms und damit verbunden die operative Taktik.

Der Begriff „Kardiakarzinom" muß heute differenzierter gewertet werden. Siewert [4] unterscheidet:
- das Adenokarzinom im *Endobrachyösophagus,* gleichzusetzen mit einem distalen Ösophaguskarzinom,
- das eigentliche *Kardiakarzinom,* direkt von der Magenschleimhaut ausgehend und
- *das Funduskarzinom,* ein Magenkarzinom, das auf den distalen Ösophagus übergreifen kann.

Der Begriff *„Funduskarzinom"* erscheint uns zu eng gefaßt, da die meisten hochsitzenden Magenkarzinome an der kleinen Kurvatur und seltener im Magenfundus lokalisiert sind. Man sollte sie daher besser *„kardianahe Magenkarzinome"* zusammenfassen (Abb. 1) [2].

Für die Therapie der Adenokarzinome am gastroösophagealen Übergang soll die *Operationsstrategie,* wie sie an unserer Klinik derzeit gehandhabt wird, dargestellt werden. Daß sich im Laufe der Jahre gewisse „Entwicklungen" angebahnt und durchgesetzt haben, ist nur natürlich. Infolgedessen wird das Krankengut zwangsläufig nicht homogen sein.

Für die operative Taktik sind folgende Gesichtspunkte wichtig:
- Wahl der Zugangswege,
- ausreichende Radikalität, insbesondere in Bezug auf Resektionsausmaß und Lymphknotendissektion,
- Festlegung der Resektionsebene am Ösophagus,
- Nahtsicherung der ösophagealen Anastomose,
- Rekonstruktion des Resektionsfefektes.

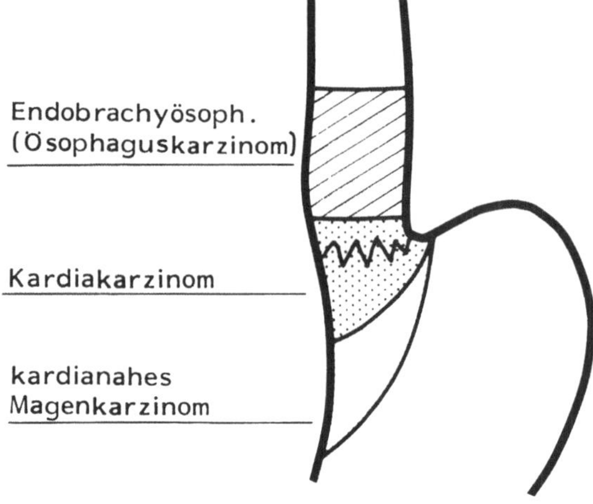

Abb. 1. Einteilung der Adenokarzinome des gastroösophagealen Übergangs. (mod. nach Siewert)

Zugangswege

Jeder Zugangsweg zur Resektion des Kardiakarzinoms hat Vor- und Nachteile. Wir bevorzugen für das Abdomen immer einen *großen Rippenbogenrandschnitt links* (Abb. 2). Dieser Zugang hat sich uns seit Jahren bestens bewährt. Er bietet eine ausgezeichnete Übersicht gerade auf den proximalen Magenabschitt mit abdominalem Ösophagus, Pankreas und Milz. Außerdem ist diese Inzision in der postoperativen Phase für den Patienten, da weniger schmerzhaft, günstiger als ein Medianschitt. In der Regel aber resezieren wir das *„Kardiakarzinom"* und das *„kardianahe"* Karzinom durch einen abdomino-thorakalen Zugang. Nur in Ausnahmefällen, d.h. bei über 80jährigen oder Risiko-Patienten reicht der abdominale Zugang für die

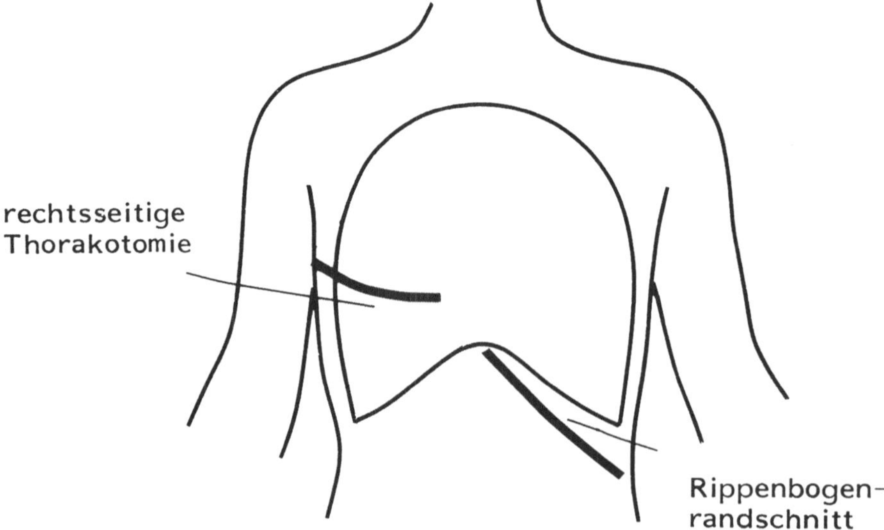

Abb. 2. Rechts-transthorakaler Zugang. Methode der Wahl für die palliative Resektion eines kardianahen Magenkarzinoms

„palliative Resektion" eines „kardianahen" Magenkarzinoms evtl. aus. Methode der Wahl ist der *rechts-transthorakale* Zugang, je nach Höhe der Ösophagusbeteiligung, im 6. oder 4. ICR durch antero-dorsalen Schnitt und Umlagerung des Patienten (Abb. 2). Eine Rippenbogendurchtrennung halten wir dabei für überflüssig. Die rechtsseitige Thorakotomie ist der linksseitigen überlegen, da der Ösophagus in ganzer Länge zugänglich und weder durch den Aortenbogen noch durch den Hauptbronchus überlagert ist. Nachteil dieses Vorgehens ist: Der Patient muß nach Verschluß der Laparotomiewunde umgelagert werden, was eine gewisse Zeitverzögerung mit sich bringt.

Die *linksseitige Thorakotomie* im 6. oder 5. Intercostalraum führen wir nur noch sehr selten aus, allenfalls dann, wenn gesichert ist, daß der Ösophagus nicht sehr hoch infiltriert ist.

Nach proximal ist die Ösophagusresektion dann bei dieser Schnittführung durch das Ligamentum pulmonale inferior und den Aortenbogen begrenzt.

Beim *Adenokarzinom im Endobrachyösophagus* verhalten wir uns analog wie beim *distalen Ösophaguskarzinom* und führen eine transmediastinale Ösophagusresektion mit Magenhochzug und zervikaler Anastomose *ohne* Thorakotomie aus.

Resektionsausmaß

Für das *„Kardiakarzinom"* und *„kardianahe Karzinom"* ist – unabhängig vom Laurén-Typ – grundsätzlich die *Gastrektomie en bloc* mit Resektion des großen und kleinen Netzes und Exstirpation der Milz angezeigt. Dazu grundsätzlich ausgedehnte Lymphknotendissektion, die am Unterrand des Pankreas beginnend, entlang der A. lienalis, A. hepatica, Truncus coeliacus und soweit möglich auch paraaortal fortgeführt wird.

Zugunsten einer *oberen Magenteilresektion* verzichten wir auf die Gastrektomie nur in Ausnahmefällen und zwar bei sehr alten, risikobelasteten Patienten mit kleinem Karzinom.

Festlegung der Resektionsebene am Ösophagus

Da Kardiakarzinome die Tendenz haben, den Ösophagus submukös oft weit nach proximal zu infiltrieren, halten wir eine *intraoperative Schnellschnittuntersuchung* der Resektionsebene für obligat. Aber auch die konventionelle histologische Schnellschnittuntersuchung liefert bisweilen keine absolut zuverlässigen Ergebnisse, besonders beim diffusen Karzinom-Typ nach Laurén. Wir haben dies mehrfach erfahren müssen. Unser Pathologe ist deshalb dazu übergegangen, *immunhistochemische Schnellschnittuntersuchungen* durchzuführen, die allerdings zeitaufwendiger sind. Dies wird an zwei Beispielen demonstriert.

Abbildung 3* und 4* zeigen eine konventionelle PAS-Färbung, bei der eine Tumorinfiltration nicht erkennbar ist und die *Zytokeratin-Färbung*, die Karzinomareale deut-

* Wir danken Herrn Prof. Stein, Direktor des Instituts für Pathologie, für die freundliche Überlassung der histologischen Bilder.

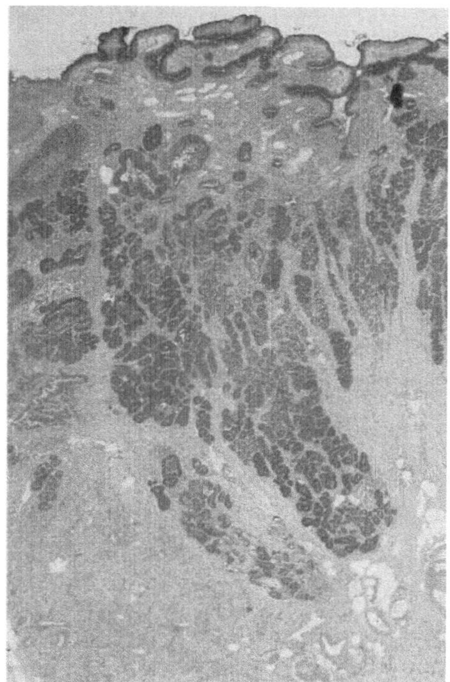

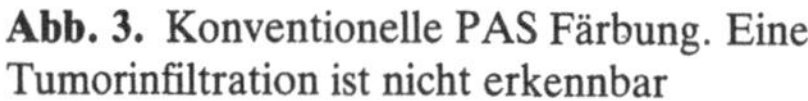

Abb. 3. Konventionelle PAS Färbung. Eine Tumorinfiltration ist nicht erkennbar

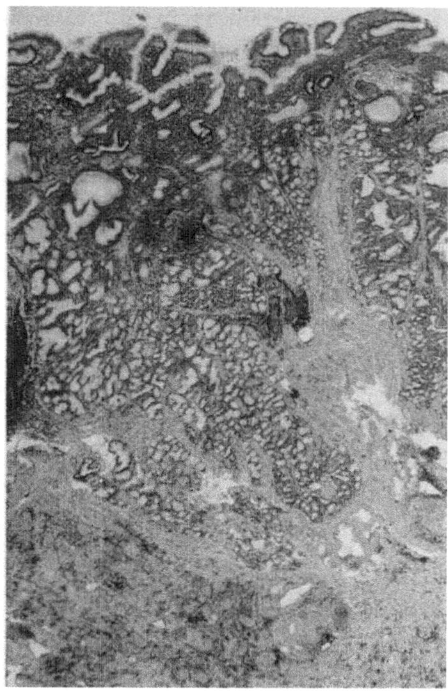

Abb. 4. Zytokeratin-Färbung. Die Karzinomareale sind deutlich zu erkennen

lich erkennen läßt. Auch in weiteren Untersuchungen zeigte sich, daß bei konventioneller Färbung Tumorareale kaum zu sehen sind, während sie sich mit der *Zytokeratin-Färbung* deutlich abheben. Daraus ziehen wir das Fazit, in ausgewählten Fällen, z.B. beim diffusen Karzinomtyp und beim „Kardiakarzinom", trotz des größeren zeitlichen Aufwandes aus Sicherheitsgründen eine immunhistochemische Untersuchung durchführen zu lassen.

Nahtsicherung der ösophagealen Anastomose

Die ösophageale Anastomose ist aus bekannten Gründen der *„Locus minoris resistentiae"* bei der Resektion des Kardiakarzinoms. Ob Hand- oder Maschinennaht sicherer sind, bleibt dahingestellt. Ich verweise in diesem Zusammenhang auf die kürzlich von Bittner [1] publizierte Arbeit im „Chirurg", der mit der Handnaht erstaunlich gute Ergebnisse erzielte. Wir nähen grundsätzlich „per Hand" und sind der Meinung, daß eine einfache, standardisierte, sehr sorgfältig und geübt ausgeführte Anastomosentechnik von größter Wichtigkeit ist. Hierbei darf es keine Kompromisse geben! Auf die gute Durchblutung der Speiseröhre und des Interponates ist unbedingt zu achten! Unser Vorgehen: Grundsätzlich End-zu-Seit-Anastomose, einreihige Allschichten-Knopfnaht mit resorbierbaren, atraumatischen Nähten 4–5/0

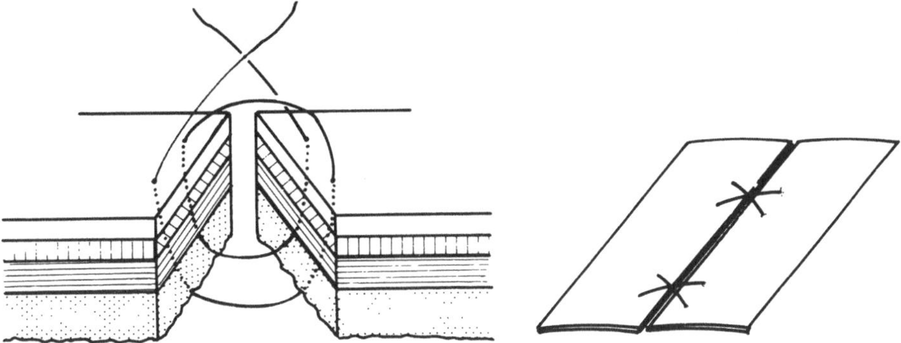

Abb. 5. Nahttechnik modifiziert nach Albrecht: allschichtig, einreihig, x-förmig gestochen

aus Polyglykolsäure bzw. Polyglactin. Die Naht wird x-förmig gestochen und die zu vereinigenden Gewebe auf Stoß adaptiert (Abb. 5). Abschließend wird die Nahtreihe mit Fibrinkleber „versiegelt". Ob letzteres Vorteile bringt, bleibt dahingestellt. Sehr wichtig aber ist die Einhüllung der Anastomose mit serosatragender Darmwand im Sinne der *Jejunoplicatio,* die wir nach Schreiber-Eichfuss [3] ausführen. Beidseits der Anastomose plazieren wir im Abdomen weiche sog. Easy flow-Drains. Im Thorax verwenden wir zwei Saugdrainagen aus festem Silicon.

Am 7. postoperativen Tag erfolgt eine Röntgenkontrolle der Anastomose mit Gastrografin. Ist die Naht dicht, beginnt der orale Nahrungsaufbau. Findet sich eine Nahtfistel, die bei etwa 60% unserer Insuffizienzen klinisch völlig stumm verlief, so geht die parenterale Ernährung für etwa 1–2 Wochen weiter. Währenddessen schließen sich die meisten Fisteln.

Rekonstruktion des Resektionsdefektes

Routinemäßig transponieren wir als Magenersatz eine nach Roux ausgeschaltete, entsprechend lange Jejunumschlinge in den Thorax. Die Schlinge wird zur Beurteilung ihrer Gefäßversorgung unter Diaphanoskopie ausgewählt und sorgfältig präpariert. Die Randarkade darf weder im venösen noch im arteriellen Anteil unterbrochen sein! Nur unter dieser Voraussetzung können längere Interponate hoch in den Thorax oder sogar bis zum zervikalen Ösophagus verlagert werden. Nach Resektion des Magens wird die präparierte Darmschlinge durch Haltenähte mit dem Ösophagus verknüpft, so daß sie sich beim thorakalen Operationsakt dann mühelos hochziehen läßt. Bei der stumpfen, transmediastinalen Ösophagusexstirpation benutzen wir als Speiseröhren-Ersatz den Magen. Bei der Präparation des Magens sollte die kleine Kurvatur bis distal des Angulus aus onkologischen Gründen skelettiert und reseziert werden. Außerdem läßt sich hierdurch der Magenknick ausgleichen und der Magenschlauch um einige Zentimeter verlängern.

Beim Herausziehen des Ösophagus wird eine Jodoform-Tamponade im Ösophagusbett plaziert. Sie desinfiziert und tamponiert das Wundbett und dient gleichzeitig als

Zügel zum Hochziehen des Magenschlauches. Bei der nur noch ausnahmsweise ausgeführten *oberen Magenteilresektion* wird der distale Restmagen mit dem Ösophagus End-zu-Seit anastomosiert und mit serosatragender Magenwand eingehüllt.

Krankengut

Von insgesamt 356 Patienten, die wir von 1980 bis 1986 wegen eines Magenkarzinoms operierten, hatten 77, das sind 21,6% ein Kardiakarzinom, die Männer überwiegen mit 70% (Tabelle 1). Die *Resektionsquote* liegt, da die fortgeschrittenen Karzinome zahlreich sind, bei nur 65%. Von den „Radikaloperationen" waren 72% Gastrektomien, 20% obere Teilresektionen und 8% Ösophagusexstirpationen mit Magenhochzug (Tabelle 2). Die *Operationsletalität* liegt für die Resektionen bei insgesamt 14%. Ausgeführt wurden sie von 8 bis 10 Operateuren. *Seit 1986 haben wir keinen Todesfall zu verzeichnen* (Tabelle 3). Die Letalität der palliativen Eingriffe, wie Tubus und Ernährungsfistel oder Probelaparotomie beträgt 19% (Tabelle 4).

Tabelle 1. Kardiakarzinome 1980–1986

Magenkarzinome gesamt n = 356 ↓ davon Kardiakarzinom n = 77 → **21,6%**	
↙	↘
♂ n = 54 (70,1%)	n = 23 ♀ (29,9%)

Tabelle 2. Kardiakarzinome 1980–1986

	Resektionsquote 65%	
Gastrektomie	obere Teilsekretion	Magenhochzug
72%	20%	8%

Tabelle 3. Resezierende Eingriffe beim Kardiakarzinom 1980–1986

			Gastrektomie	14% (5/36)
Op-Letalität	→	gesamt 14%	obere Teilresektion	10% (1/10)
			Magenhochzug	25% (1/4)

Tabelle 4. Palliative Eingriffe beim Kardiakarzinom 1980–1986

Ösophagustubus Ernährungsfistel Probelaparotomie	Letalität 19%

Tabelle 5. Histologische Tumorklassifizierung beim Kardiakarzinom 1980–1986

Intestinaler Typ n. Laurén	→	57%
Diffuser Typ nach Laurén	→	20%
Mischtyp	→	4%
Ohne Angaben	→	30%

Tabelle 6. Verteilung der Tumorstadien beim Kardiakarzinom (n. d. TNM-System)

Stadium	I	→	3,9%	
	II	→	14,3%	
	III	→	22,1%	79,9%
	IV	→	59,7%	

Todesursache war bei 5 von 7 Patienten eine Nahtinsuffizienz. Von 14 Nahtinsuffizienzen waren 8 nur röntgenologisch als kleinere Fisteln – ohne jede klinische Relevanz – nachweisbar.

6 Insuffizienzen machten sich klinisch deutlich bemerkbar, 5 dieser Patienten verstarben. Seit 1984 haben wir die Anastomosentechnik verbessert und standardisiert und seither einen Rückgang der Nahtinsuffizienzen um mehr als die Hälfte beobachtet. Die Tabellen 5 und 6 zeigen die Tumorklassifizierung nach Laurén und die Stadieneinteilung nach dem TNM-System. Es dominiert der intestinale Typ nach Laurén mit 57%. Die fortgeschrittenen Tumorstadien III und IV überwiegen mit insgesamt 80%. Dies verdeutlicht besonders die Problematik des Kardiakarzinoms in unserem Krankengut mit einer Resektionsquote von 65% im Gegensatz zu 76% bei den übrigen Magenkarzinomen und die nicht geringe Letalitätsquote von 14%.

Literatur

1. Bittner R, Butters M, Roscher R, Beger HG (1987) Ösophago-Jejunostomie – Wie sicher ist die Handnaht heute? Chirurg 58: 43
2. Häring R (1964) Chirurgie der kardianahen Magenkarzinome. Chirurg Orthop 46: 1–47
3. Schreiber HW, Eichfuß HP, Schumpelick V (1978) Magenersatz. Chirurg 49: 72
4. Siewert JA, Hölscher AH, Becker H, Gössner W (1987) Kardiakarzinom: Versuch einer therapeutisch relevanten Klassifikation. Chirurg 58: 25

Gelten die Kriterien der Magenkarzinomchirurgie auch beim Kardiakarzinom?

B. Husemann

Einleitung

Die Bezeichnung Kardia für den „Magenmund" geht auf Galen zurück. Er formulierte die Bezeichnung „Pars Cardiaca Ventriculi". Maligne Tumoren in dieser Region werden entsprechend als Kardiakarzinome bezeichnet. Dieser Begriff ist jedoch nicht eindeutig, wie man annehmen könnte [8, 9]. Die verschiedensten Definitionen erinnern eher an eine babylonische Sprachverwirrung, denn an eine klare Aussage [20, 25]. Dies entspricht der Lage der Kardia an der Grenze zwischen Speiseröhre und Magen, einer „Grauzone" wie bei einer politischen Grenze [11].

Definition

Unter Kardiakarzinom verstehen wir ein Adenokarzinom des Magenfundus, das entweder die Kardia gerade erreicht oder auf die distale Speiseröhre übergegriffen hat (Abb. 1) [10, 12]. Abzugrenzen sind entsprechend:

- reine Magenfunduskarzinome
- Magenkarzinome mit Infiltration mehrerer Abschnitte
- Plattenepithelkarzinome der distalen Speiseröhre [18, 21, 27] und
- Karzinome im Barrett-Ösophagus.

Das Karzinom im Barrett-Ösophagus [29, 30, 31, 32] ist in einem endoskopisch, nicht jedoch anatomisch verkürzten Ösophagus entstanden. Der optische Eindruck des „Endobrachyösophagus" wird durch peptische Stenose und Transformation des orthotopen Plattenepithels in Zylinderepithel vorgetäuscht. Wegen der anatomischen Lage, des unterschiedlichen histologischen Bildes und der differenten Prognose können Karzinome im Barrett-Ösophagus nicht zu den Kardiakarzinomen im engeren Sinn gerechnet werden [6].
Für eine relativ enge Definition von „Kardiakarzinom" sprechen viele verschiedene Gründe, vor allem epidemiologische, pathohistologische und prognostische Aspekte. Grundlage der Analyse sind 249 Patienten mit einem Kardiakarzinom, die von 1969 bis 1984 in der Chirurgischen Klinik der Universität Erlangen-Nürnberg reseziert wurden. Davon entfallen auf Männer 78% (n = 195) und auf Frauen 22% (n = 54).

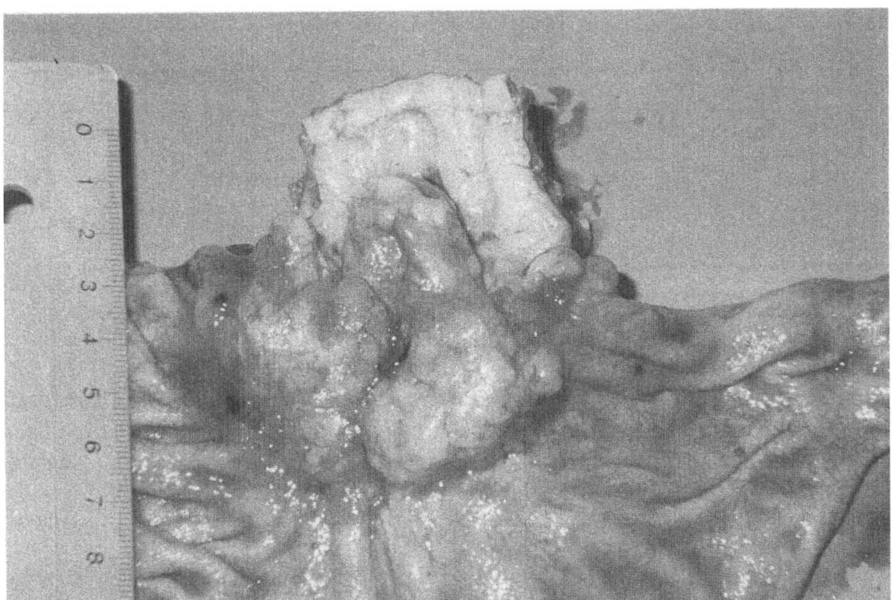

Abb. 1. Typisches Kardiakarzinom mit kurzstreckiger Infiltration der distalen Speiseröhre

Epidemiologie

Die Rate der Kardiakarzinome, bezogen auf alle Magenkarzinome beträgt global etwa 30%. Ein in den ersten 15 Jahren vorhandener Trend zur Zunahme der Kardiakarzinome zu Ungunsten der Magenkarzinome aller anderen Lokalisationen hat sich in letzter Zeit nicht in identischer Weise fortgesetzt [24]. Die Relation Kardia- zu Magenkarzinom beträgt etwa 1:3 [7].

Auffällig ist die Geschlechtsverteilung. Wie beim Magenkarzinom sonstiger Lokalisationen zeigt sich eine Bevorzugung des männlichen Geschlechtes. Während die Relation Männer : Frauen beim Magenkrebs 1,8:1 beträgt, überwiegt beim Kardiakarzinom das männliche Geschlecht noch wesentlich deutlicher (m:f = 3,6:1) (Tabelle 1). Die Geschlechtsrelation hat sich beim Magenkarzinom in den letzten 16 Jahren kaum verändert. Beim Kardiakarzinom hat die Rate betroffener Frauen jedoch erheblich zugenommen und erreicht heute fast die Relation, wie wir sie beim Magenkarzinom aller sonstigen Lokalisationen kennen (Tabelle 2) [2, 3].

Tabelle 1. Epidemiologie beim Magen- und Kardiakarzinom. Relation Männer : Frauen im Krankengut der Chirurgischen Klinik der Universität Erlangen–Nürnberg

Zeitraum	Kardia	Magen sonstige
n	358	1420
m:f	3,6:1	1,8:1

Tabelle 2. Änderung der Geschlechtsrelation beim Kardiakarzinom von 1969 bis 1984 (Chirurgische Univ. Klinik Erlangen)

Zeitraum	n	m:f
1969–1972	72	3,8:1
1973–1976	87	5,7:1
1977–1980	118	3,5:1
1981–1984	98	2,6:1
total	375	3,6:1

Ähnliche epidemiologische Unterschiede wie zwischen Kardia- und Magenkarzinom bestehen auch zwischen dem Tumor im Barrett-Ösophagus und dem typischen Kardiakarzinom [19]. Gerade im Hinblick auf mögliche ätiologische Faktoren sind die Unterschiede beim Nikotin und Alkoholabusus (Tabelle 3) interessant.

Tabelle 3. Zwischen Kardia- und Barrett-Karzinom bestehen auffällige epidemiologische Unterschiede, vor allem auch im Hinblick auf mögliche ätiologische Faktoren (nach 19)

Epidemiologie	Barrett-Karzinom n = 22/23	Kardia-karzinom n = 44/49
Alter (Median)	61,0 J	61,5 J
Geschlechterrelation (m:f)	3,6:1	8,8:1
Nikotinabusus	50%	71% $p < 0,06$
Starke Raucher	9%	43% $p < 0,025$
Alkoholabusus	45%	77% $p < 0,01$
Hiatushernie	50%	14% $p < 0,005$

Pathohistologische Besonderheiten des Kardiakarzinoms

An der Kardia finden wir identische Tumoren wie bei den sonstigen Magenkarzinomen. Beim Vergleich der verschiedenen Klassifikationen fällt beim makroskopischen Typ nach Borrman (Tabelle 4) die signifikant höhere Häufigkeit des Typs III auf. Die

Tabelle 4. Klassifikation nach Borrman bei Kardia- und Magenkarzinom

Makroskopischer Tumortyp	Kardia (%) n = 249	Magen (%) n = 905
Früh-Krebs	4,2	21,7
Borrmann I	14,6	8,4
Borrmann II	25,2	21,5
Borrmann III	41,3	27,0
Borrmann IV	14,7	21,4
unbestimmt	n = 10	n = 39

histologische Klassifikation der WHO ergibt eine hohe Rate an tubulären Adenokarzinomen an der Kardia, während im Magen das Siegelringkarzinom doppelt so häufig zu finden ist wie an der Kardia. Dies deckt sich mit der histologischen Klassifikation nach Laurén: Während an der Kardia nur jeder 4. Tumor den diffusen Typ aufweist, ist es bei den sonstigen Magenkarzinomen jeder 2. (Tabelle 5–7).
Kardiakarzinome werden, wie die pTNM-Klassifikation zeigt, später entdeckt als die sonstigen Magenkarzinome. Frühkarzinome sind mit einer Rate von 3,6 im Vergleich zu 20,5% bei den sonstigen Magenkarzinomen eine ausgesprochene Rarität [5]. Wieweit die Kardiakarzinome fortgeschritten sind, erkennt man auch an der niedri-

Tabelle 5. Histologische Klassifikation (WHO) beim Magen- und Kardiakarzinom zeigten zwar die identische Histologie, jedoch statistisch unterschiedliche Häufungen.

Histolog. Klassifikation (WHO)	n	Kardia (%)	Magen (%)
unklassifiziertes Ca.	41	1,2	4,0
undifferenziertes Ca.	293	8,8	24,1
tubuläres Adeno-Ca.	722	71,9	53,8
papilläres Adeno-Ca.	48	7,2	3,0
muzinöses Adeno-Ca.	36	3,6	2,7
Siegelringzellkrebs	139	5,6	12,5
adenosquamöses Ca.	4	1,6	0,0

Tabelle 6. Der histologische Typ nach Laurén ist an der Kardia und im sonstigen Magen unterschiedlich häufig vertreten (Chirurgische Univ. Klinik Erlangen)

Histologischer Typ (Laurén)	Kardia n = 237	Magen n = 845
Intestinalzelltyp	75%	49%
diffuser Typ	25%	51%
sonstige	40	97

Tabelle 7. Auch von anderen Zentren wird über die unterschiedliche Häufigkeit der Magenkarzinomtypen nach Laurén berichtet (nach 4)

	histologischer Typ		
	diffus n = 113/317	intestinal n = 112/317	
Lokalisation			
– proximal	18%	32%	$p < 0{,}01$
– distal	82%	68%	
Durchmesser			
– 0–4 cm	39%	37%	
– > 4 cm	61%	63%	
Lymphknoten			
– negativ	36%	57%	

Tabelle 8. pT-Klassifikation beim Magen- und Kardiakarzinom

pT-Klassifikation	Kardia	Magen
pT 1	3,6%	20,5%
pT 2	59,4%	43,1%
pT 3	33,4%	29,7%
pT 4	3,6%	6,7%
unbestimmt	3/249	12/905

Tabelle 9. Die pathologischen Stadien sind bei Kardia- und Magenkarzinom signifikant ($p < 0,001$) verschieden

path. Stadium	Kardia n = 237	Magen n = 845
I	2,5%	19,0%
II	11,5%	26,0%
III	59,0%	41,0%
IV	27,0%	14,0%
unbestimmt	1	7

gen Rate von metastasenfreien Resektaten, die 15% an der Kardia, beim sonstigen Magenkarzinom aber 44% beträgt (Tabelle 8, 9).

Diese Unterschiede zeigt auch das Krankengut der Harvard-Medical-School [4]. Patienten mit diffusem Typ erkranken früher (56,5 Jahre) als mit Intestinalzelltyp (67,0 Jahre). Auch ist der diffuse Typ an der Kardia wesentlich seltener vertreten als im sonstigen Magen.

Die Metastasierung des Kardiakarzinoms folgt den Regionen, wie wir sie vom Magenkarzinom [17] kennen. Zwar haben ⅓ aller Patienten auch mediastinale Metastasen, vor allem bei fortgeschrittenen Tumoren, die primäre Metastasierungsrichtung geht jedoch zur A. coeliaca, wie die hohe Metastasenhäufigkeit von 72% an der A. gastrica sinistra und von 27% an der A. coeliaca zeigt (Abb. 2).

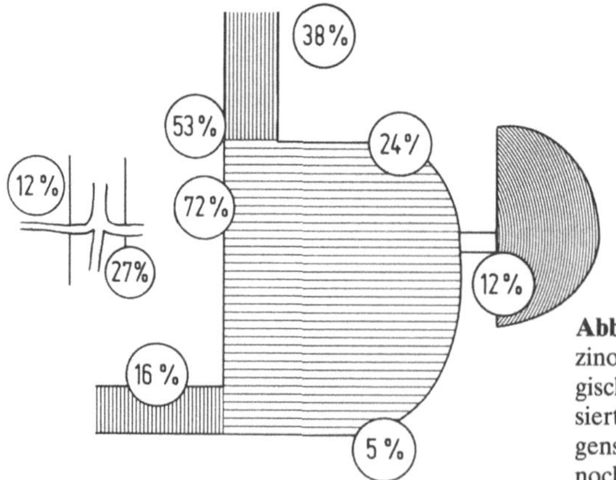

Abb. 2. Die Metastasierung des Kardiakarzinoms folgt, wie im Krankengut der Chirurgischen Universitäts-Klinik Erlangen analysiert, der typischen Lymphdrainage des Magens. Mit mediastinalen Metastasen ist aber noch in einem Drittel aller Fälle zu rechnen

Diese epidemiologischen und pathohistologischen Daten zeigen, daß es sich beim Kardiakarzinom um
- ein Magenkarzinom handelt, wobei jedoch
- im Hinblick auf die Genese (Epidemiologie) wichtige Unterschiede bestehen.

Die entscheidende Konsequenz lautet unseres Erachtens nach daher: Ein Kardiakarzinom muß nach den Kriterien der Magenkarzinomchirurgie behandelt werden.

Operative Therapie

Entscheidend für eine kurative Tumorresektion ist ein adäquater Zugang [1, 14, 23], beim Magenkarzinom speziell zu den Organen des Oberbauches und die Möglichkeit, sofern erforderlich, eine Operationserweiterung vornehmen zu können. Dies betrifft nicht nur die synchrone Dissektion des regionären Lymphabstromgebietes, sondern vor allem Pankreas- und Kolonresektion. Unter diesem Aspekt war im eigenen Krankengut, wenn man von der routinemäßig durchgeführten Splenektomie absieht, eine Operationserweiterung in 15% aller Fälle erforderlich (Tabelle 10). Für das Kardiakarzinom ergibt sich eine zusätzliche Problematik, da mitunter eine langstrekkige Ösophagusresektion erforderlich ist.

Tabelle 10. Notwendige Operationserweiterung beim Kardiakarzinom (Krankengut der Chirurgischen Univ. Klinik Erlangen)

Operationserweiterung	n
Lymphknotendissektion	49/21%
Pankreasresektion	28/12%
Splenektomie	216/91%
Kolonresektion	1/0,4%
Resektion des linken Leberlappens	3/1%
Cholezystektomie	6/3%

Eine Laparotomie ist daher in der Regel unumgänglich. Die Erweiterung des Zuganges in Richtung Thorax kann wohl durch eine doppelte Incision erfolgen, wir selbst bevorzugen jedoch die diagonale Oberbauchlaparotomie mit Erweiterung in den 7. oder 8. Intercostalraum (Abb. 3, 4). Intrathorakale Anastomosen bis in Höhe des Aortenbogens sind unter Sicht ebenso anlegbar, wie jede Operationserweiterung im Abdomen zwanglos durchgeführt werden kann. Dieser Zugang hat sich vor allem beim diffusen Typ nach Laurén bewährt, der eine langstreckige Ösophagusresektion erfordert. Beim Intestinalzelltyp nach Laurén bietet sich die Laparotomie mit transdiaphragmaler Mediastinotomie als Methode der Wahl an, sofern nicht der Tumor bereits bis in das untere Mediastinum vorgewachsen ist. Eine, wenn auch begrenzte Dissektion der unteren mediastinalen Lymphknoten ist auch bei diesem Zugang möglich.

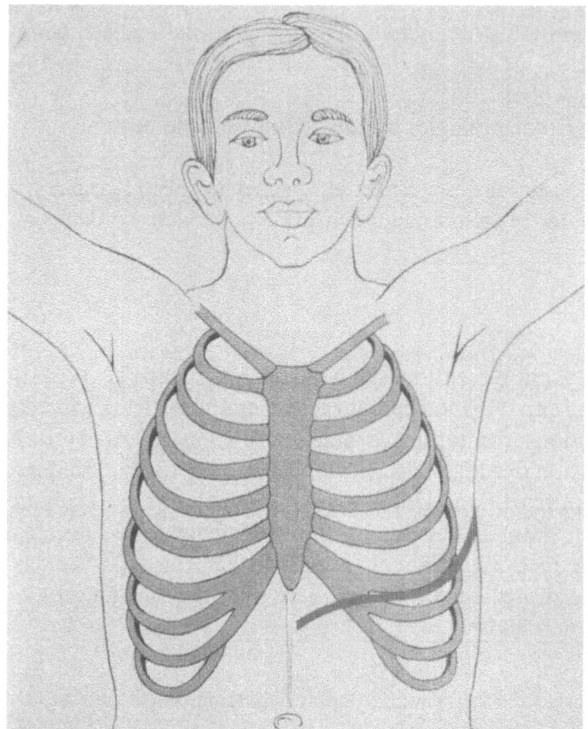

Abb. 3. Diagonale linksthorakale Incision als Zugang zum Kardiakarzinom

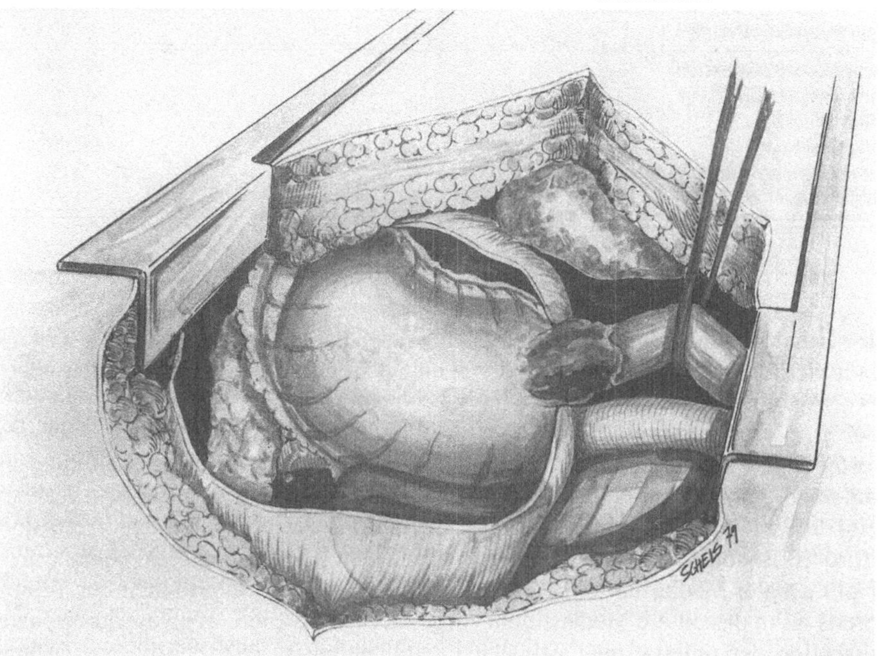

Abb. 4. Exposition des Kardiakarzinoms in der Mitte des Operationsfeldes bei abdomino-linksthorakalem Zugang

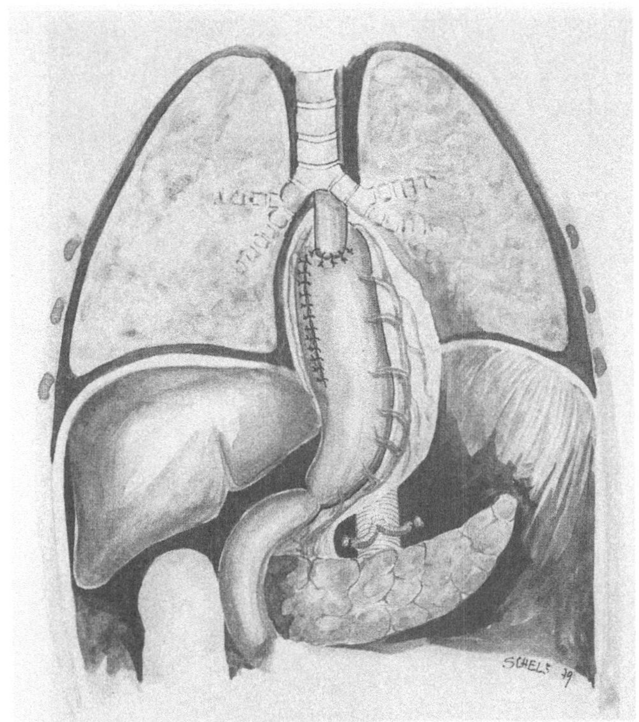

Abb. 5. Rekonstruktion nach proximaler Magenresektion und distaler Ösophagusresektion mit dem Antrum (Fundektomie) als Ösophagoantrostomie.

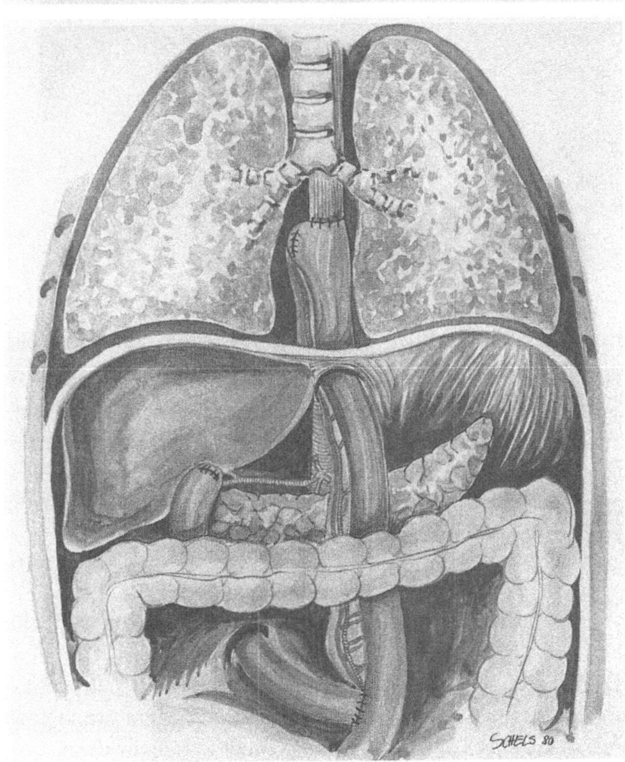

Abb. 6. Rekonstruktion mit ausgeschalteter Jejunalschlinge nach Roux nach Gastrektomie

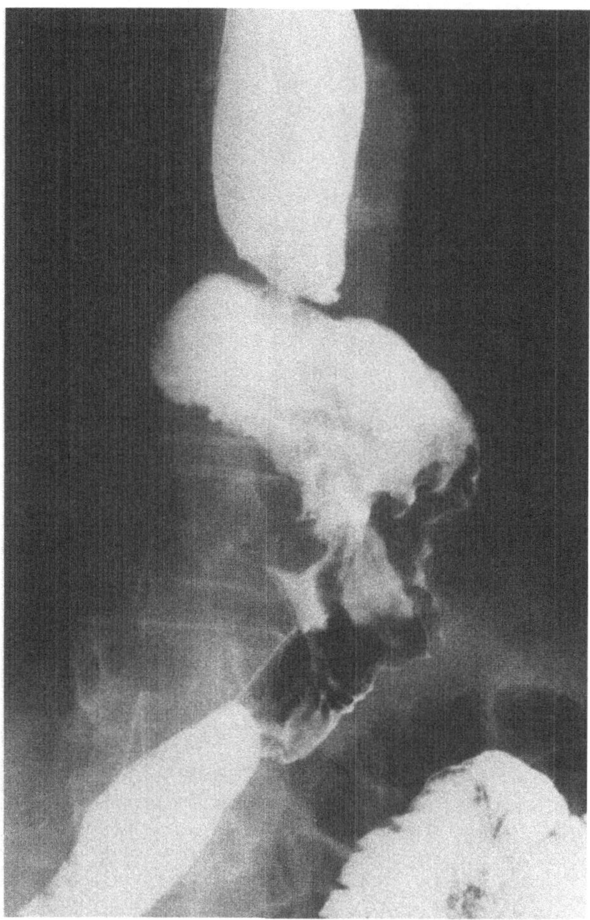

Abb. 7. Ösophagogramm einer peptischen Stenose nach Ösophagoantrostomie (sekundäre ulzerierende Refluxkrankheit)

Für die Indikation zu Resektion (Abb. 5) und Gastrektomie (Abb. 6) gelten die gleichen Regeln, wie sie für das Magenkarzinom Anwendung finden. Die Frage der begrenzten Resektion, hier der proximalen Magenresektion, stellt sich weniger beim diffusen Typ, der in der Regel die Gastrektomie erforderlich macht, als beim Intestinalzelltyp, bei dem die Sicherheitsabstände wesentlich geringer sein können. Aus onkologischen Gründen wäre eine Fundektomie diskutierbar. Daraus resultieren jedoch zwei wichtige Nachteile:

- Eine nahezu vorprogrammierte sekundäre ulzerierende Refluxkrankheit [13] (Abb. 7) und
- eine geringere Rate kurativer Tumorresektionen (Tabelle 11).

Die Ursache für die geringere Radikalität läßt sich nicht direkt erklären. Möglicherweise spielt jedoch die Tendenz des Operateurs zur zu knappen Resektion eine Rolle, um sich die Reanastomosierung nicht zu erschweren.

Tabelle 11. Kurabilität und Operationstechnik. Man erkennt den günstigen Einfluß der Entfernung des ganzen Magens

Operations-technik	n	absolut kurativ	relativ kurativ	nicht kurativ	α
orale Resektion	133	31%	40%	29%	0,05
Gastrektomie	104	44%	33%	23%	

Die Abwägung aller Vor- und Nachteile hat uns bewogen, beim Kardiakarzinom prinzipiell die Gastrektomie durchzuführen [22]. Nach oral wird die Speiseröhre mit dem für den jeweiligen Tumortyp notwendigen Sicherheitsabstand reseziert. Die Rekonstruktion erfolgt mit einer interponierten Jejunumschlinge.

Prognose und lokales Rezidiv

Eine Tumorresektion war im eigenen Krankengut bei ⅔ aller Patienten möglich. Die Fünfjahresüberlebensrate aller resezierten Patienten beträgt 17% (± 6). Bei absolut kurativer Resektion steigt dieser Wert auf 30% ± 11 an. Bei palliativem Vorgehen erlebt kaum ein Patient das zweite postoperative Jahr (Tabelle 12).
Auch das operative Vorgehen hat entscheidenden Einfluß auf die Prognose. Für jedes Kurabilitätsstadium ist die mediane Überlebensrate bei Gastrektomie signifikant günstiger als bei oraler Resektion. Bei absolut kurativem Eingriff beträgt sie für die Entfernung des ganzen Magens 38 Monate, bei oraler Resektion nur 20,5. Nur bei palliativem Eingriff bestehen keine statistisch signifikanten Unterschiede mehr. Die globale Fünfjahresüberlebensrate nach Fundektomie (n = 134) beträgt 12% (± 6), bei Gastrektomie (n = 115) 18% ± 9 (Tabelle 13).

Tabelle 12. Überlebensrate (actuarial method) bei Resektion des Kardiakarzinoms (Chirurgische Univ. Klinik Erlangen, 1969–1984/31.12.85)

Kurabilität	n	postoperative Jahre 1	2	3	5
total	164	54 ± 8	33	24 ± 7	17 ± 6
absolut kurativ	80	72 ± 10	52	41 ± 12	30 ± 11
palliativ	59	31 ± 12	(10)	(5)	(2)

Tabelle 13. Kurabilität und Operationstechnik

Kurabilität	Operationstechnik Gastrektomie n = 104	orale Resektion n = 133
absolut kurativ	38,0 ± 3,4	20,5 ± 3,2
relativ kurativ	12,0 ± 2,8	9,9 ± 1,5
palliativ	9,0 ± 6,7	6,6 ± 1,1
gesamt	16,3 ± 2,6	9,6 ± 1,6

Entscheidend für die Beurteilung der Qualität des chirurgischen Vorgehens, die im Falle des Kardiakarzinoms auch die Zuordnung dieses Tumors zu den Magenkarzinomen sonstiger Lokalisationen beinhaltet, ist die Häufigkeit eines lokalen Rezidivs [15, 16, 26]. Für den Patienten bedeutet sein Auftreten nahezu immer Inkurabilität. Nachresektionen sind Raritäten. Für das Kardiakarzinom ist ein lokales Rezidiv im Bereich des Hiatus ösophagei besonders kritisch, da an dieser Stelle bei dem von uns gewählten Vorgehen das Interponat liegt, und durch Tumorkompression oder -infiltration die Passage verlegt werden kann.
Die Rate eines lokalen Rezidivs nach kurativer Tumorresektion hängt vom histologischen Typ nach Laurén ab (diffuser Typ 26%, Intestinalzelltyp 19%), wobei das mittlere freie Intervall (Q 50) beim diffusen Typ 8,5, beim Intestinalzelltyp 13 Monate beträgt. Korreliert man die Rezidivrate mit den von uns geforderten Sicherheitsabständen, so erkennt man auffällige Tendenzen. Beim Intestinalzelltyp sind die Rezidivraten bei einem aboralen Sicherheitsabstand von weniger bzw. mehr als 40 mm identisch (18%). Geringe Unterschiede bestehen bei der oralen Resektionslinie. Korreliert man die günstigste Voraussetzung (oraler Sicherheitsabstand über 21, aboraler über 41 mm), so beträgt die Rezidivrate 16%. Grundsätzlich verschieden ist die Situation beim diffusen Typ. Bei Unterschreiten der genannten Distanzen ist in ⅔ aller Patienten mit einem lokalen Rezidiv zu rechnen, da sie in der Regel bereits 6 Monate nach der Operation auftreten. Werden die Distanzen beachtet, so ist die Rezidivrate mit 7% praktisch identisch wie beim Intestinalzelltyp (Tabelle 14, 15).

Tabelle 14. Lokales Rezidiv beim Intestinalzelltyp (Kardiakarzinom) (Chirurgische Univ. Klinik Erlangen, 1969–1984/31.12.85, R 0, postoperative Letalität ausgeschlossen)

Sicherheitsabstand (mm) oral	aboral	Rezidiv-Rate		freies Intervall (Median/m)
≥ 21	–	8/57	14%	14,5
≤ 20	–	10/43	23%	12,0
–	≥ 41	11/61	18%	13,0
–	≤ 40	7/40	18%	5,0
≥ 21	≥ 41	6/38	16%	14,0
alle anderen		12/62	19%	11,5

Tabelle 15. Lokales Rezidiv beim diffusen Typ, R 0, postoperative Letalität ausgeschlossen

Sicherheitsabstand (mm) oral	aboral	Rezidiv-Rate		freies Intervall (Median/m)
≥ 21	–	5/20	14%	9
≤ 20	–	5/ 8	63%	6
–	≥ 41	3/18	17%	12
–	≤ 40	7/10	70%	3
≥ 21	≥ 41	1/15	7%	(12)
alle anderen		9/13	69%	7

Tabelle 16. Überlebensrate in Abhängigkeit vom Sicherheitsabstand beim histologischen Typ nach Laurén (Chirurgische Univ. Klinik Erlangen, 1969–1984/31.12.85, R O)

histologischer Typ (Laurén)	n	proximaler Sicherheitsabstand (mm)	mediane Überlebenszeit (Monate)	
total	104	≥ 21	16.7	n.s.
	79	≤ 20	12,8	
diffus	23	≥ 21	14.2	$p < 0{,}01$
	14	≤ 20	6.0	
intestinal	69	≥ 21	18,9	n.s.
	14	≤ 20	16,6	

Die Richtigkeit dieses Postulates läßt sich anhand der Prognose beweisen. Die Fünfjahresüberlebensraten sind bei Beachtung der Sicherheitsabstände für beide histologischen Typen identisch (Tabelle 16) (Stadium R 0, postoperative Letalität ausgeschlossen).

Konsequenzen

Definiert man das Kardiakarzinom wie eingangs formuliert als Magenkarzinom, das vom Magenfundus auf die Kardia und die distale Speiseröhre übergewachsen ist, so ergeben sich folgende Schlußfolgerungen:

- Ein Kardiakarzinom verhält sich im Hinblick auf seine Tumorbiologie wie ein Magenkarzinom.
- Bei Operationsplanung und Durchführung müssen daher die Sicherheitsgrenzen eingehalten werden, wie sie sich aus der Klassifikation nach Laurén oder Ming ergeben. Hierzu ist eine präoperative Biopsie Voraussetzung (Tabelle 17).
- In der Regel empfiehlt sich, vor allem auch wegen der postoperativen Folgeprobleme, die Entfernung des ganzen Magens. Für den diffusen Typ nach Laurén ist die Gastrektomie Methode der Wahl.
- Der abdominothorakale Zugang ist nicht zwingend erforderlich, beim diffusen Typ nach Laurén aber zu empfehlen, um die Resektionsgrenzen an der Speiseröhre nicht zu kurz zu wählen. Beim Intestinalzelltyp kann eine Laparotomie mit transdiaphragmaler Mediastinotomie eingesetzt werden.

Tabelle 17. Notwendige Sicherheitsabstände in Abhängigkeit vom histologischen Typ im Bereich der Speiseröhre und des Magens beim Kardiakarzinom

histologischer Typ	Lokalisation	Sicherheitsabstand in situ	Präparat
diffus	Ösophagus	> 40 mm	> 20 mm
	Magen	> 80 mm	> 40 mm
intestinal	Ösophagus	> 20 mm	> 10 mm
	Magen	> 40 mm	> 20 mm

- Die Ausweitung der Operation in Richtung Speiseröhre kann bislang aufgrund der lokalen Rezidivrate nicht grundsätzlich empfohlen werden [8].

Literatur

1. Akiyama H, Miyazono H, Tsurumaru M, Hashimoto Ch, Kawamura T (1979) Thoracoabdominal Approach for Carcinoma of the Cardia of the Stomach. The Am J Surgery 137: 345–349
2. Antonioli DA, Cady B (1984) Changing Aspects of Gastric Adenocarcinoma: New Engl J of Medicine 310: 1538
3. Antonioli DA, Goldman H (1982) Changes in the Location and Type of Gastric Adenocarcinoma. Cancer 50: 775–781
4. Cady B, Ramsden DA, Stein A, Haggitt RC (1977) Contemporary Aspects. Gastric Cancer 133: 423–429
5. Carter KJ, Schaffer HA, Ritchie WP (1984) Early Gastric Cancer. Ann Surg 199: 604–636
6. Cederqvist C, Nielsen J, Berthelsen A, Hansen HS (1980) Adenocarcinoma of the Oesophagus. Acta Chir Scand 146: 411–415
7. Earlam R, Cunha-Melo JR, Donnan SPB, Evans SJW (1982) The epidemiology of oesophageal cancer with special reference to England and Wales. Ital J Gastroenterol 14: 244–249
8. Finley RJ, Grace M, Duff JH (1985) Esophagogastrectomy without Thoracotomy for Carcinoma of the Cardia and Lower Part of the Esophagus. Surg Gyn Obstet 160: 49–56
9. Groves LK, Rodríguez-Antúnez (1973) Treatment of Carcinoma of the Esophagus and Gastric Cardia with Concentrated Preoperative Irradiation Followed by Early Operation. J of the Society of Thoracic Surgeons and the Southern Thoracic Surgical Association 15: 333–338
10. Gütgemann A, Schreiber HW (1964) Das Magen- und Kardia-Karzinom. Praktische Chirurgie, Heft 69
11. Hölscher AH, Siewert JR (1985) Surgical Treatment of Adenocarcinoma of the Gastroesophageal Junction. Dig Surg 2: 1–6
12. Husemann B (1986) Kardiakarzinom. In: Chirurgische Onkologie, Hrsg: Gall-Hermanek, Tonak, Springer Verlag: Berlin Heidelberg New York London Paris Tokyo
13. Husemann B, Groitl H, Bödeker H (1979) Die Reflux-Ösophagitis nach Entfernung des unteren Ösophagus-Sphinkters bei links-thorakaler Fundektomie. Akt Gastrologie 8: 515–522
14. Husemann B (1980) Der linksthorakale Zugang beim Karzinom am ösophago-gastralen Übergang. Chirurg 61: 584–588
15. Husemann B, Giedl J (1982) Le recidive del carcinoma gastrico. Estratto da Minerva Chirurgica 37: 279–282
16. Husemann B, Gall FP, Bödeker H, Altendorf A (1983) Chirurgische Behandlung des Kardiakarzinoms. Münch Med Wschr 125: 61–64
17. Husemann B, Giedl J (1983) Typical and Non-Typical Lymphogeneous Metastases of Gastric Cancer. Southeast Asian J Surg 6: 13–17
18. Husemann B (1984) Chirurgische Therapie und Prognose beim Plattenepithelkarzinom der Speiseröhre. Fort d Medizin 102: 301–306
19. Kalish RJ, Clancy PE, Orringer MB, Appelman HD (1984) Clinical, Epidemiologic and Morphologic Comparison Between Adenocarcinomas Arising in Barrett's Esophageal Mucosa and in the Gastric Cardia. Gastroenterology 86: 461–467
20. Kunath U, Fischer P (1984) Radikalität und Lebenserwartung beim operierten Ösophagus- und Kardiakarzinom. Dtsch Med Wschr 109: 450–453
21. Lorţat-Jacob JL, Maillard JN, Richard ClA, Fékété F, Huguier M, Conte-Marti J (1968) Primary esophageal adenocarcinoma: Report of 16 cases. Surgery 64: 535–543
22. Mathias JR, Fernandez A, Sninsky ChA, Clench MH, Davis RH: Nausea, Vomiting, and Abdominal Pain after Roux-en-Y Anastomosis: Motility of the Jejunal Limb
23. Nakamura K, Ando H, Komuro K, Toyoizumi Y, Terauchi H, Kan M, Nagayama A (1974) Diagonal Amdominothoracic Incision as an Approach to Carcinoma of the Cardia and upper Gastric Region. Jap J Surg 9: 304–312
24. Ottenjann R (1984) Relative Zunahme des Kardia-Karzinoms? Dtsch Med Wschr 109: 1303

25. Papachristou DN, Fortner JG (1980) Adenocarcinoma of the Gastric Cardia. Ann Surg 192: 58–64
26. Papachristou DN, Karas M, Fortner JG (1979) Anastomotic Recurrence in the Oesophagus Complicating Gastrectomy for Adenocarcinoma of the Stomach. Br J Surg 66: 609–612
27. Schmidt H, Riddell RH, Walther B, Skinner DB, Riemann JF, Groitl H (1985) Adenokarzinome in heterotoper Magenschleimhaut des proximalen Ösophagus. Leber-Magen-Darm 15: 144–147
28. Siewert R, Lepsien G, Peiper H-J (1978) Das Kardiakarzinom von Ösophagus und Kardia. Internist 18: 451–462
29. Siewert R, Weise HF, Lepsien G, Peiper H-J (1979) Endobrachyosophagus und Adenokarzinom der Speiseröhre. Chirurg 50: 675–680
30. Siewert JR, Hölscher AH, Becker K, Gössner W (1987) Kardiakarzinom: Versuch einer therapeutisch relevanten Klassifikation. Chirurg 58: 25–32
31. Thompson JJ, Zinsser KR, Enterline HT (1983) Barrett's Metaplasia and Adenocarcinoma of the Esophagus and Gastroesophageal Junction Human Pathology 14: 42–61
32. Turnbull ADM, Goodner JT (1968) Primary Adenocarcinoma of the Esophagus Cancer 22: 915–918

Chirurgische Therapieverfahren bei Karzinomen im proximalen Magendrittel und des gastroösophagealen Überganges

H.-J. Meyer, J. Jähne und R. Pichlmayr

Einleitung

Das Magenkarzinom des gastroösophagealen Überganges kann wohl auch im Zeitraum der sogenannten Verfeinerung der Magenkarzinomchirurgie [13] weiterhin als „ein Wanderer zwischen zwei Welten" [6] bezeichnet werden: vom operationstaktischen Vorgehen wird dieser Tumortyp eher dem Ösophaguskarzinom zugeordnet, nach pathologisch-histologischen Kriterien muß er allerdings als Magenkarzinom eingestuft werden. Dies hat zur Folge, daß die Definition selten exakt dargestellt bzw. sogar umstritten ist, und oftmals das sogenannte „Kardiakarzinom" bezüglich statistischer Auswertung und Prognose global dem distalen Ösophaguskarzinom gleichgestellt wird [1, 2, 6]. In gleicher Weise steht auch das Ausmaß der chirurgischen Resektionsverfahren hinsichtlich der Wahl der Resektionslinien – oral wie aboral – bzw. Bedeutung oder Wert der systematischen Lymphadenektomie und Splenektomie zur Diskussion [1, 2, 3, 5, 6, 7, 11, 15]. Eine entsprechende Klärung bzw. ein Konsensus erscheint aber notwendig, da eine relative Zunahme dieser Tumoren in den letzten Jahren zu verzeichnen ist unabhängig von der generell abnehmenden Inzidenz des Magenkarzinoms in vielen westlichen Ländern [5, 6, 12].
Bei klarer Abgrenzung gegenüber dem distalen Ösophaguskarzinom sollte die Definition des Kardiakarzinoms wohl auf solche Tumoren beschränkt werden, die operativ einen abdominothorakalen Zweihöhleneingriff oder zumindest ein abdominomediastinales – bzw. transhiatales Vorgehen erfordern [2, 5, 6, 8, 11]. Inwieweit sich dann eine weitere Subklassifizierung, z. B. in Karzinome im Endobrachyösophagus, in das „eigentliche Kardiakarzinom" oder Fundus- bzw. subkardiale Karzinom mit Infiltration der Kardia von der Therapieplanung als relevant erweist, bleibt abzuwarten; trotz erster guter Ergebnisse gilt dies besonders für das Stadium III und IV des Kardiakarzinoms mit Rekonstruktion durch Koloninterposition [5, 11].
Zur eigenen Standortbestimmung unter Bewertung des bisherigen operationstaktischen Vorgehens, wurde unser Krankengut retrospektiv analysiert; berücksichtigt wurden dabei auch Karzinome des proximalen Magendrittels, also Funduskarzinome in erweiterter Definition, die nur durch transabdominelles Vorgehen reseziert worden waren.

Krankengut und operatives Vorgehen

Zwischen 1968 und 1987 wurden unter 1825 malignen Magentumoren 1510 Magenfrüh- und fortgeschrittene Karzinome operiert, von denen 269 (17,8%) im proximalen Drittel bzw. gastroösophagealen Übergang gelegen waren. Bei Betrachtung unterschiedlicher Zeitintervalle zeigte sich ebenfalls eine konstant zunehmende Inzidenz, besonders in den letzten Jahren, ohne daß hier eine besondere Selektion des Krankengutes unterstellt werden kann (Tabelle 1). Generell war eine deutliche Prädominanz des männlichen gegenüber dem weiblichen Geschlecht zu verzeichnen; das durchschnittliche Lebensalter von 61 Jahren entsprach dem bei anderen Tumorlokalisationen im Magen (Tabelle 2).
Die Resektionsquote unter den operierten Patienten betrug 88%, im Vergleich zu 75% bei allen operierten Magenfrüh- und fortgeschrittenen Karzinomen. Als resezierende Verfahren wurden 88 proximale Resektionen und 149 Gastrektomien mit einer Hospitalitätsletalität von 13% durchgeführt. Im Vergleich zur proximalen Resektion wurde die Gastrektomie seit Einführung der Gastrektomie als Regeloperation im Jahre 1974 deutlich bevorzugt. Dieses Vorgehen beinhaltet neben der Gastrektomie eine systematische Lymphadenektomie des Kompartments I und II wie auch prinzipiell eine Splenektomie. Bei der proximalen Resektion erfolgte erst in letzer Zeit bei insgesamt eingeschränkter Lymphknotendissektion eine Ausräumung der Lymphknoten im Kompartment II. In etwa der Hälfte der Fälle wurde die Milz belassen. Lokal irresektable Befunde mußten neunmal lediglich als explorative Laparatomie beendet werden, 23 mal wurde transoral ein Häring- oder Celestintubus implantiert, wobei sich, besonders aufgrund der hohen Operationsletalität, auch im eigenen Krankengut – allerdings bei sehr kleinem, kaum reproduzierbarem Patientenkollek-

Tabelle 1. Inzidenz von Karzinomen im proximalen Magendrittel und gastroösophagealen Übergang zu verschiedenen Zeitintervallen

	Magenkarzinome gesamt (n)	prox. Drittel u. gastroösophagealer Übergang (n)	(%)
gesamt	1510	269	17,8
Intervall			
1968–1974	348	56	16,1
1975–1981	694	119	17,1
1982–1987	468	94	20,1

Tabelle 2. Geschlechts- und Altersverteilung

gesamt	n = 269
Geschlecht	
– männlich	n = 221 (♂ 4,6 : ♀ 1)
– weiblich	n = 48
Alter	17–79 Jahre
durchschnittl. Alter	62,1 ± 10,7 Jahre

Tabelle 3. Operationsverfahren und postoperative Letalität

	gesamt (n)	(%)	postop. Letalität (n)	(%)
Resektionen	237	88,1	31	13,1
prox. Resektionen	88	32,7	16	18,2
Gastrektomien	149	55,4	15	10,1
ohne Resektion	32	11,9	7	21,9
expl. Laparatomie	9	3,3	1	11,1
Endoprothesen	23	8,6	6	26,1
gesamt	269	(100)	38	14,1

tiv – die Tendenz zur endoskopischen Tubusimplantation bzw. Tumordestruktion mittels Nd-YAG-Lasers, wenn immer möglich, abzeichnet (Tabelle 3).

Etwa 50% der Resektionen wurden als Zweihöhleneingriffe mit Resektion des distalen Ösophagus – vom onkologischen Standpunkt wohl als eigentliche Karzinome des gastroösophagealen Überganges einzustufen, durchgeführt, wobei in aller Regel eine isolierte, rechtsseitige dorsolaterale Thorakotomie bevorzugt wurde. Bei 22 Patienten mit erhöhtem, vor allem pulmonalen Risiko, wurde dabei auch ein transhiataler Zugangsweg mit intraoperativer, histologischer Beurteilung des proximalen Resektionsrandes gewählt. Die der Gastrektomie nachfolgende Ösophagojejunostomie erfolgte 17mal mit einem modifizierten, zirkulären Klammernahtgerät, in fünf Fällen war eine manuelle Nahttechnik möglich (Tabelle 4). Als Rekonstruktionsverfahren bei abdominothorakalem Vorgehen überwog die Methode nach Roux-Y deutlich gegenüber der Jejunuminterposition, die vor allem nach abdominellen Gastrektomien zur Anwendung gelangte.

Tabelle 4. Zugangswege bei der proximalen Resektion und Gastrektomie

Resektionsverfahren	prox. Resektionen		Gastrektomien	
Zugangswege	(n)	(%)	(n)	(%)
abdominell	31	35,2	89	59,7
abd.-thorakal	57	64,8	60	40,3
– rechts (zwei Inc.)	40	70,7	34	56,7
– links (zwei Inc.)	15	26,3	4	6,6
– transhiatal	2	3,5	22*	36,7
gesamt	88	(100)	149	(100)

* EEA-Stapler: n = 17, manuell: n = 5

Ergebnisse

Operative Komplikationen und Hospitalitätsletalität

Der postoperative Verlauf war in Zweidrittel der Fälle ohne Störungen, während bei 100 Patienten sogenannte „interne und chirurgische" Komplikationen mit einer resultierenden Hospitalitätsletalität von 38% auftraten; insgesamt betrug die Letalität nach allen Eingriffen 14,1%. Unter den gravierenden chirurgischen Komplikationen waren 29 proximale Nahtinsuffizienzen, einer Inzidenz von 14,8% bzw. 10,7% nach proximaler Resektion bzw. Gastrektomie entsprechend, zu verzeichnen, die dann in 61,5% bzw. 31,3% letal ausgingen, wobei sich vor allem eine intrathorakale Lokalisation bzw. erforderliche operative Reintervention als besonders negativ erwiesen (Tabelle 5). Unter den „internen" Komplikationen waren vorrangig kardiale bzw. pulmonale Insuffizienzen bzw. Pneumonien zu beobachten, etwa ein Drittel der Patienten verstarb. Eine Aussage über den Einfluß der Splenektomie auf die postoperative Morbidität ist unserem Krankengut bei deutlichem Überwiegen der Spenektomierate im Vergleich zum Milzerhalt nicht möglich.

Tabelle 5. Proximale Nahtinsuffizienz und Letalität

	prox. Resektionen		Gastrektomien	
	(n)	(%)	(n)	(%)
gesamt	88	(100)	149	(100)
prox. Nahtinsuffizienzen	13[1]	14,8	16[2]	10,7
letaler Verlauf	8	61,5	5	31,3
Therapie der Nahtinsuffizienzen				
– chirurgisch	2	15,4	4	25,0
– letaler Verlauf	2	100	3	75,0
– konservativ	11	84,6	12	75,0
– letaler Verlauf	6	54,5	2	16,7

Pathohistologische Klassifizierung und TNM-Stadien

Pathohistologisch konnte am Resektat in 11% – entsprechend der Inzidenz bei anderen Tumorlokalisationen – ein Frühkarzinom diagnostiziert werden. Eine Zuordnung der fortgeschrittenen Karzinome zur Klassifizierung nach Laurén erbrachte in 60% bzw. 55% einen intestinalen Typ. Bei der TNM-Stadieneinteilung (UICC) überwogen dann die Stadien III und IV jeweils mit mehr als 60% (Tabelle 6); bei 134 der 237 Resektionen waren Lymphknotenmetastasen nachweisbar, in mehr als 80% intraabdominell im Kompartment I und II lokalisiert. Leber- und Fernmetastasen stellten mit weniger als 5% die Ausnahme dar. Nach proximaler Resektion bzw. Gastrektomie wurden die Resektionsränder in 84,1% bzw. 91,9% als pathohistologisch tumorfrei beurteilt; 8mal (9,1%) bzw. 12mal (8,1%) war der proximale Resektionsrand tumorinfiltriert, wobei in jeweils fünf bzw. neun Fällen lediglich ein transabdominelles Vorgehen erfolgt war.

Tabelle 6. Histologische Klassifizierung und Tumorstadien (UICC) nach verschiedenen Resektionsverfahren

	prox. Resektionen		Gastrektomien	
	(n)	(%)	(n)	(%)
Magenfrühkarzinome	10	11,4	16	10,7
fortgeschrittene Karzinome				
(Laurén)				*)
– „intestinal“	47	60,3	73	54,9
– „diffus“	31	39,7	59	45,1
Stadium I	10	11,4	16	10,7
II	24	27,3	39	26,2
III	49	55,7	87	58,4
IV	5	5,6	7	4,7
gesamt	88	(100)	149	(100)

Überlebensraten

Die 5- und 10-Jahresüberlebensraten (life-table Methode incl. Hospitalitätsletalität) nach 269 Eingriffen lag bei 27,2% bzw. 20,8%. Bezüglich Geschlecht und unterschiedlicher Altersgruppierungen waren keine statistisch signifikanten Unterschiede zu beobachten, allerdings ist die schlechte Prognose von Patienten, die jünger als 40 Jahre sind, mit einer medianen Überlebenszeit von 10,5 Monaten hervorzuheben. Bei fortgeschrittenen Karzinomen vom Intestinaltyp betrug die Überlebensquote 28,9%, die Ergebnisse beim diffusen Typ lagen bei 22,1% bzw. 18,2%. Unter Berücksichtigung der jeweiligen Tumorstadien konnte in 71,4% bis 16,2% im Stadium I bis III die 5-Jahresgrenze erreicht werden, im Stadium IV lediglich eine mediane Überlebenszeit von 3,7 Monaten. Therapieabhängig, entsprechend den jeweiligen chirurgischen Resektionsverfahren, betrug die 5-Jahresüberlebensrate 19,7% nach proximaler Resektion und 41,9% nach Gastrektomie (Tabelle 7). Eine weitere Prognoseverbesserung war dann mit 43,1% und 47,3% nach Durchführung

Tabelle 7. Überlebensraten abhängig vom Tumorstadium und Operationsverfahren (life table Methode; incl. Hospitalitätsetalität)

	gesamt	Überlebensraten 5-Jahre	10-Jahre
	(n)	(% ± SE)	(% ± SE)
Stadium I	26	71,4 ± 11,3	64,3 ± 12,4
II	63	36,9 ± 7,8	32,1 ± 7,9
III	144	16,2 ± 3,8	8,0 ± 4,2
IV	36	med.	3,7 Mon.
ohne Resektionen	32	med.	2,7 Mon.
Resektionen	237	29,1 ± 3,4	21,4 ± 3,5
– prox. Resektionen	88	19,7 ± 4,4	14,2 ± 3,9
– Gastrektomien	149	41,9 ± 4,7	35,7 ± 5,2

Tabelle 8. Überlebensraten nach verschiedenen Resektionsverfahren (life table Methode)

	gesamt (n)	Überlebensraten (% ± SE) 5-Jahre incl. Let.	5-Jahre excl. Let.	10 Jahre incl. Let.	10 Jahre excl. Let.
Gastrektomien	149	41,9 ± 4,7	46,7 ± 5,1	35,7 ± 5,2	39,9 ± 5,7
ab 1974					
– prox. Resektionen	48	19,2 ± 5,8	22,1 ± 6,7	15,3 ± 5,8	18,4 ± 6,8
– Gastrektomien	146	43,1 ± 4,8	47,4 ± 5,3	36,2 ± 5,4	41,1 ± 6,1
„kurative" Gastrektomien	107	47,3 ± 6,2	49,9 ± 7,2	44,2 ± 6,8	44,9 ± 7,3
„palliative" Gastrektomien	42	7,2 ± 4,8	7,9 ± 5,0	7,2 ± 4,8	7,9 ± 5,0

der Gastrektomie als Regeloperation bzw. bei potentiell kurativer Einstufung von 107 Gastrektomien zu verzeichnen (Tabelle 8); hierbei gehen aber auch die Fälle mit alleinigem transabdominellem Vorgehen in die Prognose ein.

Schlußfolgerungen

Zieht man die Bilanz dieser unkontrollierten, retrospektiven Analyse, somit also eine individuelle und in ihrer Aussage eingeschränkte Bilanz, so bleibt festzuhalten, daß – unberücksichtigt möglicher Fortschritte, vor allem der neoadjuvanten Chemotherapie [10] – auch bei der chirurgischen Behandlung von Karzinomen im proximalen Magendrittel bzw. des gastroösophagealen Überganges die Prognose nicht per se allein unter pessimistischer Einschätzung zu sehen ist. Auch bei hohen Resektionsquoten muß berücksichtigt werden [3, 6, 11], daß bereits in etwa Zweidrittel der Fälle ein fortgeschrittenes Tumorstadium, auch bei Einsatz neuer bildgebender Verfahren [14], als limitierender Prognosefaktor vorliegt. Bezüglich des chirurgischen Vorgehens, basierend auf den bisher erzielten Ergebnissen, erscheint für das eigene Vorgehen die Gastrektomie mit entsprechender Resektion des distalen Ösophagus im Vergleich zur proximalen Resektion sinnvoll und berechtigt. Dies auch unter Berücksichtigung der notwendig erscheinenden Lymphknotendissektion. Untersuchungen zum Metastasierungsmuster bei hochsitzenden Magenkarzinomen haben gezeigt, daß in 12% bzw. 15% mit Metastasen im Bereich der A. gastroepiploica dextra bzw. A. gastrica dextra zu rechnen ist, die wohl allein bei Durchführung einer Gastrektomie im adäquaten Ausmaß reseziert werden können [4]. Unabhängig davon muß die Frage der Splenektromie oder Milzerhalt, vor allem im Tumorstadium I und II, ungeklärt bleiben [5, 11, 15]. Bezüglich der Ausdehnung des Eingriffes mit abdominothorakalem Zugangswege bedarf es zukünftig sicherlich vermehrt der Berücksichtigung pathohistologischer Klassifizierungen mit entsprechender, bestmöglicher Einhaltung der sogenannten Sicherheitsabstände [6, 8, 9, 11]; ein transhiatales Vorgehen, eventuell mit maschinell formierter Anastomose, sollte auf Patienten mit deutlich erhöhtem Operationsrisiko beschränkt bleiben. Die Bedeutung neuer, detaillierter Aufteilung in verschiedene Tumortypen des gastroösophagealen Überganges, u. U. mit weiterer Ausdehnung der Resektion, einschließlich subtotaler Ösophagektomie und zervikaler Anastomosierung, muß ebenso wie die neuer Chemotherapiekonzepte, trotz erster guter Ergebnisse, abgewartet werden [5, 10,11].

Literatur

1. Allum WH, Roginski C, Fielding JWL, Jones BG, Ellis DJ, Waterhouse JAH, Brookes VS (1986) Adenocarcinoma of the Cardia: A 10-Year Regional Review. World J Surg 10: 462–467
2. Castrini G, Pappalardo G (1981) Carcinoma of the Cardia. J Thorac Cardiovasc Surg 82: 190–193
3. Ellis FH, Gibb SP, Watkins E (1983) Esophagogastrectomy. Ann Surg 198: 531–540
4. Giedl J, Hermanek P, Husemann B (1980) Häufigkeit und Typ der lymphogenen Metastasierung des Magenkrebses. Langenbecks Arch Chir 350: 191–197
5. Hölscher AH, Siewert JR (1985) Surgical Treatment of Adenocarcinoma of the Gastroesophageal Junction. Dig Surg 2: 1–6
6. Husemann B (1986) Kardiakarzinom in: Gall, FP, Hermanek P, Tonak J (Hrsg): Chirurgische Onkologie. Springer Berlin Heidelberg New York Tokyo
7. Meyer HJ, Ennker J, Pichlmayr R (1986) Surgical Treatment of Adenocarcinomas of the Upper Third of the Stomach and Gastroesophageal Junction. Kongreßband: International Esophageal Week München (im Druck)
8. Papachristou DN, Fortner JG (1980) Adenocarcinoma of the Gastric Cardia. Ann Surg 192: 58–64
9. Papachristou DN, Fortner JG (1982) Selection of Gastrectomy for Adenocarcinomas Arising in the Gastric Fundus. J Surg Oncol 21: 165–169
10. Preusser P, Wilke H, Neuhaus B, Achterrath W (1986) Pilotstudie mit der Kombination Etoposid, Adriamycin, Cisplatin beim fortgeschrittenen inoperablen Magenkarzinom Tumor Diag & Ther 7: 142–144
11. Siewert JR, Hölscher AH, Becker K, Gössner W (1987) Kardiakarzinom: Versuch einer therapeutisch relevanten Klassifikation. Chir 58: 25–32
12. Sons HU, Borchard F (1986) Cancer of the Distal Esophagus and Cardia. Ann Surg 203: 188–195
13. Schumpelick V, Schreiber HW (1985) Entwicklung der Chirurgie des Magenkarzinoms In: Bünte H, Langhans P, Meyer HJ, Pichlmayr R (Hrsg) Aktuelle Therapie des Magenkarzinoms. Springer, Berlin Heidelberg New York Tokyo
14. Terrier F, Schapira CL, Fuchs WA (1984) CT Assessment of Operability in Carcinoma of the Esophagogastric Junction. Europ J Radiol 4: 114–117
15. Yoshino K, Haruyama K (1983) Bedeutung der Splenektomie für die Lymphknotenausräumung beim Magenkarzinom. Akt Chir 18: 81–84

Konzepte der chirurgischen Therapie des Karzinoms des gastroösophagealen Überganges

A. Thiede, K.-H. Fuchs und H. Hamelmann

Einleitung

Die Planung der chirurgischen Therapie des sogenannten „Kardiakarzinoms“ erfordert die Analyse einer Reihe von Parametern, die überwiegend präoperativ erhoben werden können, z.T. jedoch erst intraoperativ gewonnen oder präzisiert werden müssen. Die rasche Entwicklung und Verbesserung der endoskopischen, bioptischen und radiologischen bildgebenden Verfahren sowie deren Kombination verbessern zunehmend die präoperativen Möglichkeiten der tatsächlichen Erkennung von Tumorsitz, -typ, -stadium und -schweregrad, so daß intraoperativ eigentlich nur eine Bestätigung bzw. Präzision erforderlich ist. Dies hat zur Folge, daß eine exakte Planung der chirurgischen Therapie hinsichtlich Taktik und Technik bei den ca. 60–80% der Patienten, die bei Diagnosestellung ein kurativ resezierbares Kardiakarzinom aufweisen, präoperativ eine weitgehend definitive Planung des chirurgischen Prozedere möglich ist. 20–40% der Tumoren bei Patienten mit der Diagnose Kardiakarzinom sind von vornherein aus lokalen oder allgemeinen Gründen nicht resezierbar und werden nach unserem Konzept bei Bedarf gelasert, erhalten einen Tubus oder eine Ernährungssonde zur enteralen Ernährung. Das therapeutische Konzept beim „Kardiakarzinom“ umfaßt je nach dem allgemeinen Zustand des Patienten und der Ausdehnung des Tumors die in der Tabelle 1 aufgelisteten Punkte.

Bei eindeutiger Inkurabilität und Inoperabilität werden als jeweils am geringsten belastende Maßnahmen entweder zur Aufrechterhaltung der Passage eine endoskopische Laserbehandlung vorgenommen oder ebenfalls endoskopisch ein Tubus

Tabelle 1. Therapeutische Konzepte beim „Kardiakarzinom“

A:	Palliative Maßnahmen ohne Resektion			
	1. Lasertherapie 2. Tubus		Passageaufrechterhaltung	
	3. Enterale Ernährung		Ernährungssubstitution	
B:	Palliative Resektion			
	1. Kurze Operationszeiten = wenig belastend			
	2. Technisch einfachste Passagerekonstruktion			
C:	Intraoperativ kurative Resektion			
	1. Resektionsausmaß abhängig von Tumorparametern (Radikalität)			
	2. Rekonstruktionsprinzipien	abhängig von	Tumorparametern, anatomischen Bedingungen	(Lebensqualität)

gelegt. Individuell kann auch eine enterale Ernährungssonde eingelegt werden. Bei palliativen Resektionen wird eine möglichst kurze, wenig belastende Operationszeit und eine technisch einfache Passagerekonstruktion angestrebt. Zu den technischtaktischen Überlegungen bei kurativer Resektion s. unten.

Diagnostische Parameter und perioperatives chirurgisches Management

Die diagnostischen Parameter umfassen Untersuchungen zur allgemeinen und lokalen Operabilität, zur lokalen und systemischen Tumorausdehnung (Tabelle 2).

Tabelle 2. Diagnostische Parameter (präoperativ)

Operabilität	Alter Grunderkrankung Sekundärerkrankung	Kardiopulmonale Funktionsreserve Leberfunktionsstatus Nierenfunktionsstatus	generelle Operabilität eingeschr. Operabilität
Lokalisations-diagnostik	Endoskopie, Rö.-Doppelkontrast von Ösophagus, Kardia und Magen		
Präzisierung der lokalen und systemischen Tumorausbreitung	Bestimmung des Tumortyps nach Laurén, Grading, Staging durch Biopsie und bildgebende Verfahren (CT, NMR, Sonographie)		

Die Abschätzung der allgemeinen Operabilität ergibt sich aus Alter, Grunderkrankung und Sekundärerkrankung. Bestimmt wird die kardiopulmonale Funktionsreserve, der Leber- und Nierenfunktionsstatus. Zur Lokalisationsdiagnostik werden gleichermaßen Endoskopie und Röntgendoppelkontrastuntersuchungen von Ösophagus, Kardia und Magen vorgenommen. Die lokale und systemische Ausbreitung der Tumore erfassen wir durch Biopsien und weitere bildgebende Verfahren. Im perioperativen chirurgischen Management (Tabelle 3) sind die heute gängigen Maß-

Tabelle 3. Perioperatives chirurgisches Management

Präoperativ:	Atemgymnastik, Bewegungsübung. Elektrolytausgleich, Hb-Substitution. Parenterale Ernährung, fakultativ. Orthograde Spülung. Festlegung des technischen Vorgehens in Abhängigkeit von Tumorparametern.
Prä- und intraoperativ:	Ultrakurzzeitprophylaxe mit Cefotaxim (2 × 2 g).
Postoperativ:	Frühmobilisation. Low dose Heparin/Dihydergot vom 1. postoperativen Tag bis zur vollen Mobilisation. Frühe Entfernung der Magensonde (1.–3. Tag). Frühe Entfernung möglicher Drainagen, 1.–3. Tag. Beginnende orale Flüssigkeitszufuhr, 1.–3. Tag. Radiologische Kontrolle der Nahtverhältnisse, 7.–10. Tag. Systematisches Follow-up (4 × 1. u. 2. Jahr, 2 × 3.–5. Jahr).

nahmen bei großen gastroenterologischen Eingriffen anzuführen, wobei auf die frühzeitig begonnene postoperative Mobilisation und enterale Flüssigkeitszufuhr vom 1. postoperativen Tag an besonders hingewiesen sei.
Bei der Vorstellung unseres technischen und taktischen Konzeptes soll auf 2 Gesichtspunkte eingegangen werden:
1. Radikalität,
2. Lebensqualität.

Tumorparameter und Resektionsausmaß

Die Tumorparameter beeinflussen das Ausmaß der Resektion und damit die Radikalität. Die wohl präzisesten Angaben zur Lokalisation und Differenzierung des sogenannten „Kardiakarzinoms" gehen auf Siewert und Mitarb. (1987) zurück. In Anlehnung an ihn und Husemann (1986) benutzen wir die in Tabelle 4 aufgeführten Lokalisationstypen.

Tabelle 4. Definition und Lokalisation des sog. „Kardiakarzinoms" (Husemann 1986, Siewert et al. 1987)

Definition: Adenokarzinom des gastroösophagealen Überganges

	Bezeichnung	Bezug zur anatom. Kardia	
Lokalisationstyp:	1. Adenokarzinom im Endobrachyösophagus		↑ 5 cm
	2. Das echte Kardiakarzinom	Anatom. Kardia	↑ 1 cm ↓ 2 cm
	3. Subkardiales oder Funduskarzinom auf die Kardia übergreifend		↓ 5 cm

Bezugspunkt ist die Schleimhautgrenze (Z-Linie) bzw. beim Endobrachyösophagus die anatomische Kardia. Zu unterscheiden sind 3 Lokalisationstypen:
1. Adenokarzinom im Endobrachyösophagus,
2. das echte „Kardiakarzinom" in der anatomischen Kardiaregion und
3. das subkardiale oder Funduskarzinom, das auf die Kardia übergreift.

Wir folgen dieser Differenzierung, da sie Bedeutung für das Resektions- und Rekonstruktionsprinzip aufzuweisen scheint.
Die präoperative Kenntnis der histologischen Typen (Laurén 1956) beeinflussen das Resektionsausmaß dadurch, daß in situ eine Distanz oral und aboral von jeweils 4 cm beim intestinalen Typ und 8 cm beim diffusen Typ zwischen Tumorrand und Resektionsrand erreicht werden soll. Die Relation zwischen intestinalem und diffusem Typ ist beim Kardiakarzinom im Vergleich zum Magenkarzinom zugunsten des intestinalen Typs verschoben (Husemann 1986).
Das erforderliche Ausmaß der Lymphadenektomie richtet sich vor allem nach dem T-Stadium (Tabelle 5).

Tabelle 5. Lymphknotenbefall beim subkardialen bzw. Funduskarzinom (Japanese Research Society for Gastric Cancer 1981)

Japanische Klassifikation LK Nr.	T_1, T_2 (n = 222) %	T_3 (n = 187) %	T_4 (n = 121) %
1	9,9	42,2	51,1
2	3,6	23,0	36,4
3	14,0	55,1	61,2
4	2,3	20,3	38,0
5	0,5	1,1	8,3
6	1,8	8,6	17,4
7	7,7	30,0	41,3
8	1,8	12,3	21,5
9	3,6	18,2	20,7
10	2,3	13,4	34,7
11	1,4	11,2	31,4
12	–	2,1	3,3
13	–	0,0	2,4
14	–	0,0	2,4
15	–	0,5	0,8
16	–	1,6	9,1
Erforderliches Ausmaß der Lymphadenektomie	N_1, N_2	N_1, N_2, N_3	N_1, N_2, N_3

Nach den Angaben der "Japanese Research Society for Gastric Cancer (1981)" sind im T_1- und T_2-Stadium nur Lymphknoten des 1. und 2. Compartments befallen, während bei T_3- und T_4-Tumoren auch die N_3-Station Metastasen aufweisen kann. Ob allerdings bei älteren multimorbiden Patienten das operative Risiko der Lymphknotenausräumung der N_3-Station die theoretisch größere Radikalität bei der Tumorresektion aufwiegt, ist in unseren Augen praktisch fraglich. Pankreasschwanzresektionen und Splenektomie werden nur bei makroskopisch erkennbarem Lymphknotenbefall der Stationen 10 und 11 oder bei direkter Tumorinfiltration vorgenommen. Die intra- bzw. postoperative R-Klassifikation dient der Prognoseabschätzung und der Festlegung, ob eine adjuvante Chemotherapie durchgeführt wird oder nicht (Tabelle 6).

Tabelle 6. R-Klassifikation (Bears a. Myers, 1983)

(intra- und postoperativ)		
R_0	=	Kein Residualtumor
R_1	=	Nur mikroskopisch nachweisbarer Residualtumor
R_2	=	Schon makroskopisch nachweisbarer Residualtumor

Überlegungen zur Lebensqualität

Während die Parameter zur Erzielung der Radikalität bei gastroenterologischen Tumoren heute weitgehend standardisiert sind und akzeptiert werden [5], gilt dies nicht für die Lebensqualität. Eine eindeutige Definition gibt es nicht. Als Parameter zur Bewertung der Lebensqualität werden die Funktionen des täglichen Lebens, wie z. B. Essen, Trinken, Schlafen und die soziale, intellektuelle und emotionale Funktionsfähigkeit herangezogen (Tabelle 7).

Tabelle 7. Lebensqualität

Definition:	Keine eindeutige generelle Definition möglich!
Parameter der Lebensqualität: (Fuhrberg, Mattson 1984)	Funktionen des täglichen Lebens Soziale } Funktionsfähigkeit Intellektuelle } Funktionsfähigkeit Emotionale } Funktionsfähigkeit
Beeinflussung der Lebensqualität:	Tumorleiden Amputation von Teilen des Gastrointestinaltraktes Rekonstruktionsverfahren Erkenntnis des Tumorleidens und seiner Prognose Angst vor Tumorleiden und Wiederkehr
Chirurgisches Ziel:	Verminderung des Defizites an Lebensqualität gegenüber dem vergleichbaren Gesunden

Die sogenannte „Lebensqualität" wird grundsätzlich von objektiven – z. B. Tumorleiden, Amputation von Teilen des Gastrointestinaltraktes, Rekonstruktionsverfahren – und individuell subjektiven Faktoren – z. B. Kenntnis des Tumorleidens, der Ausdehnung, der Prognose, Angst vor Tumorleiden und Wiederkehr – wesentlich beeinflußt. Die subjektiven Faktoren lassen sich sicher durch die ärztliche Führung beeinflussen, sind aber kaum meßbar, bei den objektiven Faktoren kann der Chirurg durch eine radikale Amputation, aber auch durch das Rekonstruktionsverfahren die Lebensqualität beeinflussen. Während sich die Lebensqualität nicht eindeutig definieren läßt, kann jedoch das chirurgische Ziel klar definiert werden: Verminderung des Defizites an Lebensqualität gegenüber vergleichbaren Gesunden.

Überlegungen zu den Rekonstruktionsverfahren

Das Zielkriterium für die kurative operative Therapie des Kardiakarzinoms ist die Lebenszeitverlängerung (Tabelle 8). In sie gehen Lebensqualität und damit die Rekonstruktionsverfahren wesentlich ein. Aus funktionellen Gründen wird, sofern dies technisch möglich ist, beim Kardiakarzinom aus Gründen der Radikalität [11], aber auch zur Vermeidung des nach proximaler Gastrektomie und Pyloroplastik auftretendem alkalischen Refluxes eine totale Gastrektomie vorgenommen. Ausnahmen sind relativ hoch sitzende Karzinome und ein anatomisch unzureichendes

Tabelle 8. Zielkriterien der kurativen operativen Therapie bösartiger Tumoren des Gastrointestinaltraktes

1. Resektionsausmaß	Radikalität	
	Tumor-Sitz	
	-Typ	
	-Schweregrad	Lebenszeitverlängerung
	-Stadium	
2. Rekonstruktions-verfahren	Lebensqualität	

Mesenterium. Diese Parameter beeinflussen das Rekonstruktionskonzept, wobei absolute Spannungsfreiheit der Darmnähte eine besonders wichtige Voraussetzung ist. Durch die Einführung der EEA-Stapler hat sich die Wahl des Zugangsweges in vielen Fällen vereinfacht. Durch ein transdiaphragmales Vorgehen ist eine ausreichende Mobilisation des Ösophagus, aber auch eine spannungsfreie Stapler-Anastomose technisch möglich [7, 19, 20]. Sofern dies aus Radikalitätsgründen vertretbar ist, wird bei uns ein transdiaphragmales Vorgehen ohne Thoraxeröffnung angestrebt. Als Standardrekonstruktionsverfahren wenden wir eine Roux-Y-Rekonstruktion mit Ersatzmagenbildung oder bei entsprechenden anatomischen Gegebenheiten eine Jejunuminterposition in Kombination mit einem Pouch an.

Technisches Vorgehen

Roux-Y-Rekonstruktionen mit Ersatzmagenbildung und Interposition mit Ersatzmagenbildung [17, 18].
Schematisch sind die Rekonstruktionsprinzipien in den Abbildungen 1a, b und c dargestellt. Beispiele von radiologischen Befunden zeigen die Abbildungen 2 und 3b.

Roux-Y-Rekonstruktion mit einem Pouch nach Gastrektomie

Im ersten Schritt wird der Duodenalstumpf mit einem geraden Stapler verschlossen. Die evertierte gerade Nahtreihe (GIA o. TA 30/55, blaues Magazin) wird nur im Einzelfall noch übernäht.
Im zweiten Schritt wird die Roux-Y-Anastomosierung vorgenommen. Im einzelnen gehen wir dabei so vor, daß wir in die letztendlich abführende Schlinge den zirkulären Stapler einführen und nach etwa 65–70 cm eine End-zu-Seit-EEA-Anastomose durchführen. Nach Fertigstellung wird der zirkuläre Stapler (EEA, weißes Magazin) herausgezogen. Die Länge der abführenden Schlinge sollte 65–70 cm lang sein, um einen Pouch zu konstruieren, um dann vom Pouchende bis zur End-zu-Seit-Dünndarm-Anastomose noch ca. 30–35 cm Strecke zu haben.
Der mit weicher Klemme abgedichtete Ösophagus wird unmittelbar nach Absetzen des Magens mit einer überwendlichen monofilen Prolene-Naht (0, USP) und 3–5 Haltenähten versehen. Er wird nach Abnahme der weichen Darmklemme und Leer-

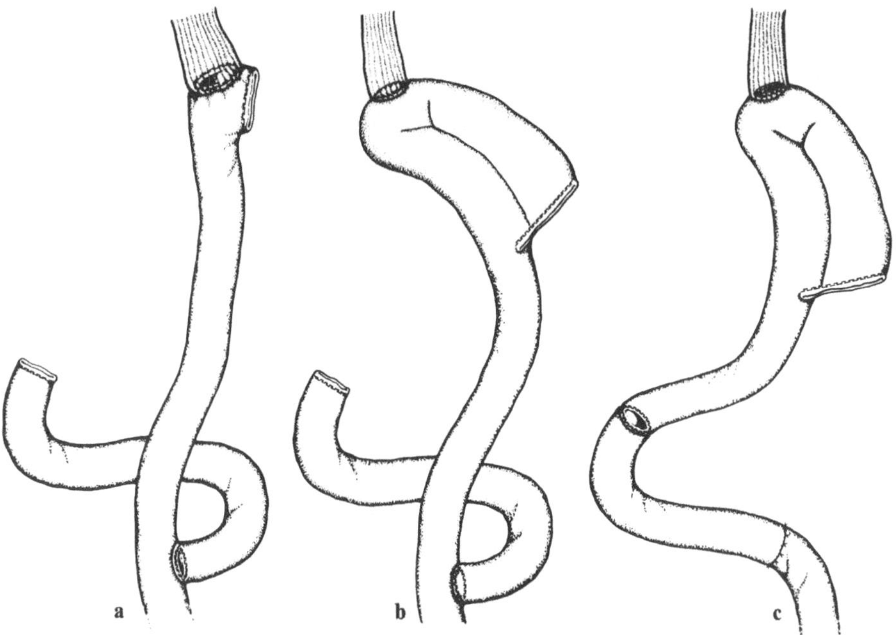

Abb. 1a–c. Schematische Darstellung von Rekonstruktionsprinzipien

saugung ohne weitere Fixierung belassen, lediglich vor der Anastomose zwischen Ösophagus und Pouch mit zirkulärem Stapler wird mit der Kornzange eine Dehnung in 2 Ebenen vorgenommen. Die abführende Dünndarmschlinge wird im oberen Anteil gedoppelt, um eine Pouchbildung zu ermöglichen. Wichtiger Punkt dieser Rekonstruktionstechnik ist, daß zuerst mit 3 Klammernahtreihen die beiden Darmschlingen verbunden und in der Mitte durchtrennt werden. Sobald der Pouch nahezu fertig ist, wird er ausgekrempelt, durch einen weiteren GIA-Nahtschritt im oberen Anteil fertiggestellt, und es wird eine sorgfältige Kontrolle der Blutstillung der jetzt evertierten Nähte vorgenommen. Diese Blutstillung ist entweder oberflächlich durch einen Thermokauter oder durch Nähte möglich. Anschließend kann der Pouch wieder invertiert werden, und in den invertierten Pouch wird die EEA-Nahtpistole eingeführt. Wir verwenden für die Ösophagus-Pouch-Anastomose immer den weißen Kopf. Dabei sind Probleme hinsichtlich der Erstellung dieser Anastomose nicht vorhanden. Es kommt nicht zu Ösophagusschleimhaut- oder Muskeleinrissen, und es sind postoperativ bisher in keinem Fall Stenosen eingetreten. Dies gilt für eine Nachbeobachtungszeit von 2½ Jahren.

Nach Fertigstellung des Pouches und Anheftung an den Ösophagus und Positionierung der Magensonde wird der Pouch mit einem TA-55/90-Stapler (blaues Magazin) so verschlossen, daß keine Stenose in der abführenden Schlinge resultiert. Vorteil dieser Technik ist, daß sie praktisch bei jedem Patienten durchführbar ist. Die Poucherstellung dauert selbst etwa 15 Minuten, ist also kein zeitaufwendiges Verfahren. Wichtig ist lediglich die sorgfältige Kontrolle der Blutstillung bei kurzfristig

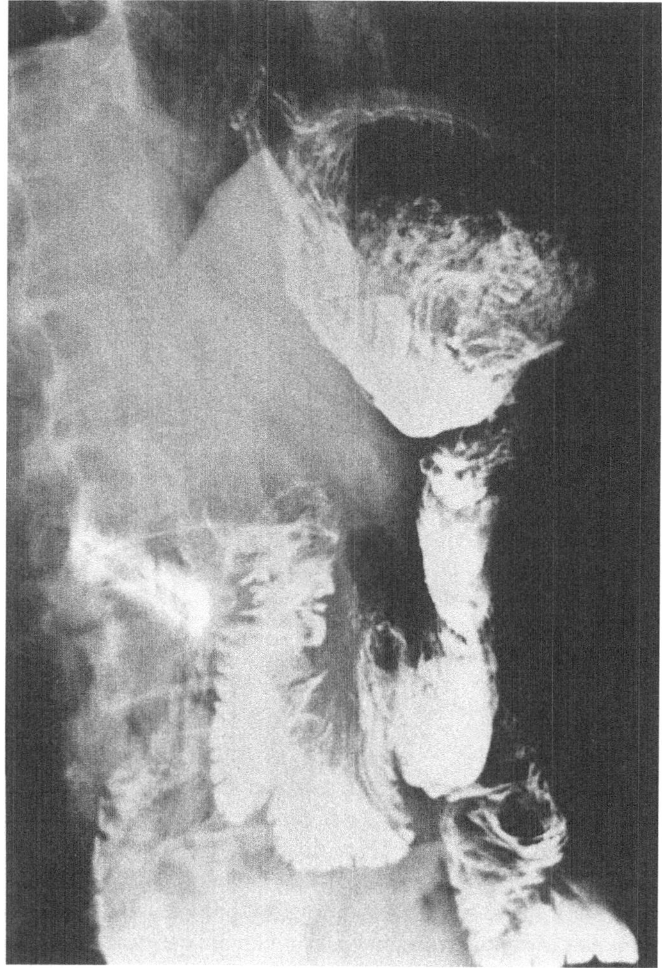

Abb. 2. Roux-Y-Anastomosierung. Doppelkontrastaufnahme

evertiertem Pouch. Eine 8–10 Tage später durchgeführte Röntgenuntersuchung zeigt die Durchgängigkeit und Integrität der Klammeranastomosen sowie die Belastbarkeit der Anastomosen bei Doppelkontrasttechnik (Abb. 2).

Jejunale Interposition (JIP) mit Pouch unter Verwendung der Duodenalpassage

Die Gastrektomie wird in gleicher Weise durchgeführt wie beim vorherigen Rekonstruktionsverfahren, nur wird jetzt ein jejunales Interponat von 65–70 cm Länge aus der zweiten Jejunalschlinge unter sorgfältiger Beachtung der Durchblutungsverhältnisse herausgetrennt und mit einem mesenterialen Stiel retrokolisch hochgeführt.

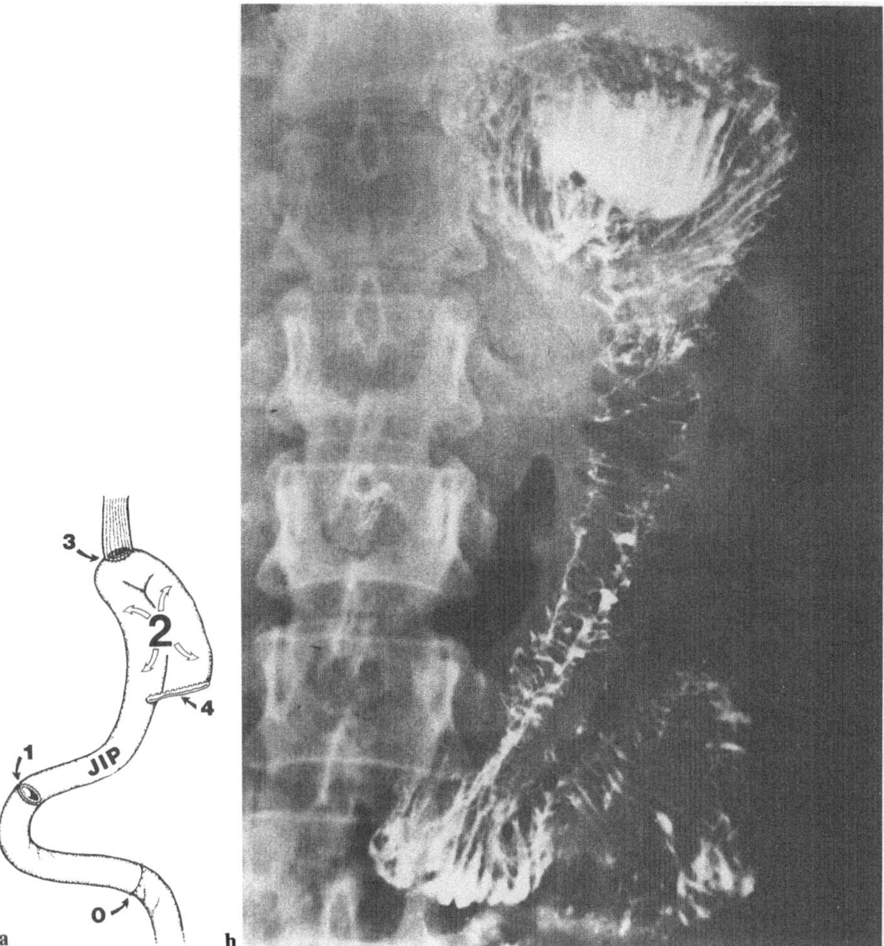

Abb. 3.a, b. a) Jejunale Interposition (JIP) mit Pouch. Schematische Darstellung. **b)** JIP (Doppelkontrastaufnahme)

Der Dünndarm wird durch eine manuelle End-zu-End-Anastomose einreihig Stoß auf Stoß wieder vereinigt, und zwischen Interponat und Duodenum wird eine EEA-Anastomose erstellt. Die Verbindung der beiden Darmanteile erfolgt durch einen zirkulären Stapler (EEA, weißes Magazin), der von proximal in das Interponat eingeführt wird. Nach Entfernung des Staplers wird, wie oben beschrieben, ein Pouch von etwa 12–15 cm Länge gebildet. Der Pouch wird mit dem Ösophagus verbunden und mit einem TA-55/90-Stapler (blaues Magazin) verschlossen. Wichtig erscheint uns wiederum die Kontrolle der Blutstillung und die Desinfektion evertierter Anastomosen (Schematische Darstellung s. Abb. 3a).
Röntgenologisch sind nach 8–10 Tagen diese Anastomosen für eine vorsichtige Doppelkontrastdarstellung ausreichend sicher. Die Integrität, die Durchgängigkeit und die Belastbarkeit sind nach 8–10 Tagen gegeben (Abb. 3b).

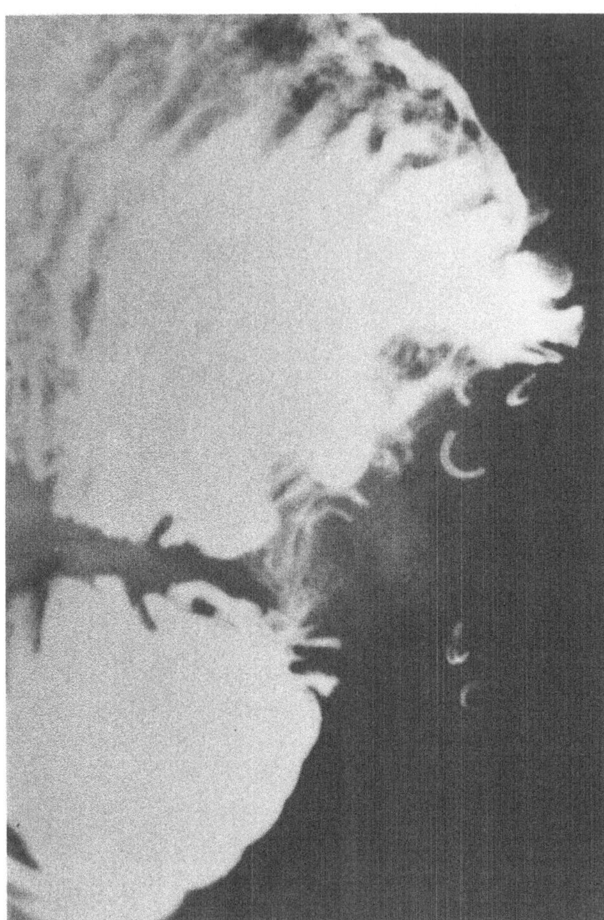

Abb. 4. Passageverzögerung des Speisebreis

Bei der Rekonstruktion des Gastrointestinaltraktes durch Interposition in Kombination mit Pouch werden zumindest anatomisch und röntgenmorphologisch am weitgehendsten die physiologischen Verhältnisse wiederhergestellt, wobei der Einschluß des Duodenums in die Ernährungspassage gewährleistet ist.
Durch eine gezielte Einengung des Jejunuminterponates am unteren Ende des Ersatzmagens mit der verschließenden Naht läßt sich eine Art Pseudopylorusbildung erreichen. Es kommt funktionell zu einer Passageverzögerung des Speisebreis, was auch röntgenologisch deutlich nachweisbar ist (Abb. 4), ohne daß es zu einer Erweiterung des Ersatzmagens kommt. Dies ist möglicherweise als funktioneller Vorteil zu werten. Es kommt hier, wie wir uns röntgenologisch überzeugen konnten, zu einer portionierten Entleerung des Ersatzmagens in die interponierte Jejunalschlinge.
Dies ist natürlich auch bei der analog erstellten Ersatzmagenbildung in Kombination mit einer Roux-Y-Rekonstruktion der Fall. Ob sich diese Beobachtung langfristig als funktioneller Vorteil, der auf einer Pseudopylorusbildung beruht, herausarbeiten läßt, wird die Zukunft zeigen.

Diskussion

Die ungenügenden Langzeitergebnisse bei der Behandlung des Kardiakarzinoms [1, 8] lassen die erneute Beschäftigung mit dem Thema gerechtfertigt erscheinen. Bei Betrachtung der Literatur wird offensichtlich, daß Husemann (1980) und andere [6] den linksthorakalen Zugang seit mehreren Jahren fordern und praktizieren, während Siewert dieses Verfahren erst in den letzten Jahren favorisiert [14, 15, 16]. Obwohl Husemann den transdiaphragmalen Weg ohne Thorakotomie aus Radikalitätsgründen nicht den Vorzug gibt, sollte dieses Verfahren bei Verwendung der Stapler nicht unbeachtet bleiben, denn es birgt enorme technische und taktische Vorteile [7, 19], die besonders in der Alterschirurgie zu beachten sind [20]. Ob eine Gastrektomie immer erforderlich ist, wird unterschiedlich diskutiert [3, 11, 16]. Für die Gastrektomie sprechen Argumente der Radikalität und Funktion. Bei der Gastrektomie bleibt der ansonsten befürchtete alkalische Reflux aus. Im Einzelfall kann bei besonders hochsitzenden Adenokarzinomen in Endobrachyösophagus jedoch die Ösophagogastrostomie technisch erforderlich werden.
Die prinzipiell komplizierten, mit Nähinstrumenten in systematischer Anwendung jedoch vereinfachten Rekonstruktionstechniken zielen auf eine Verbesserung der Lebensqualität hin. Sicher lassen sich die angegebenen Operationsverfahren durch den systematischen Einsatz der Stapler in einem Maße standardisieren, wie dies für Handnahttechniken nicht möglich ist. Dem Kostennachteil des gehäuften intraoperativen Staplereinsatzes stehen jedoch einige ganz gewichtige Vorteile gegenüber:

a) Ein operativer Zeitgewinn von ca. 60–90 Minuten ist in Abhängigkeit zum Rekonstruktionsverfahren zu erzielen. Gerade in der Alterschirurgie ist dies als bedeutsamer Vorteil zu werten.
b) Die Indikationen für rein abdominelle Eingriffe bei Ösophagus-Magenübergangstumoren können ausgedehnt werden.
c) Die inoperative Traumatisierung der anastomosierten Darmanteile ist wesentlich geringer und postoperative Anastomosenverschwellungen oder Wulstungen sind praktisch nicht festzustellen. Dies hat zur Folge, daß die Darmtätigkeit letztendlich ca. 2 Tage früher in Gang kommt und der Patient ca. 2 Tage früher aus dem Krankenhaus entlassen werden kann, wie eine Analyse einer US-Krankengesellschaft ergeben hat [9].

Als wichtigstes Argument für den Staplereinsatz ist jedoch wahrscheinlich der komplikationsärmere postoperative Verlauf gegenüber den reinen Handnahttechniken zu werten. Der komplikationsärmere Verlauf nach bestimmten Stapler-Anastomosen gerade der ösophago-jejunalen Anastomose ist bisher nur durch retrospektive und prospektive Studien erarbeitet, ist aber auch in einigen Serien so deutlich, daß er als Fortschritt wohl angesehen werden darf. Die in den USA ermittelte absolute Kostenersparnis dürfte derzeit in unserem Krankenhaussystem mit pauschalen Abrechnungen der täglichen Liegezeiten ohne tatsächlichen Nachweis der echten Einzelkosten nicht erkennbar werden.

Tabelle 9. Resektions- und Rekonstruktionsausmaß beim „Kardiakarzinom"

Tumorlokalisation bzw. Tumorbezeichnung	Laurén-klassifikation	Sicherh.-zonen in situ + SS	Vorgehen	Rekonstruktion
1. Adenokarzinom im Endobrachyösophagus	diffus	8 cm	abdominothorakale Resektion	Ösophagogastrostomie (analog Ösophagus-Ca)
	intestinal	4 cm	Linksthorakotomie	Roux-Y*
2. Echtes Kardiakarzinom	diffus	8 cm	abdominothorakale Resektion,	Roux-Y*
	intestinal	4 cm	Linksthorakotomie	
			abdominotransdiaphragmal	Roux-Y* oder Interposition + Pouch*
3. Subkardiales (Fundus)Karzinom	diffus	8 cm	abdominothorakale Resektion,	Roux-Y*
	intestinal	4 cm	Linksthorakotomie	
			abdominal, transdiaphragmal	Roux-Y* oder Interposition + Pouch

* palliativ = Roux-Y, * kurativ = Roux-Y + Pouch

Natürlich ist, wie bei jeder Neueinführung oder Modifikation eines technischen Prinzips, mit Fehlern und Gefahren zu rechnen. Hier müssen die Fehler und Gefahren bekannt sein und erkannt werden, um diesen vorzubeugen bzw. diese intraoperativ nach Kontrolle zu beheben. Als wichtigste Punkte sind zu nennen: Manuelle Erfahrungen, Gerätekenntnis, Maschinenfunktionskontrolle vor dem Eingriff, Infektionsprophylaxe bei evertierten Anastomosen, Blutstillungskontrolle (vor allem GIA) und Anastomosenkontrollen nach Erstellung von spannungslosen Anastomosen.

Eine Zusammenfassung unseres Resektions- und Rekonstruktionskonzeptes bei den 3 Typen von Kardiakarzinomen ist in Tabelle 9 wiedergegeben.

Literatur

1. Allum WH, Roginski C, Fielding JWL, Jones BG, Ellis DJ, Waterhouse JAH, Brookes VS (1986) Adenocarcinoma of the Cardia: A 10-Year Regional Review. World J Surg 10: 462–467
2. Beahrs OH, Myers MH (1983) Manual for staging of cancer. 2nd edn. Lippincott, Philadelphia
3. Ellis FH, Maggs PR (1981) Surgery for Carcinoma of the Lower Esophagus and Cardia. World J Surg 5: 527–533
4. Fuhrberg CD, Mattson ME (1984) Bestimmung der Lebensqualität in klinischen Studien, pp 57–61. In: Rohde H, Troidl H: Das Magenkarzinom. Georg Thieme Verlag, Stuttgart New York
5. Gall FP, Hermanek P, Tonak J (1987) Chirurgische Onkologie. Springer Verlag, Berlin Heidelberg New York Tokyo
6. Griffith JL, Davis JT (1980) A Twenty-year experience with surgical management of carcinoma of esophagus and gastric cardia. J Thorac Cardioasc Surg 79: 447–452
7. Günther B, Demmel N, Teichmann R (1986) Ösophago-Jejunostomie nach Gastrektomie mit dem zirkulären Klammergerät Proximate ILS – Operationstechnische Aspekte, Früh- und Spätergebnisse. Chirurgische Gastroenterologie, TM-Verlag 2: 61–65

8. Gunnlaugsson GH, Wychulis AR, Roland C, Ellis FH (1970) Analysis of the Records of 1657 Patients with Carcinoma of the Esophagus and Cardia of the Stomach. Surg Gynecol & Obstet 130: 997–1005
9. Hret (1985) Health Research and Educational Trust of New Jersey (HRET), 760 Alexander Road, CNl, Princeton, New Jersey 08540, January
10. Husemann B (1980) Der linksthorakale Zugang beim Karzinom am ösophago-gastralen Übergang. Chirurg 51: 584–588
11. Husemann B (1987) Kardiakarzinom, pp 401–415. In: Chirurgische Onkologie. Eds: Gall FP, Hermaneck P, Tonak J. Springer Verlag, Berlin Heidelberg New York Tokyo
12. Japanese Research Society of Gastric Cancer (1981) The General rules for Gastric Cancer Study in Surgery and Pathology. Jpn J Surg 11: 127–139
13. Laurén P (1956) The two histologic main types of gastric carcinoma: diffuse and so-called intestinal-type carcinoma. Acta Path Microbiol Scand 64: 31–49
14. Siewert JR, Weiser HF, Schattenmann G (1984) Resektion von Kardia und distalem Ösophagus von rechts. In: Chirurgie des Ösophaguskarzinoms. Hrsg: Häring R, edition medizin, Weinheim, Deerfield Beach, Basel.
15. Siewert JR, Hölscher AH (1985) Operationsverfahren beim Karzinom des gastro-ösophagealen Übergangs, pp 87–97. In : Aktuelle Therapie des Magenkarzinoms. Eds: Bünte H, Langhans P, Meyer HJ, Pichlmayer R. Springer Verlag, Berlin Heidelberg New York Tokyo
16. Siewert JR, Hölscher AH, Becker K, Gössner W (1987) Kardiakarzinom. Versuch einer therapeutisch relevanten Klassifikation. Chirurg 58: 25–32
17. Thiede A, Fuchs KH, Hamelmann H (1985) Pouch und Roux-Y-Rekonstruktion nach Gastrektomie. Eine zeitsparende Magenersatztechnik durch den systematischen Ersatz von Nähinstrumenten. Chirurg 56: 599–604
18. Thiede A, Fuchs KH, Hamelmann H (1986) Klammernahtgeräte zur Rekonstruktion eines Ersatzmagens. Chirurgische Gastroenterologie, TM 2: 67–73
19. Ulrich B (1987) Carcinoma of the Distal Esophagus and Gastric Cardia pp 218–240. In: Principles and Practice of Surgical Stapling. Eds: Ravitch MM, Steichen FM. Year Book Medical Publishers, INC, Chicago London Boca Raton
20. Wong J (1987) Carcinoma of the Esophagus pp 165–185. In: Principles and Practice of Surgical Stapling. Eds: Ravitch MM, Steichen FM. Year Book Medical Publishers, INC, Chicago London Boca Raton

Das Adenokarzinom des gastroösophagealen Überganges

P. Friedl, P. Schlag, Ch. Herfarth und K. Buhl

Einleitung

Das Kardiakarzinom stellt eine Sonderform des Magenkarzinoms dar, das nicht zuletzt wegen seiner Häufigkeitszunahme unserer besonderen Beachtung bedarf. In unserem eigenen Krankengut der letzten 5 Jahre waren bis 50% der Magenkarzinome im oberen Magendrittel lokalisiert (Abb. 1). Der Trend einer relativen Häufigkeitszunahme proximaler Magenkarzinome läßt sich auch in Analysen anderer Kliniken nachweisen, so daß dieses Phänomen nicht durch ausschließliche Patientenselektionen zu erklären ist [8, 11, 16].
Die Kardiakarzinome sind zu unterteilen nach Siewert [14] in:

1. Das Adenokarzinom im Endobrachyösophagus, also definitionsgemäß Plattenepithel/Zylinderepithel-Grenze, 5 cm proximal des anatomischen Übertritts des Ösophagus in den Magen, weiterhin
2. in das eigentliche, direkt im Bereich der Kardiaschleimhaut sich entwickelnde Karzinom und
3. das in die Kardia einwachsende Funduskarzinom.

In unserem Krankengut war der Tumortyp 2, wie die Abbildung 2 zeigt, also das Karzinom der Kardiaschleimhaut, mit 57% am häufigsten vertreten. Hiervon zu trennen ist das Plattenepithelkarzinom der distalen Speiseröhre. Dieses entspricht im Wachstumsverhalten und seiner biologischen Wertigkeit dem Speiseröhrenkrebs.

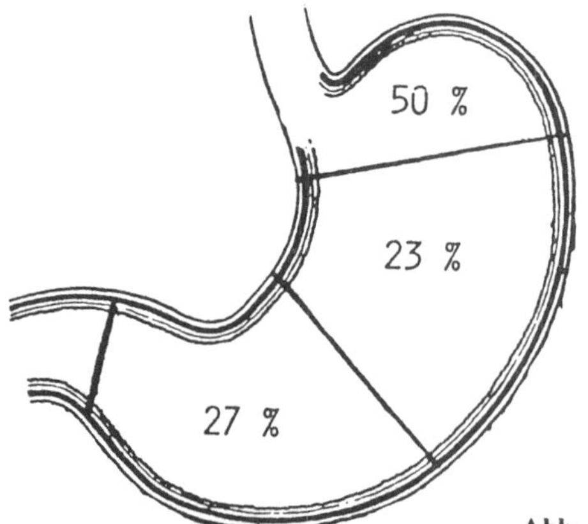

Abb. 1. Topographie des primären Magenkarzinoms

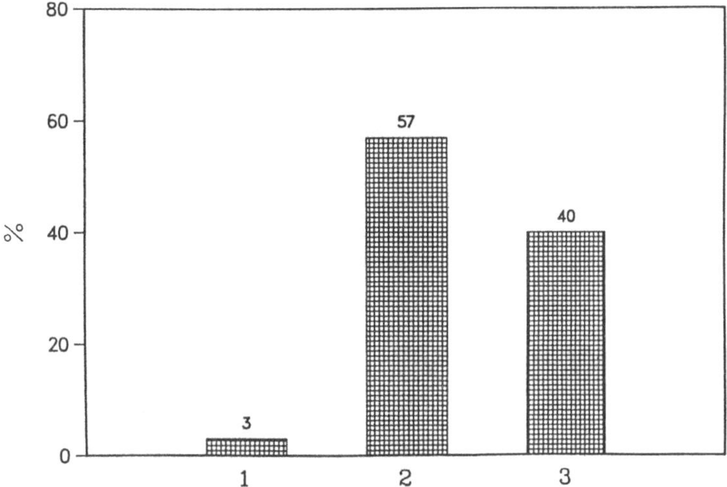

Abb. 2. Kardiakarzinom: Tumortyp (Chir. Univ. Klinik Heidelberg 10/81 bis 01/87)

Operative Strategien

Analog der morphologischen Besonderheiten sind auch die Vorstellungen zum operativen Vorgehen vielfältig. Die Unterschiede im Resektionsausmaß reichen von der proximalen Magenresektion bis hin zur totalen Ösophago-Gastrektomie. Die Empfehlungen operativer Zugangswege reichen vom abdominalen über den transthorakalen bis hin zum abdomino-thorakozervikalen Zugang. Bei einer Resektionsrate von 76,8% in unserem Krankengut (Abb. 3) fiel auf die abdomino-thorakale partielle

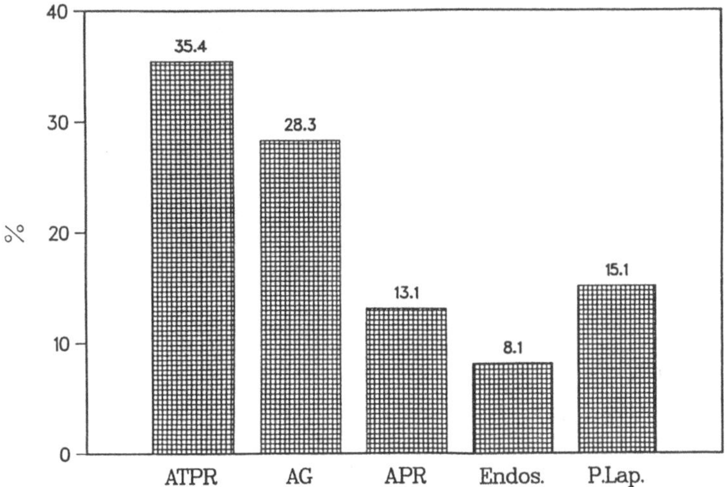

Abb. 3. Kardiakarzinom: Therapieverfahren (Chir. Univ. Klinik Heidelberg 10/81 bis 01/87)

Resektion (ATPR) 35,4%, auf die abdominelle Gastrektomie (AG) 28,3% und auf die abdominelle partielle Resektion (APR) 13,1% der Eingriffe. Knapp ein Viertel der Patienten waren inoperabel, wohingegen ein Teil (8,1%) einer endoskopischen Lasertherapie unterzogen wurde.

Zur weiteren Einstufung der einzelnen Verfahren bedürfen folgende Punkte der Klärung:

- Gewährleistung der Radikalität,
- Risikobelastung der Operationsmethode,
- Sicherung einer adäquaten Lebensqualität.

Gewährleistung der Radikalität

Hinsichtlich der Radikalität am tumortragenden Organ im Sinne des Miterfassens multizentrischer Veränderungen gelten beim Kardiakarzinom die gleichen Überlegungen wie beim distalen Magenkarzinom [2, 3, 15]. Prinzipiell sollten heute mit den Möglichkeiten der präoperativen Endoskopie multizentrische Veränderungen relativ sicher zu erfassen sein. Allerdings können sich hier besondere Probleme bei stenosierend wachsenden Tumoren am ösophagokardialen Übergang ergeben, die eine ausreichende endoskopische Inspektion des Magens nicht mehr erlauben. Bei vorliegender Stenose sind jedoch die Möglichkeiten einer endoskopischen Bougierung zu nutzen, um neben der histomorphologischen Sicherung des Befundes im Bereich der Kardia auch eine ausreichende Abklärung des übrigen Magens und des Duodenums zu gewährleisten.

Für die Ausdehnung des operativen Vorgehens ist weiterhin die Kenntnis der lymphogenen Metastasierung beim Kardiakarzinom von Bedeutung. In zahlreichen Untersuchungen konnte gezeigt werden, daß Adenokarzinome der Kardia nicht nur die primären Lymphstationen parakardial und im Bereich des Truncus coeliacus und am Milzhilus befallen, sondern auch in einem nicht zu vernachlässigenden Prozentsatz die Lymphknoten großkurvaturseitig sowie parapylorisch okkupieren können (Abb. 4) [4].

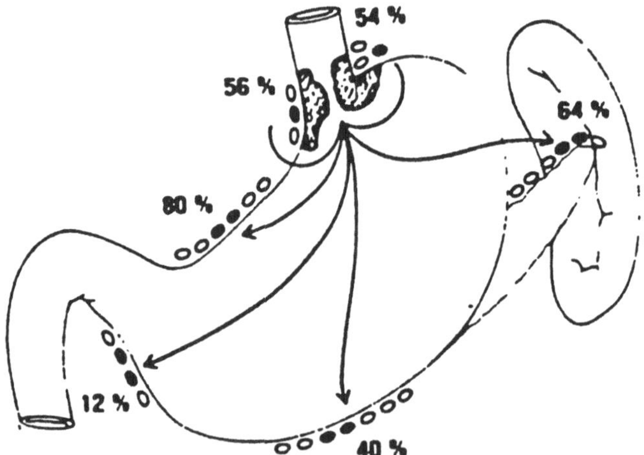

Abb. 4. Häufigkeit von Lymphknotenmetastasen beim Kardiakarzinom (McNear u. Pack 1967)

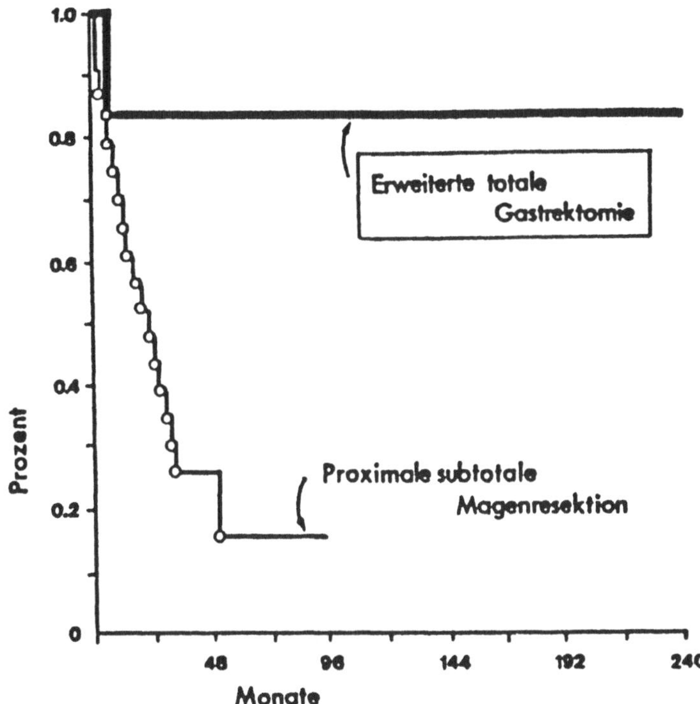

Abb. 5. Überlebensrate von Patienten mit Kardiakarzinom im Tumorstadium I und II (Papachristou et al. (1980))

Das heißt, daß eine subtotale Magenresektion, bei der diese Lymphknotenstationen erhalten bleiben, zunächst nicht adäquat erscheint. Die Richtigkeit dieser Annahme scheint sich auch durch Vergleich unterschiedlicher operativer Therapien im Hinblick auf die Überlebenszeit der Patienten zu bestätigen, wie Papachristou et al. im Jahre 1980 zeigen konnten (Abb. 5) [9].

Bei genauer Analyse zeigt sich aber, daß die Dinge komplizierter sind. Wie das dargelegte Ergebnis zeigt, kann nicht davon ausgegangen werden, daß gleiche Tumorstadien, also Stadium I und II, tatsächlich verglichen wurden, da das entsprechende histopathologische Staging naturgemäß bei den gastrektomierten Patienten exakter ist und damit prognostisch ungünstigere Fälle in der subtotal resezierten Gruppe mit enthalten sein können.

Für die Berechtigung der Annahme, daß nicht prinzipiell davon ausgegangen werden kann, daß die Gastrektomie aus tumorchirurgischer Sicht beim Kardiakarzinom der erweiterten proximalen Resektion überlegen ist, spricht auch die völlige Übereinstimmung der Überlebenskurven unselektionierter Patienten in Abhängigkeit verschiedener Operationsverfahren wie es Papachristou 1980 publiziert hat (Abb. 6) [10]. Zur Beantwortung der Frage, inwieweit derzeit Sicherheit besteht, ob die prinzipielle Gastrektomie beim Kardiakarzinom der proximalen Teilresektion überlegen ist, verdient die Analyse der Überlebenskurven gastrektomierter Patienten unsere Aufmerksamkeit (Abb. 7).

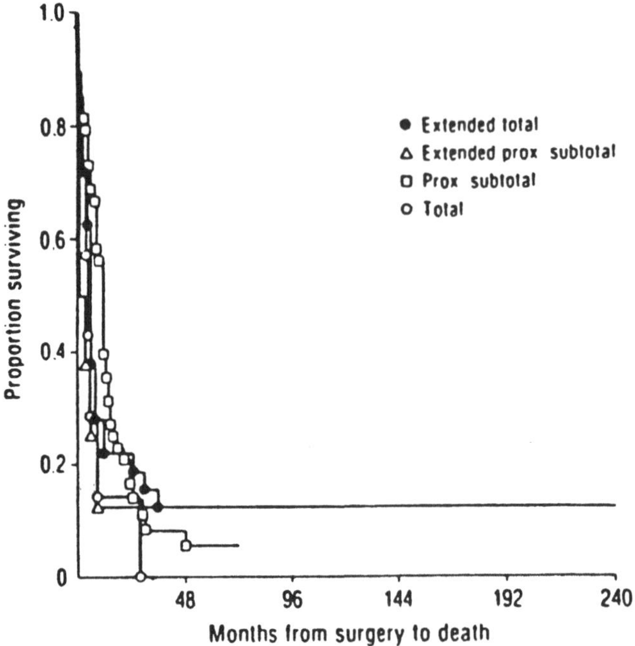

Abb. 6. Überlebensrate von Patienten mit Kardiakarzinom in Abhängigkeit von der Operations-Radikalität (Papachristou et al. 1980)

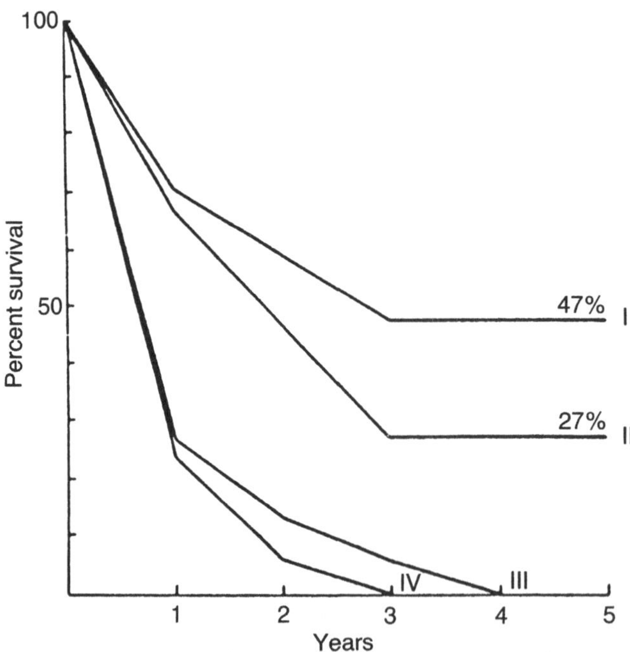

Abb. 7. Kardiakarzinom: Überlebenskurve nach Gastrektomie in Abhängigkeit vom Tumorstadium (Papachristou et al. 1980)

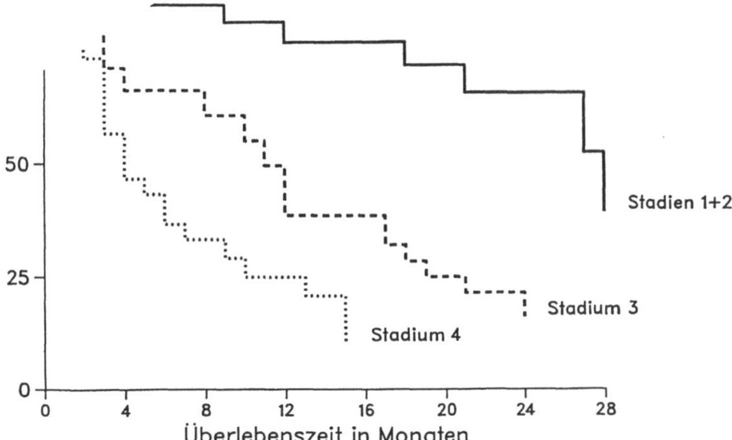

Abb. 8. Kardiakarzinom: Überlebenszeit in Abhängigkeit vom Tumorstadium (Chir. Univ. Klinik Heidelberg 10/81 bis 1/87)

Es zeigt sich dabei, daß mittels Gastrektomie 5-Jahres-Heilungen nur bei Patienten im Stadium I und II erreicht werden können. Es handelt sich also um Patienten mit T1- und T2-Tumoren mit negativen Lymphknoten oder Lymphknotenbefall in unmittelbarem Tumorbereich. Die Wahrscheinlichkeit also, durch ausgedehntere Resektionen Patienten mit weiter fortgeschrittener Metastasierung zu heilen, sind hiernach nicht gegeben. Somit erscheint zumindest basierend auf diesen Daten ein theoretisch logisches Konzept praktisch nicht zu einer Verbesserung der Überlebenszeiten zu führen. Bei diesen Untersuchungen wurde allerdings die Resektion proximalseitig, also im Bereich des Ösophagus nur von abdominal aus durchgeführt.
In unserem Patientenkollektiv (Abb. 8) lag das mediane Überleben für Stadium I und II bei 27 Monaten, für das Stadium III bei 11 Monaten und für das Stadium IV bei 4 Monaten unabhängig vom Operationsverfahren. Wenn man nur das Stadium III berücksichtigt (Abb. 9), schneidet auch das radikale Verfahren der abdomino-thorakalen partiellen Resektion (ATPR) nicht besser ab als die weniger ausgedehnten Eingriffe.

Proximaler Resektionsrand

Es ist bekannt, daß gerade der proximale Absetzungsrand bei dieser Tumorform besonders problematisch ist. Eine histologisch tumorfreie Ösophagusmanschette kann nur bei 6 cm Sicherheitsabstand zum Primärtumor verläßlich angenommen werden [1, 4, 9, 10, 14, 15]. Eine entsprechende Resektion der intrathorakalen Speiseröhre ist jedoch nur transthorakal möglich. Um dem Problem eines tumorfreien proximalen Absetzungsrandes gerecht zu werden, wurde daher in letzter Zeit vermehrt die komplette Entfernung der Speiseröhre beim Kardiakarzinom propagiert [13, 14, 15].

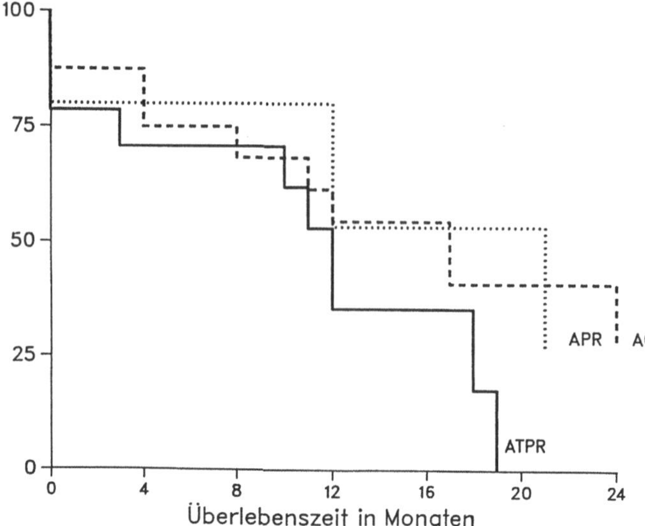

Abb. 9. Kardiakarzinom: Überlebenszeit im Stadium III abhängig vom Operationsverfahren (Chir. Univ. Klinik Heidelberg 10/81 bis 01/87

Eine Analyse der Rezidivfrequenz beim Kardiakarzinom zeigt, daß auch hier das Problem nicht so einfach gelagert ist, als daß eine Ausdehnung der Radikalität nach proximal eine Lösung bringen würde [1].

Vielmehr zeigt sich, daß bei mikroskopisch befallenem Resektionsrand ein krankheitsfreies 5-Jahres-Überleben der Patienten durchaus möglich sein kann (Abb. 10).

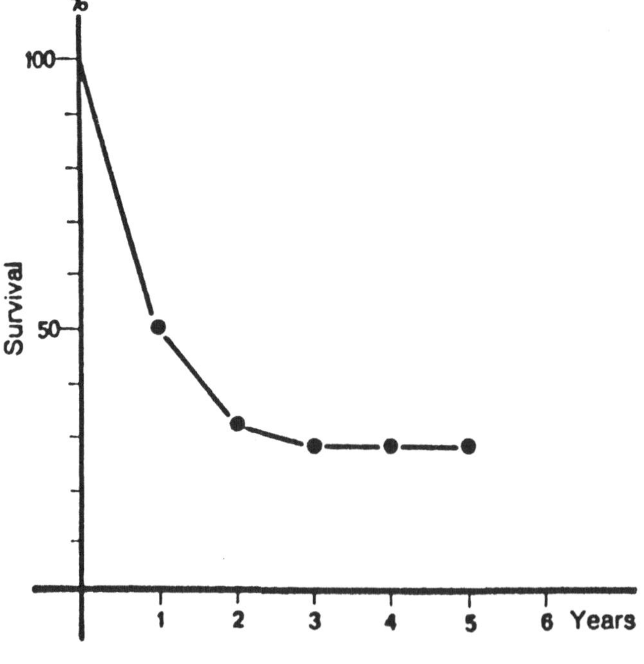

Abb. 10. Krankheitsfreies Überleben bei Patienten mit histologisch tumorbefallenem proximalen Absetzungsrand (F. Bozzetti et al. 1982)

Weiterhin tritt ein ausschließlicher lokoregionaler Tumorrückfall bei nicht ausreichender proximaler Resektion nur bei einem Viertel der Fälle überhaupt auf, so daß davon ausgegangen werden muß, daß ab einer gewissen Invasion der Ösophaguswand auch mit einer ausgedehnteren lokalen Radikalität der allgemeine Verlauf der Tumorerkrankung nicht beeinflußt wird [9].
Um richtig verstanden zu werden, es soll hier nicht von einem eingeschränkt radikalen Eingriff unter bewußtem Belassen von Resttumor gesprochen, sondern vielmehr auf die besonders schwierig zu definierende Situation des mit lokalen Maßnahmen kurativ therapierbarem Kardiakarzinoms hingewiesen werden.
Neben der individuellen Situation von Seiten des Tumors muß auch die Risikobelastung des Eingriffs Berücksichtigung finden.

Risikobelastung der Operationsmethode

Bei Gegenüberstellung der in der Literatur mitgeteilten postoperativen Letalität ergibt sich zunächst kein Unterschied zwischen der abdomino-thorakalen Kardiaresektion und der Gastrektomie [5, 16]. Diese Angaben sind jedoch nicht vergleichbar, da teilweise unterschiedliche Tumoren therapiert wurden bzw. die Analyse eine unterschiedliche Radikalität am proximalen Ösophagus beinhaltet. Nicht ohne weiteres vergleichbar ist ebenso die postoperative Letalität vom abdominell gastrektomierten Patienten und Patienten mit abdomineller proximaler Resektion, da es sich gerade in der letzten Gruppe vor allem um Palliativmaßnahmen oder Eingriffe bei risikobelasteten Patienten handelt. Bedenklich sollte uns zumindest ein entsprechender Vergleich von postoperativen Letalitätsquoten großer japanischer Untersuchungen stimmen [16], wobei bei den sonst sehr niedrigen Letalitätsquoten die Risikobelastung der abdomino-thorakalen Gastrektomie 5fach höher liegt als beim abdominellen Vorgehen (Tabelle 1).

Tabelle 1. OP-Letalität beim Kardiakarzinom

	Suzuki (1983) (Japan)	Lit. Übersicht (USA, Europa)	Eigenes Krankengut (1982–1/1987)
abd.-thorak. prox. Resektion	k.A.	10–25%	11,4%
abd.-thorak. Gastrektomie	5,7%	(Einzelfälle)	–
abd. Gastrektomie	3,3%	8–21%	10,7%
abd.-prox. Resektion	1,1%	14–35%	30,7%

Sicherung einer adäquaten Lebensqualität

Bei kritischer Wertung der zur Diskussion stehenden operativen Verfahren muß auch der postoperativen Lebensqualität Rechnung getragen werden. Hier kann festgestellt werden, daß Lebensqualität und Spätkomplikationen nicht gegen die Gastrektomie bzw. das erweiterte radikale Vorgehen sprechen, sondern eher dieses Konzept stüt-

Tabelle 2. Kardiakarzinom: Postoperative Spätkomplikationen (Eigenes Krankengut Heidelberg, 1982–1987)

	Dysphagie	Stenose	Ösophagitis
proximale Resektion	42%	31%	64%
Gastrektomie	6%	5%	18%

zen würden. Postoperatives Wohlbefinden und Verhinderung von Reflux und Refluxsymptomatik werden durch Ersatzmagenbildung bzw. Darminterposition besser erreicht, als dies nach proximaler Resektion mit Ösophago-Antrostomie der Fall ist [11]. Im Rahmen der Nachuntersuchung unserer Patienten (Tabelle 2) fand sich immerhin nach proximaler Resektion in 42% eine Dysphagie, in 31% eine Stenose im Bereich der Anastomose und sogar in 64% eine manifeste Ösophagitis. Bei allen Patienten mit einer Stenose im Bereich der Anastomose konnte durch endoskopische Techniken der Bougierungsbehandlung eine subjektive Beschwerdefreiheit erreicht werden.

Zusammenfassung und Therapievorschlag

Argumente Pro und Kontra Gastrektomie beim Kardiakarzinom wurden dargestellt. Eine Wertung der Vor- und Nachteile zur Diskussion stehender operativer Alternativen muß Unterschiede in:

1. der Zusammensetzung des Krankengutes,
2. der Indikation zur Operation,
3. des zugrundeliegenden Tumorstadiums und
4. der Risikofaktoren und Rekonstruktionstechnik mitberücksichtigen.

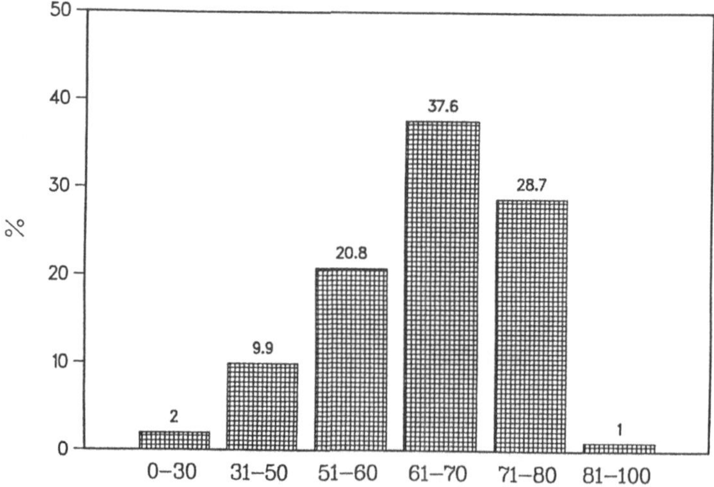

Abb. 11. Kardiakarzinom: Altersverteilung (Chir. Univ. Klinik Heidelberg 10/81 bis 01/87)

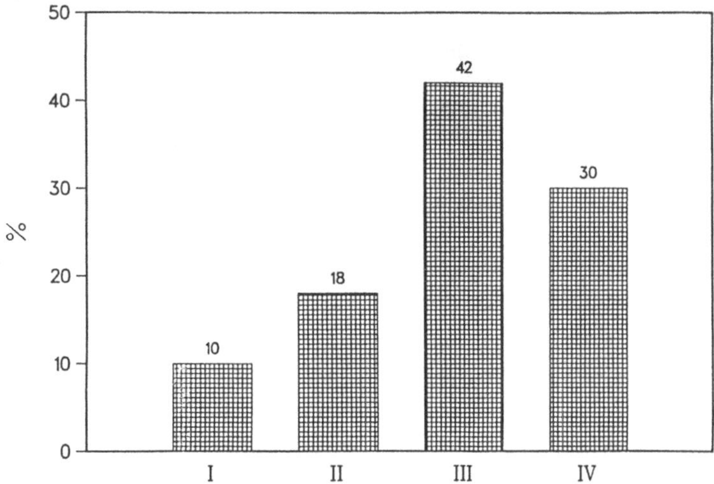

Abb. 12. Kardiakarzinom: Stadium (Chir. Univ. Klinik Heidelberg 10/81 bis 01/87)

Unabhängig hiervon muß auf die prognostisch unterschiedlichen histologischen Formen des Kardiakarzinoms eingegangen werden.
Wie in der Abbildung 11 gezeigt, waren in unserem Krankengut über zwei Drittel der Patienten älter als 60 und polymorbid, über 70% der Patienten wiesen, wie die Abbildung 12 zeigt, ein fortgeschrittenes Tumorstadium zum Zeitpunkt der stationären Aufnahme auf.
Eine prinzipielle Empfehlung zur Therapie des Kardiakarzinoms kann unseres Erachtens daher derzeit nicht abgegeben werden. Indikation und Ausmaß zur Operation muß individuell gestellt werden. In unserer Klinik gelten folgende Richtlinien (Tabelle 3):

1. Abdominelle Gastrektomie bei Patienten mit Magenfunduskarzinomen, die auf die Kardia übergreifen und histologisch-bioptisch die Ösophagusschleimhaut nicht infiltrieren.
2. Das Karzinom im Endobrachyösophagus entspricht in Lokalisation und Wachstum am ehesten einem Ösophaguskarzinom und sollte operationstaktisch wie dieses behandelt werden.

Tabelle 3. Differentialindikation der operativen Therapie des Kardiakarzinoms

abdominale Gastrektomie	→	Funduskarzinom mit Übergreifen auf die Kardia und fehlender Ösophagusinfiltration
abdomino-thorakale Gastrektomie	→	fehlende allg. Risikofaktoren, günstiges Tumorstadium
abdomino-thorakale prox. Resektion	→	Risikofaktoren, ungünstiges Tumorstadium
abdominale proximale Resektion Neodym-YAG-Laser Tumorevaporisation bzw. endoskop. Einlage eines Tubus	→	erhebliche Risikofaktoren, kleiner Tumor bei fortgeschrittenem Tumorstadium (z.B. Metastasen)

3. Eine abdomino-thorakale Gastrektomie beim Kardiakarzinom im günstigen Tumorstadium und vor allem bei jüngeren, nicht durch Begleiterkrankungen vorbelasteten Patienten.
4. Eine abdomino-thorakal proximale Resektion mit linksthorakalem Zugang bei Risikopatienten und bei ungünstigem Tumorstadium.

Eine relativ hohe Rate postoperativer Komplikationen lassen die abdominelle proximale Resektion beim Kardiakarzinom auch aus palliativer Sicht als fragwürdig erscheinen [19]. In diesen Fällen haben sich in letzter Zeit die endoskopische Neodym-YAG-Laser-Tumorevaporisation oder die endoskopische Pertubation der Tumorstenose bewährt [7].

Literatur

1. Bozzetti F, Bonfanti G, Bufalino R, Menotti V, Persano S, Andreola S, Doci R, Gennari L (1982) Adequacy of Margins of Resections in Gastrectomy for Cancer. Ann Surg 196: 685–690
2. Douglass HO, Nava HR (1985) Gastric Adenocarcinoma – Management of Primary Disease. Seminars in Oncology 12: 32–45
3. Finley RJ, Grace M, Duff JH (1985) Esophagogastrectomy without Thoracotomy for Carcinoma of the Cardia and Lower Part of the Esophagus. Surgery, Gynecology & Obstetrics 160: 49–56
4. Giedl J, Hermanek P, Husemann B (1980) Häufigkeit und Typ der lymphogenen Metastasierung des Magenkrebses. Langenbecks Arch Chir 350: 191–187
5. Huang GJ, K'ai WY (ed) (1984) Carcinoma of the Esophagus and Gastric Cardia. Springer Verlag, Berlin Heidelberg New York Tokyo
6. Kalish RJ, Clancy PE, Orringer MB, Appelman HD (1984) Clinical, Epidemiologic and Morphologic Comparison Between Adenocarcinomas Arising in Baretts's Esophageal Mucosa and in the Gastric Cardia. Gastroenterology 86: 461–467
7. Krasner N, Beard J (1984) Laser irradiation of tumors of the esophagus and Gastric Cardia. British Medical Journal 288: 929
8. Papachristou DN, Fortner JG (1980) Adenocarcinoma of the Gastric Cardia – The Choice of Gastrectomy. Ann Surg 192: 58–64
9. Papachristou DN, Fortner JG (1981) Local Recurrence of Gastric Adenocarcinomas After Gastrectomy. Journal of Surgical Oncology 18: 437–53
10. Papachristou DN, Agnanti N, D'Agostiono H, Fortner JG (1980) Histologically Positive Esophageal Margin in the Surgical Treatment of Gastric Cancer. American Journal of Surgery 139: 711–713
11. Rhode H, Troidl H (ed) (1983) Das Magen-Karzinom. Georg Thieme Verlag, Berlin Heidelberg Stuttgart New York
12. Schlag P (1985) Consideration for Surgical Treatment of Gastric Carcinoma. Europ J Surg Oncol (in press)
13. Siewert JR, Hölscher AH (1985) Operationsverfahren beim Karzinom des gastro-ösophagealen Überganges, 89–97. In: Aktuelle Therapie des Magen-Karzinoms. Ed: Bünte H, Langhans P, Meyber HJ, Pichlmayr R. Springer Verlag, Berlin Heidelberg New York Tokyo
14. Siewert JR, Hölscher AH, Becker K, Gössner W (1987) Kardiakarzinom: Versuch einer therapeutisch relevanten Klassifikation. Chirurg 58: 25–32
15. Skinner DB (1983) En bloc Resection for Neoplasms of the Esophagus and Cardia. J Thorac Cardiovasc Surg 85: 59–71
16. Suzuki H, Endo M, Nakayma K (1983) A Review of the Five-year Survival Rate and Clinicpathologic Factors in Stomach Cancer Treated by Surgery Alone. International Advances in Surgical Oncology 6: 271–398
17. Takagi K (1984) Untersuchungen zur Lebensqualität nach Magenresektion wegen Karzinom, 50–56. In: Das Magen-Karzinom. Ed: Rhode H, Troidl H, Georg Thieme Verlag, Stuttgart New York

Chirurgische Therapie des Adenokarzinoms des gastroösophagealen Überganges

J. R. Siewert und A. H. Hölscher

Einleitung

In der Chirurgischen Klinik der Technischen Universität München werden mit dem Begriff „Kardiakarzinom“ Adenkarzinome des gastroösophagealen Überganges bezeichnet, wobei als gastroösophagealer Übergang der Bereich 5 cm oral und aboral der Schleimhautgrenze (Z-Linie) verstanden wird. Ist die Schleimhautgrenze verschoben (z. B. beim Endobrachyösophagus), dann gilt die anatomische Kardia als Bezugspunkt. Subkardiale Magenkarzinome werden nur in die Kategorie der Kardiakarzinome aufgenommen, wenn sie den distalen Ösophagus infiltrieren. Um diese Definition mehr einzuengen, gilt als zweites Kriterium die Notwendigkeit eines abdomino-thorakalen oder eines abdomino-transhiatalen Vorgehens zum Zweck der radikalen Tumorresektion.

Diagnostik und Klassifikation

Diese Unsicherheit in Definition und Verfahrenswahl beim Kardiakarzinom hat uns veranlaßt, orientiert an einer retrospektiven Analyse unseres Krankengutes eine prospektive Beobachtungsstudie zu planen. Dabei wurden alle Adenokarzinome des gastroösophagealen Überganges, soweit ihre Tumorzentren im Bereich von 5 cm oberhalb bzw. unterhalb der anatomischen Kardia bzw. der Schleimhaut-Z-Linie zu lokalisieren waren, prospektiv erfaßt, dokumentiert und entsprechend einem festgelegten Therapieprotokoll behandelt.
Folgende Klassifikation wurde verwandt (Abb. 1) [18]:

- das Adenokarzinom im Endobrachyösophagus, soweit es sich in den genannten Grenzen entwickelt (Typ I)
- das eigentliche, von der Kardiaschleimhaut ausgehende Kardiakarzinom (Typ II)
- das den distalen Ösophagus meist submucös infiltirierende subkardiale oder Funduskarzinom des Magens (Typ III)

Die Zuordnung zu einem der 3 Tumortypen erfolgte auf dem Boden der präoperativen und intraoperativen Befundung. Als besonders wertvoll für die Klassifikation der Tumoren hat sich uns dabei präoperativ die Röntgen-Thoraxaufnahme mit gleichzeitiger Bariumdarstellung von Ösophagus und Magen (sog. Thoramataufnahme) erwiesen. Mit Hilfe dieser Röntgenaufnahmen war es in allen Fällen möglich, den

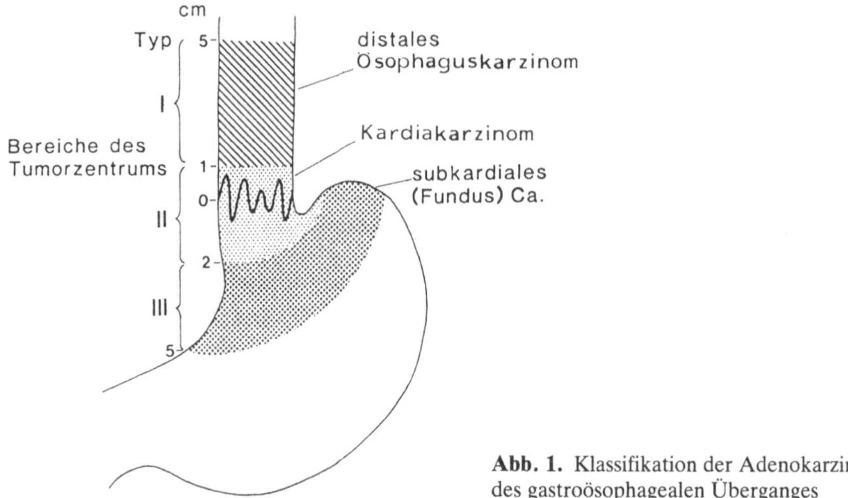

Abb. 1. Klassifikation der Adenokarzinome des gastroösophagealen Überganges

Tumor aufgrund topographisch-anatomischer Kriterien einem der 3 Typen zuzuordnen.

Die Endoskopie erwies sich ebenfalls als von großer Bedeutung, stand aber in der topographisch-anatomischen Aussagekraft gegenüber der Radiologie zurück. Wichtige Informationen lieferte die Endoskopie in Hinblick auf den Nachweis eines Endobrachyösophagus und von Schleimhautmetastasen im Ösophagus. Darüber hinaus konnte die subkardiale Ausdehnung eines Tumors bei retrograder Betrachtung der Kardia gut abgeschätzt werden. Auch aufgrund der Endoskopie wurde jeweils eine Klassifikation des Adenokarzinoms vorgenommen.

Computertomographie und NMR konnten zur Klassifikation der Kardiatumoren nur wenig beitragen. Ihr Informationswert betraf vor allem die extraluminale Tumorausdehnung und den Nachweis von Lymphknoten- bzw. von Fernmetastasen. Die diagnostische Aussagekraft betrug dabei nur ca. 70% (Lehr et al. in [17]).

Anhand dieser Diagnostik erfolgte in allen Fällen eine präoperative Klassifikation des Kardiakarzinoms durch den in der Beurteilung derartiger Karzinome erfahrensten Chirurgen. Dieser Befund wurde intraoperativ aufgrund des Situs überprüft. Eine intraoperative Korrektur der präoperativen Klassifikation war nur in 2 Fällen (2%) notwendig; dies bedeutet, daß mit Röntgen und Endoskopie präoperativ eine Klassifikation mit hoher Zuverlässigkeit gelingt.

Schließlich wurden die Tumoren anhand eines vorgegebenen Protokolls pathologisch-anatomisch erneut ohne direkte Kenntnis der Zuordnung durch den Chirurgen klassifiziert und aufgearbeitet. Dabei galt die Lokalisation des makroskopischen Tumorzentrums als entscheidende Grundlage für die Klassifikation. Die pathologisch-anatomische Klassifikation wurde abschließend mit den Chirurgen diskutiert. Danach mußte in 3% der Fälle eine Korrektur der klinischen Zuordnung vorgenommen werden.

Tabelle 1. Adenokarzinom des gastroösophagealen Überganges (1.7.1982–1.3.1987 Chir. Klinik TU München)

n = 154
- 36 Laser/Afterloading-Therapie
- 118 chirurgische Resektion
- 0 diagnostische Laparotomie

76,6% Resektionsquote

Krankengut

Insgesamt kamen in der Zeit vom 1.7.1982 bis zum 1.3.1987 154 Patienten mit einem Adenokarzinom des gastro-ösophagealen Überganges in unsere Behandlung (Tabelle 1). 118 Patienten konnten reseziert werden; das entspricht einer Resektionsquote von 76,6%.

Die nähere Analyse der Patientendaten der 3 verschiedenen Tumorgruppen zeigt bezüglich der Altersverteilung und der Tumorstadien keinen Unterschied. Auffällig ist, daß das eigentliche Kardiakarzinom (Typ II) in unserem Krankengut nahezu ausschließlich beim Mann vorkam. Diese deutliche Bevorzugung des männlichen Geschlechtes ist auch in den Publikationen von Kalish et al. [8] und von Sons und Borchard [19] beschrieben worden.

Die Verteilung der Tumorstadien war in allen 3 Gruppen annähernd gleich, jeweils nur ca. ⅓ der Patienten gehört den prospektiv günstigen Tumorstadien I und II an (Tabelle 2).

Tabelle 2. Adenokarzinom des gastroösophagealen Überganges (Chir. Klinik TU München)

	Alter x̄ (Jahre)	Geschlecht ♂:♀	Tumorstadium pT_1-$T_2N_{0\text{-}1}M_0$	Tumorstadium pT_3-$T_4N>_1M_X$	Endobrachyösophagus
Typ I	61,4	4,6:1	30,5%	69,5%	79,4%
Typ II	57,2	21 :1	36,4%	63,6%	9,0%
Typ III	62,5	1,5:1	34,7%	65,3%	0,0%

Chirurgische Verfahrenswahl

Die chirurgische Verfahrenswahl erfolgte orientiert am Tumortyp wie folgt (Abb. 2):

Typ I: abdomino-zervikale transmediastinale subtotale Ösophagektomie, proximale Gastrektomie (Fundektomie) und Lymphadenektomie des sog. Compartments II [16]; Rekonstruktion der Intestinalpassage durch Magenschlauchbildung mit zervikaler Anastomose

Typ II: im klinischen Stadium I/II (2) totale Gastrektomie mit distaler Ösophagusresektion (abdomino-linksthorakal) und Rekonstruktion durch gestielte Ösophago-Jejunoplikatio (Roux-Y) [15]. In fortgeschrittenen Stadien III und IV: totale Gastrektomie und subtotale Ösophagektomie; Rekonstruktion durch Koloninterpo-

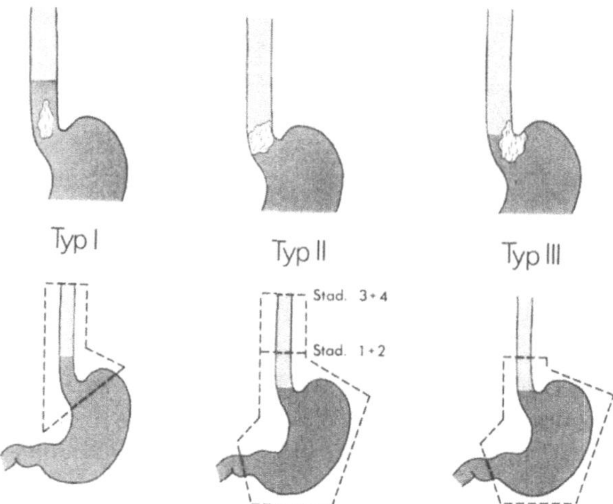

Abb. 2. Verteilung der Tumortypen und schematische Darstellung des Resektionsausmaßes bei 118 Patienten mit Kardiakarzinom.
Typ I n = 40 (33,9%);
Typ II n = 25 (21,2%);
Typ III n = 53 (44,9%).

sition (linke Kolonflexur mit Colon transversum gestielt an der A. colica sinistra) mit zervikaler Anastomose und Koloduodenostomie

Typ III: abdomino-linksthorakale bzw. abdomino-transhiatale totale Gastrektomie mit distaler Ösophagusresektion, Rekonstruktion durch gestielte Ösophago-Jejunoplikatio (Roux-Y)

Ergebnisse

Pathologisch-anatomische Ergebnisse

Die histologische Untersuchung der Resektionspräparate bewies Radikalität in Hinblick auf die intraluminale Tumorausdehnung in 90% beim Typ I, 84% beim Typ II und 79% beim Typ III (Tabelle 3).

Tabelle 3. Adenokarzinom des gastroösophagealen Überganges (Chir. Klinik TU München)

Tumorinfiltration/Resektionsrand			
Adenokarzinom	Typ I	II	III
Rate des tumorinfiltrierten oralen Resektionsrandes	3 (7,5%)	2 (8,0%) (totale Ösophagogastrektomie 0%)	9 (16,9%)
Rate des tumorinfiltrierten aboralen Resektionsrandes	1 (2,7%)	2 (8,0%)	2 (3,7%)

Adenokarzinom im Endobrachyösophagus (Typ I)

Beim Typ I fand sich bei 3 Patienten mit fortgeschrittenen Tumoren am zervikalen Resektionsrand eine Lymphangiosis carcinomatosa. Dieses belegt die Notwendigkeit der subtotalen Ösophagektomie beim Typ I Karzinom, das in einem hohen Prozentsatz zu einer Tumorausbreitung in der Submukosa oder in Lymphbahnen der Ösophaguswand neigt. Einmal war der aborale Resektionsrand aufgrund eines nur palliativ resezierten T4-Tumors befallen. In allen anderen Fällen konnte hier kein Tumor nachgewiesen werden, so daß die gewählte Resektionsgrenze im proximalen ⅓ des Magens als adäquat angesehen werden kann.
Die Lymphadenektomie umfaßt bei diesem Vorgehen das sog. Compartment II annähernd vollständig (mit Ausnahme eines Teils der Lymphknoten am Ligamentum hepatoduodenale – Schonung des Abganges der A. gastrica dextra). Das Compartment I wird dagegen nur im proximalen Drittel des Magens berücksichtigt (Erhaltung der A. gastrica dextra und der A. gastroepiploica dextra). Die Lymphadenektomie ist somit weniger radikal als bei der totalen Gastrektomie (s. u.), berücksichtigt aber das Hauptlymphabflußgebiet des Typ I Karzinoms entlang der A. gastrica sinistra zum Truncus coeliacus. Die intraoperative Revision der belassenen Lymphknotenstationen und deren Biopsie bei klinischem Verdacht ergab in keinem Fall einen Tumornachweis.
Diese Fakten belegen einmal mehr, daß das Adenokarzinom im Endobrachyösophagus als ein Ösophaguskarzinom anzusehen ist und als solches behandelt werden muß.

Subkardiales Karzinom (Typ III)

Beim Typ III Karzinom mußte die intraoperative chirurgische Einschätzung hinsichtlich des Resektionsrandes postoperativ in 21% der Fälle korrigiert werden. Die unzureichende Radikalität in diesen Fällen ist hauptsächlich auf die begrenzte Exposition beim transhiatalen Zugang zurückzuführen. Dabei ist allerdings zu berücksichtigen, daß die Eingriffe mit diesem Zugang mit einer 0-Letalität bei 17 Patienten ausgeführt wurden (Tabelle 4).
Die pathologisch-anatomische Analyse der Tumorausdehnung nach aboral hat bis auf 2 Fälle fortgeschrittener diffuser Karzinome in allen anderen Fällen ergeben, daß ein

Tabelle 4. Adenokarzinom des gastroösophagealen Überganges

Letalität/OP-Eingriff

Operationsverfahren	n	30-Tage-Letalität	
transmediastinale stumpfe Ösophagusdissektion	39	3/39	7,7%
totale Ösophagogastrektomie	19	2/19	10,5%
distale Ösophagektomie + totale Gastrektomie			
– abdomino-links-thor.	43	1/43	4,6%
– abdomino-transhiatal	17	0/17	0%
	118		5,9%

mehr oder minder großer Magenanteil tumorfrei war und aus theoretischer Sicht hätte belassen werden können. Die Erhaltung des distalen Magens bzw. Antrums bringt unseres Erachtens aber funktionell für den Patienten keine Vorteile. Im Gegenteil, die direkte Anastomose vom distalen intraabdominell lokalisierten Magenrest mit dem Ösophagus führt zu schlechten Langzeitergebnissen (hohe Rate alkalischer Refluxösophagitis). Darüber hinaus ist die Radikalität der Lymphadenektomie bei der totalen Gastrektomie größer als bei der proximalen Teilresektion (Notwendigkeit der Erhaltung der A. gastroepiploica dextra sowie der A. gastrica dextra) (s.o.). Wir haben bei exakter Analyse der Lymphknotenzahlen bei totaler Gastrektomie (Compartment I und II) im Durchschnitt 32 Lymphknoten, bei proximaler Gastrektomie dagegen nur 20 Lymphknoten gefunden (Compartment II, partiell Compartment I). Beide Argumente sprechen unseres Erachtens zugunsten einer totalen Gastrektomie. Die Therapie entspricht damit der des Magenkarzinoms. Zu der gleichen Aussage kommen Papachristou und Fortner [11] aufgrund der von ihnen ermittelten Überlebensraten. Diese Argumentation ist jedoch nicht sehr überzeugend, da die Daten einer unkontrollierten retrospektiven Analyse entstammen. Darin wurde von Papachristou das Ausmaß der Lymphadenektomie nicht beschrieben. Es ist daher nicht auszuschließen, daß die unterschiedlichen Überlebenszeiten nach proximaler bzw. totaler Gastrektomie auf einer unterschiedlich ausgedehnten Lymphadenektomie beruhen.

Eigentliches Kardiakarzinom (Typ II)

Schließlich seien die eigentlichen Kardiakarzinome (Typ II) besprochen. Für diese hat die in der Literatur gelegentlich erhobene Forderung nach der totalen Ösophago-Gastrektomie noch die größte Berechtigung. Dieses Verfahren ist das radikalste Therapiekonzept; bei allen Resektionspräparaten dieser Ausdehnung fanden sich tumorfreie Resektionsränder. Auf der anderen Seite muß aber bedacht werden, daß das operative Risiko dieses Eingriffes größer ist als das der beiden anderen gewählten Verfahren (s. Tabelle 4). Darüber hinaus sind postoperative Folgekrankheiten zu bedenken. Deswegen war es unser Bestreben, dieses invasive Verfahren nur dort zur Anwendung zu bringen, wo es unumgänglich erschien. Das ist unseres Erachtens bei fortgeschrittenen Kardiatumoren vom Typ II (kurative Resektion nicht möglich) der Fall, bei denen vor allem unter dem Gesichtspunkt der Entstehung von Lokalrezidiven eine Rekonstruktion im Tumorbett vermieden werden sollte. Nur hier haben wir uns zur totalen Ösophago-Gastrektomie entschieden. Bei genau der Hälfte unserer Patienten ergab sich diese Indikation.

Kleinere Typ II-Karzinome der Kardia haben wir wie subkardiale Karzinome behandelt, d.h. sie wurden auf der Basis der eben erwähnten Überlegungen total gastrektomiert und der distale Ösophagus reseziert. Die orale Tumorfreiheit wurde intraoperativ durch Schnellschnitt gesichert. In 2 Fällen ergab die postoperative histologische Aufarbeitung eine Lymphangiosis carcinomatosa bis an den Schnittrand.

Somit hat sich unsere Klassifikation und das sich auf sie stützende Resektionsausmaß anhand der pathologisch-anatomischen Aufarbeitung der Operationspräparate in 83% der Fälle als ausreichend erwiesen. Relativ häufig konnte eine Lymphangiosis carcinomatosa am oralen Schnittrand bei den transabdominell-transhiatalen erweiterten Gastrektomien aufgezeigt werden. Dieses Ergebnis wird in Zukunft dazu führen, diese Eingriffe mit dem Stapler (EEA) auszuführen, weil auf diese Weise ein größerer Sicherheitsabstand im Bereich des Ösophagus erzielt werden kann. Insgesamt erscheint uns die vorgeschlagene Klassifikation als sinnvoll und als therapeutisch relevant.

Chirurgische Therapieergebnisse

Die Resektionsquote im hier vorgestellten Krankengut ist mit 76,6% hoch und wird nur in der Serie von Ellis und Maggs [5] (74%) und Brookes et al. [3] (79,8%) erreicht. In den meisten anderen publizierten Daten liegt sie deutlich niedriger (Allum et al. [1] 46%, Sasse et al. [13] 42%). Der besonderen Erwähnung bedarf, daß die Inoperabilität in unserem Krankengut immer präoperativ festgelegt werden konnte, d.h. daß alle Patienten, die operiert wurden, auch reseziert werden konnten.

Die Therapieergebnisse bezüglich der postoperativen Letalität erscheinen im Vergleich zu den Literaturangaben gut (Tabelle 5) [7]. Die Letalität ist erhöht, wenn die subtotale Ösophagektomie notwendig wird wie bei Typ I oder bei fortgeschrittenen Typ II Tumoren. Wichtig erscheint, daß die Letalität der Typ II Karzinome des klinischen Stadiums 1 und 2, die mit geringerem Resektionsausmaß reseziert worden waren, bei dieser begrenzten Fallzahl 0% betrug, im Gegensatz zu den fortgeschrittenen Tumoren, die einer totalen Ösophagogastrektomie bedurften. Hier lag die Letalität bei 7,1%. Die Gesamtletalität für die totale Ösophagogastrektomie war jedoch 10,5%, da aus operationstechnischen Gründen auch bei einem Tumor der Gruppe I eine zusätzliche Magenentfernung mit Kolonersatz notwendig war.

Diese Tatsache zeigt, daß die totale Ösophagogastrektomie ein Verfahren mit relativ hohem Risiko ist und daß die Indikation zur Operation beim fortgeschrittenen Kardiakarzinom gut abgewogen werden muß. Gleiche Ergebnisse sind von Moreno-Gonzalez et al. (in [17]) an einem vergleichbaren Krankengut (Letalität 12,6%) für die totale Ösophagogastrektomie ermittelt worden.

Tabelle 5. Adenokarzinom des gastroösophagealen Überganges (1.7.1982–1.3.1987 Chir. Klinik TU München)

Letalität/Tumor-Typ

	Typ	n	30-Tage-Letalität		mediane Überlebenszeit (Monate)	2-Jahresüberlebensrate
I	Adenokarzinom im dist. Endobrachyösophagus	40	4/40	10,0%	48	60%
II	eigentl. Kardiakarzinom	25	1/25	4,0%	11	32%
	Tumorstadium 1–2	11	0/11	0%		
	Tumorstadium 3–4	14	1/14	7,1%		
III	subkardiales Karzinom	53	3/53	5,6%	21	42%
Adenokarzinom des gastroösophagealen Überganges (Gesamtgruppe)		118	7/118	5,9%	19	45%

Zusammenfassung

Aufgrund einer prospektiven Analyse von 118 Adenokarzinomen des gastroösophagealen Überganges erscheint uns die Unterteilung in Adenokarzinome des Endobrachyösophagus, eigentliche Kardiakarzinome und subkardiale Funduskarzinome als sinnvoll. Diese Klassifikation erlaubt die Festlegung eines adäquaten Resektionsausmaßes. Damit kann das Operationsrisiko gering gehalten werden. Die totale Ösophagogastrektomie bleibt in diesem Therapiekonzept nur dem fortgeschrittenen eigentlichen Kardiakarzinom (Typ II) vorbehalten.

Literatur

1. Allum WH, Roginski Claudia, Fielding JWL, Jones BG, Ellis DJ, Waterhouse JAH, Brookes VS (1986) Adenocarcinoma of the Cardia: A 10-Year Review. World J Surg 10: 462
2. American Joint Commission for Cancer Staging and End Results Reporting. Staging System for Cancer of the Stomach. 1971, pp. 1–19
3. Brookes VS, Waterhouse JAH, Powell DJ (1965) Carcinoma of the stomach: A 10 year survey of results and of factors affecting prognosis. Br Med J 1: 1577
4. Denck H, Pridun N (1978) Zur Prognose des Kardiakarzinoms. Onkologie 1: 197
5. Ellis FH, Maggs PR (1981) Surgery for Carcinoma of the lower Esophagus and Cardia. World J Surg 5: 527
6. Giuli R, Gignoux M (1980) Treatment of Carcinoma of the Esophagus. Ann Surg 192: 44
7. Hölscher AH, Siewert JR (1985) Surgical Treatment of Adenocarcinoma of the Gastroesophageal Junction. Results of an european questionnaire. Dig Surg 2: 1
8. Kalish RJ, Clanay PE, Orringer MB, Appelman HP (1984) Clinical epidemiology and morphologic comparison between adenocarcinomas arising in Barrett's esophageal mucosa and in the gastric cardia. Gastroenterology 86: 461
9. Kock NG (1972) Chirurgische Behandlung von Ösophagus- und Kardiakrebs. Chirurg 43: ö493
10. Kunath V, Joka T (1983) Überlegungen zur Operationstaktik beim Adenokarzinom der Kardia. Dtsch med Wschr 108: 94
11. Papachristou DN, Fortner JG (1980) Adenocarcinoma of the gastric cardia. The choice of gastrectomy. Ann Surg 192/1: 58
12. Reding R (1982) Analyse der chirurgischen Therapie des Kardiakarzinoms. Zbl Chirurgie 107: 1509
13. Sasse W, Bünte H, Heinicke A (1985) Zur Prognose des Kardiakarzinoms. Langenbecks Arch Chir 365: 205
14. Siewert JR, Weiser HF, Schattenmann G (1981) Resektion von Kardia und distalem Ösophagus von rechts. In: Häring R (Hrsg) Chirurgie des Ösophaguskarzinoms. Edition Medizin, Weinheim Deerfield Beach Basel
15. Siewert JR, Hölscher AH (1985) Operationsverfahren beim Karzinom des gastro-ösophagealen Überganges. In: Aktuelle Therapie des Magenkarzinoms (Hrsg) Bünte H, Langhans P, Meyer HJ, Pichlmayr R, Springer, Berlin Heidelberg New York
16. Siewert JR, Lange J, Böttcher K, Becker Karen, Stier A (1986) Lymphadenektomie beim Magenkarzinom. Langenbecks Arch Chir 368: 137
17. Siewert JR, Hölscher AH (Hrsg) (1986) International Esophageal Week, September 14–19, Munich. Book of Abstacts. Demeter, München
18. Siewert JR, Hölscher AH, Becker K, Gössner W (1987) Kardiakarzinom: Versuch einer therapeutisch relevanten Klassifikation. Chirurg 58, 25–32
19. Sons HV, Borchard F (1986) Cancer of the distal Esophagus and Cardia. Incidence, tumorous infiltration and metastatic spread. Ann Surg 203/2: 188

Therapiekonzept beim Kardiakarzinom

P. Langhans, G. Heidl, J. Hauss, B. Lingemann, W. Sasse und H. Bünte

Einleitung

Nicht nur wegen seiner grenzzonigen Lokalisation, der Unterschiede in der Operationstaktik und -technik, sondern auch wegen seiner differierenden Histomorphologie und Metastasierung im Vergleich zu den Magenkarzinomen anderer Lokalisationen nimmt das Kardiakarzinom eine Sonderstellung ein.

Definition

Wie wir aus dem Schrifttum wissen, ist es offensichtlich schwierig, eine für alle verbindliche Definition für das Kardiakarzinom zu finden. Nahezu unmöglich ist es deshalb auch, Ergebnisvergleiche mit anderen Autoren anzustellen [9].
Wir verstehen unter dem Adenokarzinom des gastroösophagealen Überganges in Anlehnung an die Einteilungen von Reding sowie Siewert und Mitarbeitern das eigentliche Kardiakarzinom, das von der Kardiaschleimhaut ausgeht und sein Tumorzentrum an der Schleimhautgrenze hat [7, 10].
Nicht zum Kardiakarzinom zählen wir die Tumoren, die ihr Tumorzentrum im Magen haben und nach oben die Kardia und den Ösophagus infiltrieren und auch diejenigen nicht, die in einem Endobrachyösophagus entstanden sind.

Kardia versus Magenkarzinom

Bei einer retrospektiven Untersuchung der Fälle unseres eigenen Krankengutes von Kardia- und Magenkarzinomen konnten wir feststellen, daß sich nicht nur Unterschiede in der Geschlechtsverteilung ergeben, sondern auch Differenzen in der Häufigkeit des Tumortyps nach der Laurén-Klassifikation [5].
Bei 306 konsekutiv ausgewerteten Magenkarzinompatienten beträgt das Verhältnis Männer zu Frauen 1,4:1, eine Relation, wie wir sie aus dem Schrifttum kennen. Dagegen erkrankten bei 206 Kardiakarzinomen mehr als 3mal soviel Männer wie Frauen (Abb. 1).
Einen ähnlich signifikanten Unterschied sahen wir bei der Verteilung von intestinalem und diffusem Tumortyp nach Laurén. Während beim Magenkarzinom nahezu gleich viele Karzinome vom intestinalen und diffusen Typ gesehen wurden, fanden

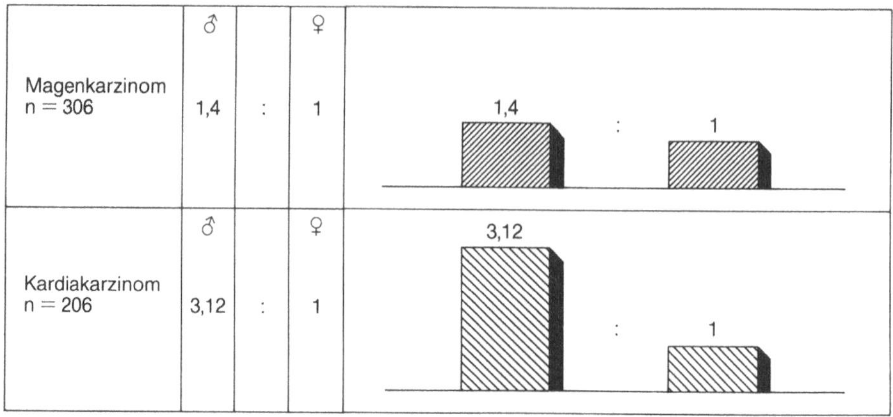

Abb. 1. Geschlechtsverhältnis von Patienten mit Magen- und Kardiakarzinomen

wir beim eigentlichen Kardiakarzinom eine Relation von 4,28:1, was wir als ein weiteres Indiz dafür ansehen, daß es sich beim Kardiakarzinom um ein anderes als um ein Magenkarzinom – also um eine eigene Entität – handeln könnte (Tabelle 1).

Tabelle 1. Klassifikation des Tumortyps von Magen- und Kardiakarzinomen nach Laurén

	Intestinaler Typ	Diffuser Typ	Mischtyp	nicht klassifiziert
Magenkarzinom n=306	41,72%	45,70%	9,60%	2,98%
	0,92:1			
Kardiakarzinom n=206	67,82%	15,84%	13,86%	2,48%
	4,28:1			

Therapiekonzept beim Kardiakarzinom

Da Ergebnisse randomisierter prospektiver Studien zur chirurgischen Behandlung des Kardiakarzinoms noch ausstehen und wohl noch lange nicht zu erwarten sind, orientieren wir uns auch heute noch an den Empfehlungen der Chirurgen, die auf große Erfahrungen zurückblicken können [4].

So haben wir mit geringer Abweichung – was allerdings nur Zugangswege und Lymphadenektomie angeht – seit 1974 in unserer Klinik nach dem von Gütgemann und Schreiber gemachten Vorschlag: „Zugangsweg, Art und Ausmaß der Resektion basieren auf der präoperativ röntgenologisch, ösophagoskopisch und histologisch definierten Form, dem Sitz und der Ausdehnung des Kardia-Karzinoms" unser therapeutisches Konzept aufgebaut [3].

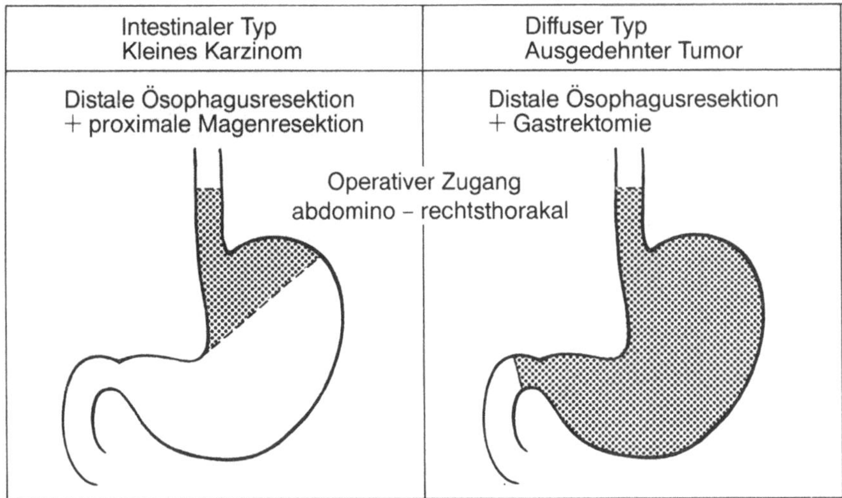

Abb. 2. Therapiekonzept: Resektion mit kurativer Zielsetzung

Grundsätzlich wählen wir bei kurativer Zielsetzung den abdomino-rechtsthorakalen Zugang.

Das Resektionsausmaß richtet sich dabei nach dem Tumortyp nach Laurén – also intestinalem bzw. diffusem Typ – und nach der Tumorgröße und Wachstumsrichtung – also kleines Karzinom oder ausgedehnter Tumor.

Bei einem kleinen Tumor vom intestinalen Wachstumstyp reicht somit u. E. unter Einhaltung ausreichender Sicherheitsabstände nach oben und unten eine distale Ösophagusresektion und proximale Magenresektion aus. Tumoren vom diffusen Wachstumstyp und ausgedehntere Tumoren können nur durch eine Ösophagusresektion mit Gastrektomie kurativ angegangen werden (Abb. 2).

Bei Risikopatienten unterscheidet sich unser operatives Vorgehen nicht so sehr in der Radikalität als vielmehr durch den operativen Zugang. Haben wir doch feststellen können, daß gerade alte Patienten mit eingeschränkten vitalen Funktionen den Einhöhleneingriff komplikationsloser überstehen als den Zweihöhleneingriff.

So lassen sich über den linksthorakalen Zugang gerade bei Risikopatienten kleinere Karzinome vom intestinalen Typ nach Laurén gut resezieren. Den abdominellen Zugang wählen wir bei genannter Situation als Alternative. Über ihn lassen sich bei gleicher Tumorsituation eine distale transhiatale Ösophagusresektion und proximale Magenresektion durchführen.

Diffus wachsende Tumoren und ausgedehnteres Tumorwachstum machen auch bei Risikopatienten eine Ösophagusresektion und Gastrektomie abdomino-transhiatal erforderlich (Abb. 3).

Die Rekonstruktion i. S. einer Ösophagogastrostomie bzw. Ösophagojejunostomie erfolgt in der Regel durch eine Handnaht mit resorbierbaren Polyglactin 910-Fäden, seltener findet der Intraluminalstapler (ILS) Anwendung.

Bei transhiatalem Vorgehen wird aus technischen Gründen nahezu ausnahmslos mit dem IL-Stapler anastomosiert.

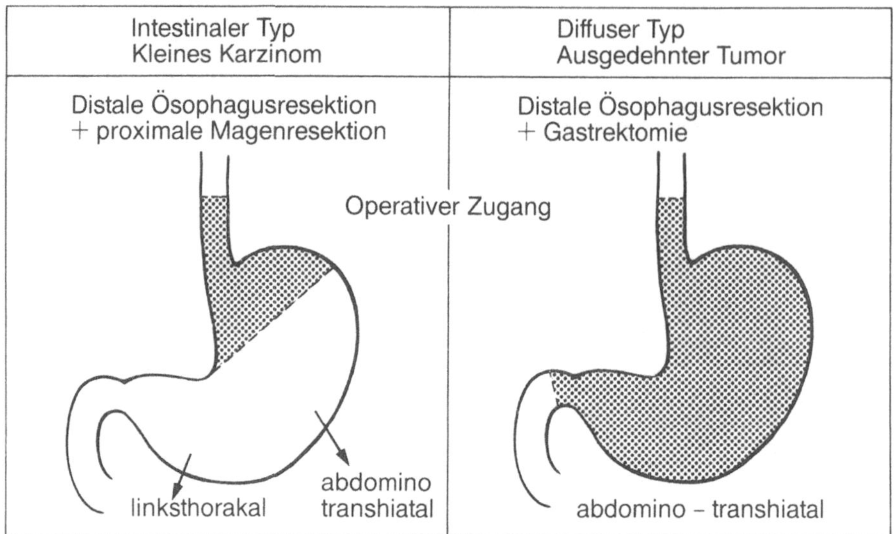

Abb. 3. Therapiekonzept: Vorgehen beim Risikopatienten

Eigenes Krankengut

Nach diesem Konzept haben wir an unserer Klinik bis Mitte 1986 167 Patienten mit einem eigentlichen Kardiakarzinom unserer Definition resezieren können. Weitere 141 Patienten konnten nur noch einer Palliation i. S. einer operativen oder endoskopischen Tubusimplantation zugeleitet werden, 8 blieben ohne jegliche Therapie oder wurden gerade in neuerer Zeit einer Chemotherapie zugeführt. Wie der Abbildung 4 zu entnehmen ist, war von 1974 bis 1980 die Zahl der Patienten und damit auch die Operationsfrequenz relativ niedrig. Erst ab 1980 stieg die Anzahl der Patienten und damit auch die Zahl der resezierten Tumoren enorm an (Abb. 4).

Mit zunehmender Erfahrung, aber auch durch die verbesserten perioperativen anästhesiologischen und intensivmedizinischen Maßnahmen gelang es, die anfänglich höhere Klinikletalität – über den Gesamtzeitraum von 1974 bis 1986 mit 18,6% errechnet – über den Zeitraum nach 1980 bis 1986 auf 10,6% zu senken, und jetzt im letzten Jahr die Sterberate auf 5,6% zu bringen (Tabelle 2).

Einige Mitteilungen aus dem Schrifttum zur Letalität nach Operationen wegen eines Kardiakarzinoms sind in der Tabelle 3 aufgeführt.

Tabelle 2. Letalität im eigenen Krankengut nach Resektion eines Kardiakarzinoms

1974–1986 n = 167	18,6%
1980–1986 n = 123	10,6%
1986/VI n = 27	5,6%

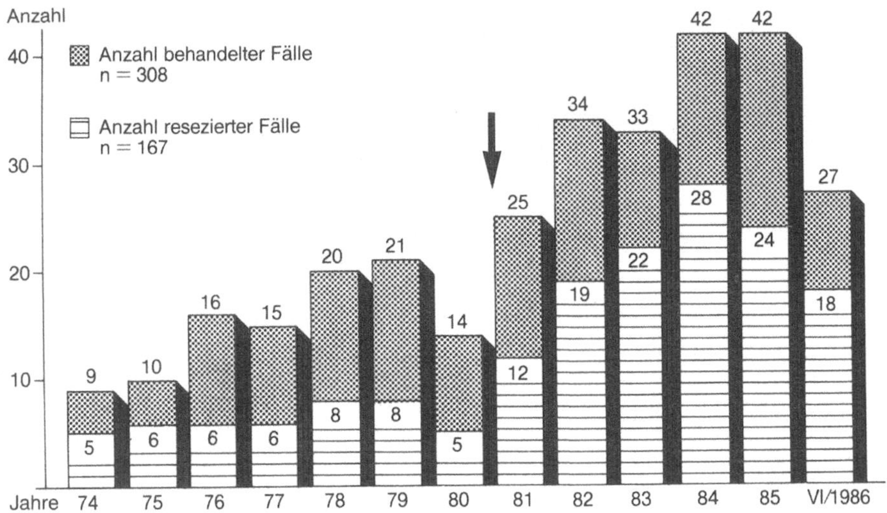

Abb. 4. Krankengut der Chirurgischen Universitätsklinik Münster 1974–1986

Die Synopsis der Zahlen läßt erkennen, daß der große chirurgische Eingriff auch heute noch mit einer durchschnittlichen Letalität von ca. 15% behaftet ist (Tabelle 3). Die Überlebenszeiten der Patienten des eigenen Krankengutes sind in der Abbildung 5 graphisch dargestellt. Es wurde bewußt auf die Ausrechnung und Darstellung durch eine statistisch verzerrende Kurve verzichtet und nur die Patienten numerisch aufgeführt, die tatsächlich 2, 5 und 10 Jahre die Operation überlebten (Abb. 5). Und obwohl, wie aus Tabelle 4 zu entnehmen ist, 7 Patienten im frühen Karzinomstadium diagnostiziert und operiert wurden, leben von insgesamt 135 nach 2 Jahren noch 40, die 5-Jahresheilungsgrenze haben 6 erreicht, nur 3 Patienten leben bisher 10 Jahre nach der Operation (Tabelle 4).

Vergleicht man den Tumortyp und Überlebenszeiten der Patienten, so wird offensichtlich, daß trotz der bekannten präoperativen Differenz zwischen intestinalem und diffusem Typ nach Laurén die Prognose von Patienten mit intestinalem Typ nach 2 Jahren um ein vielfaches gegenüber denen mit diffusem Typ besser ist und daß nach 5 und 10 Jahren kein Patient, der wegen eines Kardiakarzinoms vom diffusen Wachstumstyp operiert wurde, mehr am Leben ist.

Tabelle 3. Mitteilungen zur Letalität aus dem Schrifttum

Autoren	Jahr	n	Klinik-letalität
Denck H., Pridun N. [2]	1978	130	26,1%
Papachristou D.N., Fortner J.G. [6]	1980	101	15,0%
Reding R. [8]	1982	45	15,5%
Allum W.H. et al. [1]	1986	265	19,0%
Siewert J.R. et al. [10]	1987	107	5,6%
Chirurgische Klinik Münster	1987	123	10,6%

Tabelle 4. Tumorstadien der resezierten Fälle des eigenen Krankengutes

		n	%
$T_{1-3}N_0M_0$	Stadium I	61 7 Früh-Karzinome	36,5
$T_4\ N_0M_0$ $T_x\ N_xM_0$	Stadium II	76	45,5
$T_x\ N_2M_0$	Stadium III	18	10,8
$T_x\ N_xM_+$	Stadium IV	12	7,2
Gesamt		167	100,0

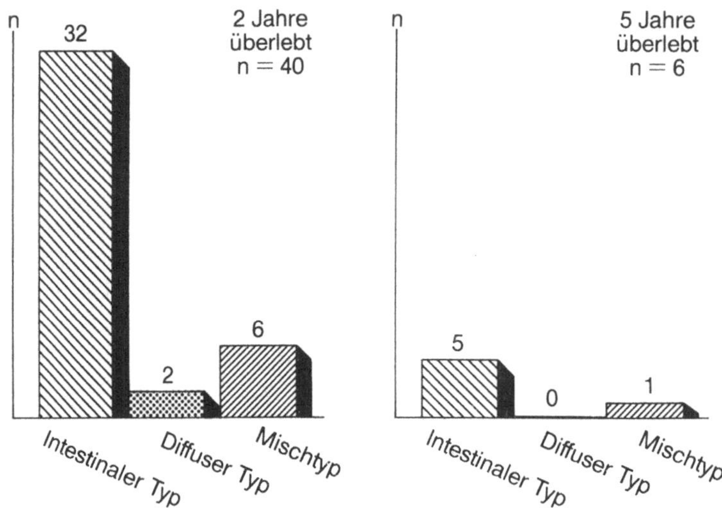

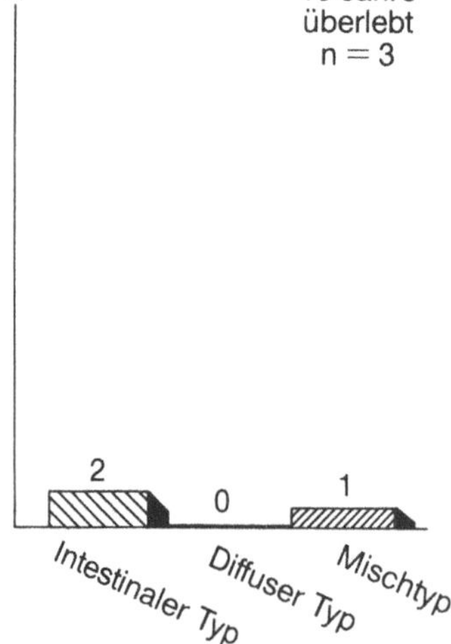

Abb. 5. Überlebende nach verschiedenen Intervallen unter Berücksichtigung des Tumortyps (Laurén-Klassifikation)

Schlußfolgerungen

In Anbetracht der Tatsache, daß die Prognose des Kardiakarzinoms, sowohl was die Operationsletalität als auch die Langzeitergebnisse angeht, deutlich schlechter ist als beim Magenkarzinom, ist nach Wegen zu suchen, die die Effektivität der chirurgischen Behandlung – evtl. durch Chemotherapie – unterstützt.

Bis allerdings darüber gesicherte Ergebnisse vorliegen, verfahren wir weiterhin nach unserem Konzept, das wie folgt zusammengefaßt ist:

1. Die resezierende Chirurgie mit kurativer Zielsetzung basiert beim Kardiakarzinom auf Tumortyp und -ausdehnung.
2. Bei Risikopatienten steht eine Verminderung postoperativer Komplikationen und bei primär inoperablen Patienten das Erreichen eines besseren Lebenskomforts im Vordergrund.
3. Solange Ergebnisse einer radikaleren operativen Therapie noch ausstehen, erscheint auch bei diesem Karzinomtyp ein stadiengerechtes Vorgehen sinnvoll zu sein.

Literatur

1. Allum WH, Roginski C, Fielding JWL, Jones BG, Ellis DJ, Waterhouse, JAH, Brookes VS (1986) Adenocarcinoma of the cardia. A 10-year review. World Journal of Surgery, 10: 462–467
2. Denck H, Pridun N (1978) Zur Prognose des Kardiakarzinoms. Onkologie 1: 197–200
3. Gütgemann A, Schreiber HW (1964) Das Magen- und Kardiakarzinom. Enke, Stuttgart
4. Häring R (1964) Die Chirurgie der kardianahen Magenkarzinome. Ergebnisse der Chirurgie 46: 1–47
5. Laurén P (1965) The two histological main types of gastric carcinoma: diffuse and so-called intestinal-type carcinoma. Acta path. et microbiol. scandinav. 64: 31–49
6. Papachristou DN, Fortner JG (1980) Adenocarcinoma of the gastric cardia. The choice of gastrectomy. Annales of Surgery 192: 58–60
7. Reding R (1969) Chirurgische Therapie und Ergebnisse beim Ulkus und Karzinom im Kardiabereich. Zentralblatt für Chirurgie 94: 1392–1397
8. Reding R (1982) Analyse der chirurgischen Therapie des Kardiakarzinoms. Zentralblatt für Chirurgie 107: 1509–1516
9. Sasse W, Bünte H, Heinicke A (1985) Zur Prognose des Kardiakarzinoms. Langenbecks Archiv Chirurgie 365: 205–218
10. Siewert JR, Hölscher AH, Becker K, Gössner W (1987) Kardiakarzinom: Versuch einer therapeutisch-relevanten Klassifikation. Chirurg 58: 25–32

Wann ist die Milzerhaltung beim Kardiakarzinom gerechtfertigt?

J. HAUSS, P. LANGHANS, W. SASSE und H. BÜNTE

Einleitung

Die Diskussion über Vor- und Nachteile der Splenektomie beim Kardiakarzinom ist – ebenso wie beim Magenkrebs (Tabelle 1) – kontrovers [1, 5, 7, 8, 9, 10, 11, 14, 15, 18, 19, 20, 21].

Während früher die Splenektomie meist wegen der größeren operativen Radikalität oder aus technischen Gründen bei der schwierigen Lymphadenektomie im Milzhilus gefordert wurde, wird in den letzten Jahren vermehrt eine immunologische Begründung für die Exstirpation oder Erhaltung der Milz angeführt. Betreffend Magenkarzinombehandlung wurde kürzlich eine Studie in der Bundesrepublik durchgeführt [13], bei der 1232 chirurgische Kliniken auch zur Splenektomie befragt wurden (Tabelle 2).

Tabelle 1. Autoren, die die Splenektomie oder die Milzerhaltung beim *Magenkarzinom* propagieren, Literaturübersicht.

Pro		Contra	
Bengmark S.	1971	Jinnai, D.	1968
Fujimaki, M.	1972	Kishimoto, H.	1979
Orita, K.	1977	Syrjänen, U. J.	1980
Toge, T.	1983	Sugimachi, U.	1980
Schmiedt, W.	1985	Koga, S.	1981
Meyer, H.-J.	1985	Yoshino, K.	1983
		Seufert, R. M.	1985

Tabelle 2. Ergebnis einer Befragung von 1232 Chirurgischen Kliniken in der Bundesrepublik zur chirurgischen Behandlung des Magenkarzinoms – Pro und Contra Milzexstirpation (nach 12)

	Größe der Klinik		
	≤ 100 Betten	> 100 Betten	Universitätskliniken
Splenektomie	140	107	5
Milz bleibt in situ	448	203	10
Anderes Vorgehen	82	68	12

mod. n. M. Raab, E. Godehardt, 1987

Tabelle 3. Häufigkeit von Lymphknotenmetastasen im Milzhilus beim Adenokarzinom des gastroösophagealen Überganges, Literaturübersicht

Papachristou D. N., Fortner, J. G. 1980		64%
Castrini, G., Pappalardo, G. 1981		54%
Yoshino, K. 1983		13%
Sons, H. U., Borchard, F. 1985	Autopsiebefunde	24%
Schmiedt, W., Meyer, H.-J. 1985		1,3–43%
Husemann, B. 1987		12%

Die Umfrage ergab, daß beim *Magenkarzinom* überwiegend milzerhaltend operiert wird.
Die Literaturhinweise betreffend Splenektomie beim *Kardiakarzinom* sind spärlich [3, 4, 15, 16]. Es gibt einige wenige Publikationen über Untersuchungen der Häufigkeit von Lymphknotenmetastasen im Milzhilus beim Adenokarzinom des gastroösophagealen Überganges. Die Angaben schwanken zwischen 1,3 und 64% (Tabelle 3) [2, 6, 12, 14, 17, 21].
Sons und Borchard haben bei Autopsien an 117 Patienten, die an einem fortgeschrittenen Kardiakarzinom verstorben waren, in 24% der Fälle Lymphknotenmetastasen parapankreatisch und/oder im Milzhilus gefunden. In 1,7% der Fälle fand sich eine Tumorinfiltration der Milz [17]. Im eigenen Krankengut von 167 resezierten Patienten mit Kardiakarzinom fanden sich in 7,7% der Fälle positive Lymphknoten im Milzhilus (Tabelle 4).

Material und Methoden

Um die Auswirkungen der Splenektomie auf postoperative Komplikationen und die Klinikletalität sowie auf das Langzeitüberleben zu analysieren (Tabelle 5), wurden die Patienten, die in den Jahren 1974 bis 1986 in der Chirurgischen Universitätsklinik Münster wegen eines Kardiakarzinoms behandelt wurden, in einer retrospektiven Studie untersucht.

Tabelle 4. Analyse der Lymphknotenfiliae bei den eigenen operierten Patienten mit Kardiakarzinom der Jahre 1974 bis 1986

Lymphknotenbezirk	Prozentuale Häufigkeit positiver Lymphknoten
Nll. paracardiales	37,4
Nll. gastrici sin.	42,0
Nll. coeliaci	27,5
Nll. hepatici	4,7
Nll. gastrici dext.	7,2
Nll. lienales	7,7
Nll. paraaortales	12,3
Nll. paraoesophageales	21,0

Tabelle 5. Fragestellung der retrospektiven Studie

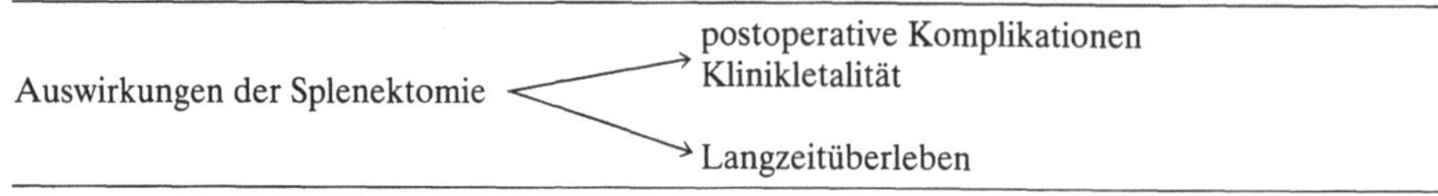

Auswirkungen der Splenektomie	→ postoperative Komplikationen → Klinikletalität → Langzeitüberleben

Insgesamt wurden im genannten Zeitraum 308 Patienten wegen eines Kardiakarzinoms behandelt, 271 Kranke wurden operiert, bei 167 Patienten wurde eine Resektion vorgenommen. In 96 Fällen wurde bei der Resektion splenektomiert, bei 71 Patienten wurde milzerhaltend operiert (Tabelle 6).

Tabelle 6. Synopsis der behandelten Patienten mit Kardiakarzinom (1974–1986)

Behandelte Patienten	n = 308	
Operierte Patienten	n = 271	
Resezierte Patienten	n = 167	
	↙	↘
	+ Splenektomie n = 71	– Splenektomie n = 96

Tumorstadien

Die Vermutung liegt nahe, daß Patienten in fortgeschritteneren Tumorstadien häufiger splenektomiert wurden. Abbildung 1 zeigt die Verteilung der Tumorstadien in

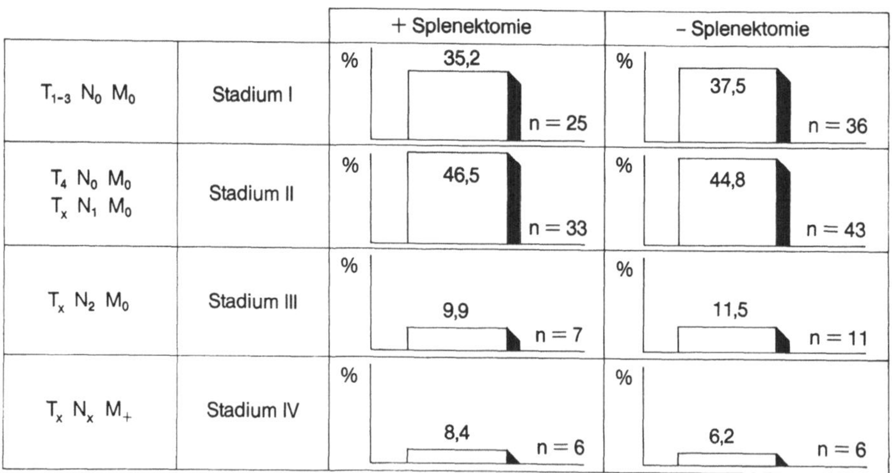

Abb. 1. Vergleich der Tumorstadien

den Gruppen der splenektomierten und der nichtsplenektomierten Patienten. Die Übereinstimmung der beiden Gruppen in bezug auf das Tumorstadium war auffallend, die maximale Differenz betrug 2,3%. Es kann also davon ausgegangen werden, daß ein Unterschied bezüglich Komplikationsraten oder Langzeitüberleben nicht auf unterschiedliche Tumorstadien zurückzuführen ist.

Postoperative Komplikationen und Klinikletalität

Eine häufige Komplikation nach Splenektomie stellt der subphrenische Abszeß und der Pleuraerguß dar. Abbildung 2 zeigt die Ergebnisse der resezierten Patienten, aufgeschlüsselt nach dem jeweiligen Operationsverfahren. In der Gruppe der Patienten, die von linksthorakal operiert wurden, wurde nur in einem Fall splenektomiert. Bei zwei Patienten aus dieser Gruppe, die nicht splenektomiert waren, trat eine subphrenische Infektion und ein Pleuraerguß auf. In allen übrigen Gruppen, am deutlichsten in der Gruppe der proximal Resezierten, bei denen abdomino-transhiatal vorgegangen wurde, traten bei den Splenektomierten eindeutig häufiger Komplikationen auf im Vergleich mit den Patienten, die milzerhaltend operiert worden waren. Insgesamt betrug die prozentuale Häufigkeit dieser Komplikation bei den Milzexstirpierten 15,46% gegenüber 3,13% in der nichtsplenektomierten Gruppe.
Auch was die Rate der Anastomoseninsuffizienzen angeht, fanden sich eindeutige Unterschiede (Abb. 3). In der Gruppe der Patienten, bei denen von abdominal die Gastrektomie und transhiatal die distale Ösophagusresektion vorgenommen war, wurde ohne Splenektomie (n = 11) keine einzige Anastomoseninsuffizienz beobachtet, während in der Gruppe der Splenektomierten (n = 21) in vier Fällen eine Anastomoseninsuffizienz auftrat, dies entspricht 19%.
In der Gruppe der abdomino-rechtsthorakal operierten Patienten wurde bei 6 von 35 splenektomierten Kranken ein klinisch relevantes Anastomosenleck beobachtet (17%), während 6 von 50 Nichtsplenektomierten diese Komplikation erlitten, dies

OP-Verfahren	Splenektomie	Pat. Anzahl	+ Splenektomie	- Splenektomie
abdomino - rechtsthorakal n = 85	+	5/35	% 14,29	
	-	1/50		% 2,00
thorakal links n = 22	+	0/1	% 0	
	-	2/21		% 9,52
prox. Resektion abdomino - transhiatal n = 28	+	3/14	% 21,43	
	-	0/14		% 0
Gastrektomie abdomino - transhiatal n = 32	+	3/21	% 14,29	
	-	0/11		% 0
Gesamt n = 167	+	11/71	% 15,49	
	-	3/96		% 3,13

Abb. 2. Vergleich der Häufigkeit der Komplikation: Subphrenischer Abszeß, Pleuraerguß

OP-Verfahren	Splenektomie	Pat. Anzahl	+Splenektomie	-Splenektomie
abdomino-rechtsthorakal n=85	+	6/35	% 17,14	% 12,00
	–	6/50		
thorakal links n=22	+	0/1	% 0	% 14,29
	–	3/21		
prox. Resektion abdomino-transhiatal n=28	+	3/14	% 21,43	% 35,71
	–	5/14		
Gastrektomie abdomino-transhiatal n=32	+	4/21	% 19,05	% 0
	–	0/11		
Gesamt n=167	+	13/71	% 18,31	% 14,58
	–	14/96		

Abb. 3. Vergleich der Häufigkeit der Komplikation: Anastomoseninsuffizienz

entspricht 12% der Fälle. In bezug auf eine Anastomoseninsuffizienz bei allen Resezierten lag die Komplikationsrate in der Gruppe der Splenektomierten insgesamt um 4% höher.

Der gleiche Trend bestätigte sich bei der Analyse der Klinikletalität (bis 30 Tage postoperativ). Insgesamt verstarben 7,29% der Patienten, bei denen milzerhaltend operiert wurde, während die Klinikletalität in der Gruppe der Splenektomierten 33,80% betrug (Abb. 4).

OP-Verfahren	Splenektomie	Pat. Anzahl	+ Splenektomie	- Splenektomie
abdomino - rechtsthorakal n = 85	+	13/35	% 37,14	% 6,00
	-	3/50		
thorakal links n = 22	+	0/1	% 0	% 14,29
	-	3/21		
prox. Resektion abdomino - transhiatal n = 28	+	7/14	% 50,00	% 7,14
	-	1/14		
Gastrektomie abdomino - transhiatal n = 32	+	4/21	% 19,05	% 0
	-	0/11		
Gesamt n = 167	+	24/71	% 33,80	% 7,29
	-	7/96		

Abb. 4. Vergleich der Klinikletalität

Die Gruppe der von linksthorakal Operierten ist in diesem Zusammenhang sicherlich nicht repräsentativ, da in dieser Gruppe lediglich einmal splenektomiert wurde. Außerdem wurde dieser Zugang vorzugsweise bei Patienten in stark reduziertem Allgemeinzustand gewählt, bei denen man davon ausging, daß ein abdomino-rechtsthorakaler Zugang nicht zumutbar sei.

Langzeitüberleben

Insgesamt haben 40 Patienten zwei Jahre überlebt und 6 Patienten fünf Jahre. In der Gruppe der splenektomierten Patienten überlebten 16 (40%), in der Gruppe der Nichtsplenektomierten 24 (60%) zwei Jahre. Die Anzahl der Patienten mit einer 5-Jahresüberlebenszeit (n = 6) ist bisher zu gering, um Rückschlüsse auf den Wert einer Therapieform zuzulassen (Abb. 5).
Die prozentuale Verteilung des Gesamtkollektivs der resezierten Patienten betrug 42% (mit Splenektomie) gegenüber 57% (ohne Splenektomie), so daß die Relation 42 zu 57% (mit/ohne Splenektomie: zur Zeit der Resektion) gegenüber 40 zu 60% (mit/ohne Splenektomie: nach zwei Jahren) erhalten bleibt (Abb. 5). Der Faktor „Splenektomie“ bzw. „Milzerhaltung“ allein läßt also keinen Vorteil hinsichtlich des Langzeitüberlebens erkennen.

	2 Jahre überlebt		5 Jahre überlebt		Gesamt Kollektiv 167 resezierte Patienten	
n	+ Splenektomie	- Splenektomie	+ Splenektomie	- Splenektomie	+ Splenektomie	- Splenektomie
Stadium I	9	14	2	1	71	96
Stadium II	7	9	2	1		
Stadium III	0	1	0	0		
Stadium IV	0	0	0	0		
	% 40 n = 16	% 60 n = 24	4	2	% 42 n = 71	% 57 n = 96

Abb. 5. Vergleich der Überlebenszeiten

Diskussion

Die Rolle des Immunsystems, insbesondere der Einfluß lienaler Faktoren auf die Krebsentstehung und das Tumorwachstum ist bis heute nur unvollständig geklärt. 1980 gelang Syrjänen bei Tumorpatienten der Nachweis von Veränderungen im Immunsystem [19]. Im Vergleich zu Patienten, die an einem Myokardinfarkt verstorben waren, wies die Milz von an Magenkarzinom Erkrankten Veränderungen auf, die mit den Reaktionen der regionären Lymphknoten in unmittelbarer Tumornähe identisch waren. Dieses morphologische Indiz wurde von dem Autor so interpretiert, daß das gesamte Immunsystem und – wegen des hohen Anteiles an immunkompetenten

Zellen insbesondere der Milz – auf die Entstehung eines Malignoms reagieren. Aus der Untersuchung von Syrjänen geht hervor, daß eine signifikante Korrelation zwischen dem T-Zellgehalt in den regionären Lymphknoten und der Überlebenszeit von Patienten mit Magenkarzinom besteht. In den Lymphknoten wurde zeitabhängig ein Absinken des Gehaltes an T-Lymphozyten beobachtet. Dieses zunächst regionäre Phänomen erfaßt später das gesamte Immunsystem und läßt sich auch in der topographisch vom Tumor weiter entfernten Milz nachweisen. Bei Frühstadien des Magenkarzinoms wurde eine deutliche Aktivitätsvermehrung immunkompetenter Zellen innerhalb der Milz gefunden. In fortgeschrittenen Stadien trat dagegen eine deutliche Abnahme des B- und T-Zellgehaltes der Milz auf.
Diese Beobachtung kann durch einen Verbrauch körpereigener Abwehrmechanismen ohne ausreichende Regeneration während der Tumorabwehr erklärt werden. Sollte diese These durch weitere Untersuchungen bestätigt werden, bedeutet die chirurgische Entfernung der Milz in fortgeschrittenen Tumorstadien keinen Verlust für die körpereigene Immunabwehr. Im frühen Tumorstadium hingegen würde aus der Entfernung der Milz und der damit verbundenen Ausschaltung immunkompetenter Zellen eine direkte Schwächung der Immunreaktion resultieren [15].
In der vorliegenden retrospektiven Studie wurde versucht, bei Patienten mit Kardiakarzinom Auswirkungen der Splenektomie in der unmittelbar postoperativen Phase und nach einem 2jährigen Intervall zu analysieren. Überraschenderweise war in den einzelnen Tumorstadien nahezu gleich häufig splenektomiert wie milzerhaltend operiert worden. Wurde bei der Resektion gleichzeitig die Milz entfernt, waren sowohl die postoperativen Komplikationsraten als auch die Klinikletalität deutlich erhöht. Die 2-Jahresüberlebensrate erschien bei allen Tumorstadien durch die Splenektomie nicht beeinflußt. Die Ergebnisse sprechen dafür, die Indikation zur Splenektomie beim Kardiakarzinom in frühen Tumorstadien zurückhaltend zu stellen. Bei makroskopisch erkennbaren perilienalen Lymphknotenmetastasen und bei direkter Tumorinfiltration ist aus Radikalitätsgründen nach wie vor die Splenektomie angezeigt.

Literatur

1. Bengmark S, Domellöf L, Olsson AM (1971) The Role of Splenectomy in Stomach Cancer Operations. Digestion 4: 314–320
2. Castrini G, Pappalardo G (1981) Carcinoma of the Cardia, Tactical Problem. J Thorac Cardiovasc Surg 82: 190–193
3. Encke A, Lorenz M, Seufert RM (1986) Milzerhaltung in der Magenkrebs-Chirurgie. In: Magenkarzinom. Hrsg: Gall FP, Hermanek P, Hornig D. Zuckschwerdt Verlag, München, 169–174
4. Frilling A, Nier H, Kremer K (1985) Behandlung des Kardiakarzinoms. Eine Studie über 113 Fälle. Akt Chir 20: 228–231
5. Fujimaki M (1972) Total Gastrectomy for Gastric Cancer. Jap J Surg, Vol 30: 660–664
6. Husemann B (1987) Indikatorische und sich daraus ergebende operative Fehler beim Kardiakarzinom. In: Indikatorische und operative Fehler in der Chirurgie. Hrsg: Häring R, de Gruyter W, 153–158
7. Jinnai D: Evaluation of Extended Radical Operation for Gastric Cancer, with Regard to Lymph Node Metastasis and Follow-up Results. Gann 3: 225–231
8. Kishimoto H, Koga S (1979) Evaluation of Gastrectomy Combined with the Resection of other Organs in the Treatment of Gastric Cancer. Jap J Surg, Vol 9: 173–179
9. Koga S, Kaibara N, Kimura O, Nishidori H, Kishimoto H (1981) Prognostic Significance of Combined Splenectomy or Pancreaticosplenectomy in Total and Proximal Gastrectomy for Gastric Cancer. Am J Surg 142: 546–550

10. Meyer H-J, Pichlmayr R, Geerlings H (1985) Die Gastrektomie als Regeloperation beim Magenkarzinom. In: Aktuelle Therapie des Magenkarzinoms. Hrsg: Bünte H, Langhans P, Meyer H-J, Pichlmayr R, 60–68
11. Orita K (1977) Effect of splenectomy in Tumourbearing Mice and Gastric Cancer Patients. Gann 68: 731–736
12. Papachristou DN, Fortner JG (1980) Adenocarcinoma of the Gastric Cardia: The Choice of Gastrectomy. Ann Surg 192: 58–64
13. Raab M, Godehardt E (1987) Umfrage zur chirurgischen Behandlung des Magenkarzinoms. Med Klin 82: 186–190
14. Schmiedt W, Meyer H-J (1985) Die prinzipielle Lymphadenektomie und Splenektomie beim Magenkarzinom. In: Aktuelle Therapie des Magenkarzinoms. Hrsg: Bünte H, Langhans P, Meyer H-J, Pichlmayr R, 105–112
15. Seufert RM (1985) Bedeutung der Milzerhaltung beim Magenkarzinom. In: Aktuelle Therapie des Magenkarzinoms. Hrsg: Bünte H, Langhans P, Meyer H-J, Pichlmayr R, 113–117
16. Siewert JR, Hölscher AH (1984) Chirurgie des Adenokarzinoms am gastro-ösophagealen Übergang. In: Therapie des Magenkarzinoms. Hrsg: Häring R, Edition Medizin, 225–237
17. Sons HU, Borchard F (1986) Cancer of the Distal Esophagus and Cardia. Incidence, Tumorous Infiltration, and Metastatic Spreading. Ann Surg, Vol 203, 2: 188–195
18. Sugimachi U, Kodama Y, Kumashiro R, Kanematsu T, Noda S, Inokuchi K (1980) Critical Evaluation of Prophylactic Splenectomy in Total Gastrectomy for Stomach Cancer. Gann, 71: 704–724
19. Syrjänen UJ (1980) Spleen White Pulp Morphology in the Evaluation of the Immunological Reactivity of Patients Died with Widespread Gastric Carcinoma. Arch Geschwulstforsch 50: 647–658
20. Toge T (1983) Analysis of Suppressor Cell Activities in Spleen Cells from Gastric Cancer Patients and the Effect of Splenectomy on Prognosis of Gastric Cancer. J Jap Surg Soc 84: 961–964
21. Yoshino K, Haruyama U (1983) Bedeutung der Splenektomie für die Lymphknotenausräumung beim Magenkarzinom. Akt Chir 18: 81

Perioperative Maßnahmen – Palliative Therapieformen – Chemotherapie

Das Adenokarzinom des gastroösophagealen Überganges – Anästhesiologische und intensivmedizinische Aspekte in der perioperativen Phase

P. Lawin, TH. Brüssel, U. Hartenauer und R. Scherer

Präoperative Vorbereitung

Bei Patienten, deren Kardia- oder Ösophaguskarzinom operativ behandelt wird, handelt es sich häufig um Patienten mit zahlreichen Risikofaktoren [19]. Hierzu zählen insbesondere eine eingeschränkte Lungenfunktion, ein reduzierter Ernährungs- und Allgemeinzustand und *vermehrter Alkoholkonsum.* Allgemeine Begleiterkrankungen wie koronare Herzerkrankung, Diabetes mellitus, Hypertonus und andere kommen hinzu. Für den perioperativen Verlauf ist die Lungenfunktion von entscheidender Bedeutung. Bei abdomino-thorakalen Eingriffen wird die Atemmechanik des Patienten erheblich beeinträchtigt. Zur Beurteilung des Risikos postoperativer pulmonaler Komplikationen werden präoperativ neben der arteriellen und kapillären Blutgasanalyse dynamische Lungenvolumina herangezogen [20]. Die forzierte Vitalkapazität (FVC) hängt besonders von der Kraft der Inspirationsmuskulatur und von der elastischen Retraktionskraft der Lunge ab. Eine ausgeprägte restriktive Ventilationsstörung mit einer FVC unter 50% läßt bei 30% der Patienten pulmonale Komplikationen erwarten [11]. Die exspiratorische Einsekundenkapazität (FEV, Tiffeneau-Test) ist ein direktes Maß des Schweregrades der wesentlich häufigeren Obstruktion. Präoperative Atemtherapie mit "incentive spirometry" oder "coached respiration" dienen nicht so sehr der Verbesserung der Lungenfunktion als dem Training der Atemmuskulatur. Durch Applikation von Beta-Sympathikomimetika und Sekretolytika sollte präoperativ die obstruktive Komponente einer chronischen Lungenerkrankung verbessert werden [8].

Die Narkose

Die temporäre Ein-Lungen-Beatmung ist das spezielle Merkmal des Anästhesieverfahrens bei abdomino-thorakalen Eingriffen am Ösophagus. Zwar ist die seitengetrennte Intubation beider Lungen für diese Operation nicht zwingend notwendig, es werden aber durch die selektive unilaterale Ventilation für den Chirurgen optimale Operationsbedingungen geschaffen. Ein großes, übersichtliches Operationsfeld mit einer kollabierten, immobilen rechten Lunge ist eine günstige Voraussetzung für eine sichere und spannungsfreie ösophagogastrale Anastomose und eine möglichst kurze Dauer der intrathorakalen Phase des Eingriffs [9].

Verschiedene Endobronchialtuben können zur Ein-Lungen-Beatmung eingesetzt werden. Wurde früher der Carlens Tubus [5] verwandt, so ist der heute gebräuchlichste Doppellumentubus ein modifizierter Robert-Shaw-Tubus aus thermolabilem Polyvinylchlorid mit Niederdruckmanschetten [15, 16]. Die große lichte Weite ergibt einen geringeren Flow-Widerstand als beim Carlens-Tubus vergleichbarer Größe und gestattet auch die Bronchoskopie z. B. mit dem Olympus Bronchoskop BFCA-3. Die Plazierung des linksläufigen Tubus ist relativ einfach, doch muß seine korrekte Positionierung durch Auskultation bei getrennter Ventilation der rechten und linken Lunge sorgfältig überprüft werden; dies gilt besonders nach der Umlagerung des Patienten in Seitenlage für die Thorakotomie. Ernsthafte tubusbezogene Komplikationen sind sehr selten. So findet sich in der Literatur der letzten fünf Jahre ein einziger Fallbericht über eine Bronchusruptur, die auf Grund der Anwendung eines Doppellumentubus aus PVC auftrat [22].

Fehlplazierung, wie eine zu tiefe links-endobronchiale Intubation, kann bei Ein-Lungen-Beatmung mit Ausschaltung der rechten Lunge eine gefährliche Hypoxie verursachen; es entsteht dann nicht nur eine Atelektase der rechten Lunge, sondern auch des linken Oberlappens. Ein Nachteil der Ein-Lungen-Beatmung ist der unvermeidbare Abfall des arteriellen pO_2. Abbildung 1 zeigt den Abfall des paO_2 und den

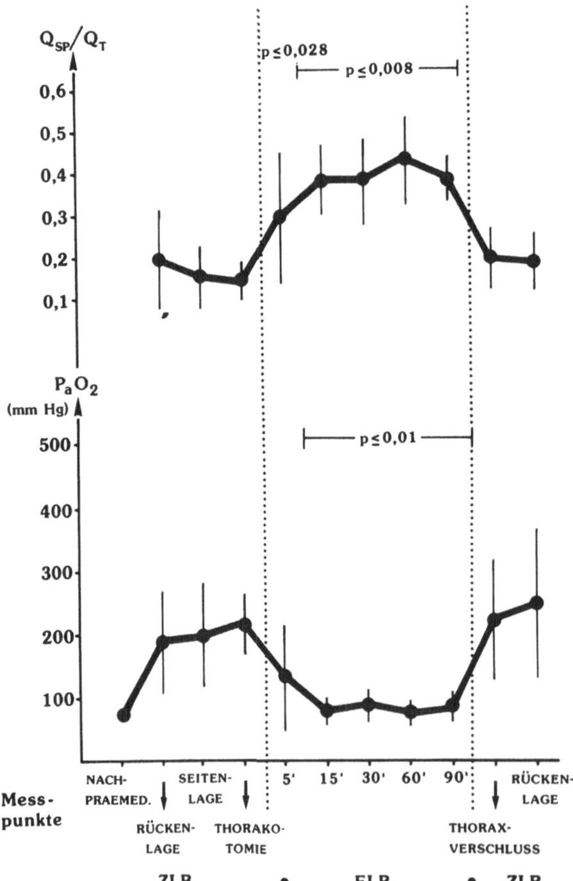

Abb. 1. Verhalten von PaO_2 und Q_{SP}/Q_T während Zwei-Lungen-Beatmung (ZLB) und Ein-Lungen-Beatmung (ELB) in einer Gruppe von 9 Patienten während einer abdominothorakalen Ösophagusresektion in Neuroleptanästhesie und Beatmung mit 66% O_2 in N_2O

Anstieg des intrapulmonalen Rechts-Links-Shunts (Q/Q) bei 9 Patienten während einer Ösophagusresektion unter Ein-Lungen-Beatmung (ELB).

Die Ursache für die verschlechterte Oxygenation unter Ein-Lungen-Beatmung ist die Durchblutung der nicht belüfteten Lunge. Theoretisch müßte die hypoxische pulmonale Vasokonstriktion (Euler-Liljestrand-Reflex) einer Hypoxämie entgegenwirken, indem sie eine Umverteilung der Lungenperfusion zugunsten belüfteter Lungenareale bewirkt [7].

Die hypoxische pulmonale Vasokonstriktion besitzt zwei Ausdrucksformen. Erstens eine Blutumverteilung [2] und zweitens eine Zunahme des pulmonalen Perfusionsdrucks [7].

Ist das nicht belüftete Lungensegment klein, so wird seine Durchblutung sehr wirkungsvoll vermindert. Besteht das nicht belüftete Segment jedoch aus einer ganzen Lunge, ist die Blutumverteilung vergleichsweise gering. Stattdessen nimmt der pulmonale Perfusionsdruck zu. Hierdurch werden die Lungengefäße passiv aufgedehnt, so daß trotz aktiv pulmonaler Vasokonstriktion immer noch ein Teil des Herzzeitvolumens durch die nicht belüftete Lunge fließen kann.

Die hypoxische pulmonale Vasokonstriktion wird durch zahlreiche Faktoren zusätzlich beeinträchtigt, die bei Durchführung der Narkose berücksichtigt werden müssen (Abb. 2). Klinische Situationen, die sich durch einen erhöhten pulmonal-arteriellen Druck auszeichnen, wirken einer effektiven Blutumverteilung entgegen. Eine direkte Hemmung der hypoxischen pulmonalen Vasokonstriktion ist möglich durch Vasodilatatoren, Alkalose und einige Anästhetika [1, 4]. Auch wenn sich im Tierexperiment an isolierten Lungen mit jedem Inhalationsanästhetikum eine solche Hemmung nachweisen läßt [12], zeigt sich in der klinischen Praxis, daß Ethrane [13] und Isoflurane [17] ohne negativen Einfluß auf die Oxygenation des Patienten eingesetzt werden können.

Auch das Beatmungsmuster der belüfteten Lunge kann die Perfusion der nicht belüfteten Lunge verändern. Hohe Beatmungsdrücke bzw. PEEP kann eine vermehrte Durchblutung der atelektatischen Lunge bewirken mit einer Verschlechterung der Oxygenation [3].

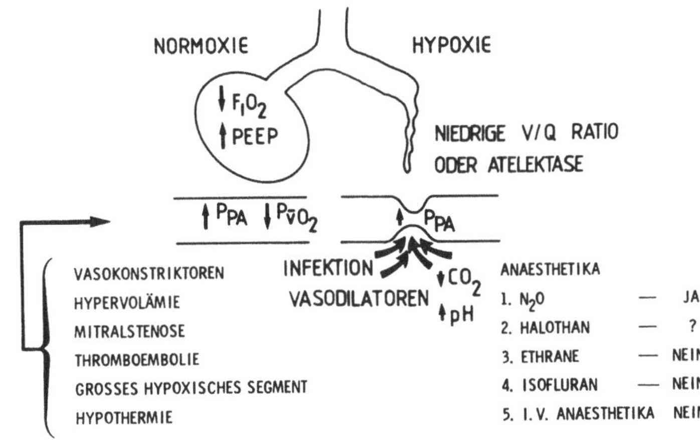

Abb. 2. Faktoren, die die HPV beeinflussen (mod. n. Benumof et al. [3])

Für die klinische Praxis gelten folgende Richtlinien zur Durchführung der Ein-Lungen-Beatmung:

- Zwei-Lungen-Beatmung so lange wie möglich
- Ein-Lungen-Beatmung:
  - Hubvolumen 8–12 ml/kg
  - pCO_2 zwischen 35–45 mmHg
  - Atemwegsdrücke > 40 cm H_2O vermeiden
  - FiO_2 über 50%

Während der Ein-Lungen-Beatmung ist eine exakte Überwachung der Oxygenation zwingend notwendig. Dies geschieht mittels häufiger arterieller Blutgasanalysen durch kontinuierliche Messung der O_2-Sättigung mit der Pulsoxymetrie.
Tritt ein nicht tolerabler Abfall des paO_2 ein, muß entweder die Ein-Lungen-Beatmung beendet werden oder eine Insufflation von Sauerstoff über ein separates CPAP-System in die nicht belüftete Lunge erfolgen. So kann diese an der Oxygenation teilhaben ohne den Chirurgen zu sehr zu behindern [6]. Nach Beendigung des intrathorakalen Eingriffs sollte der Anästhesist in Abhängigkeit von der präoperativen Lungenfunktion des Patienten und der Dauer des intrathorakalen Eingriffs prüfen, ob vor der Verlegung des Patienten auf eine Intensivstation der Doppellumen-Tubus gegen einen konventionellen Tubus ausgetauscht werden muß. Bei Patienten mit grenzwertiger Lungenfunktion kann nach einer lang dauernden Ein-Lungen-Beatmung eine seitendifferente PEEP-Beatmung der ehemals atelektatischen Lunge indiziert sein.

Intensivtherapie

Die Ösophaguschirurgie hat immer noch eine hohe Frühkomplikationsrate. In den Jahren 1975 und 1976 lag die Mortalität während der Intensivmedizinischen Behandlung im eigenen Patientengut bei 33.4%. Durch eine Verbesserung der chirurgischen Technik, Hand in Hand mit einem differenzierten, insbesondere auf die Bedürfnisse des Operateurs ausgerichteten anästhesiologischen Vorgehen, konnte die Mortalität in den letzten beiden Jahren auf nahezu 10% gesenkt werden (Tabelle 1).
Trotz zusätzlicher intensiver präoperativer Vorbereitung, sowie einer postoperativen intensivmedizinischen Betreuung bleiben die klassischen Frühkomplikationen: Respiratorische Insuffizienz mit Bronchopneumonie und Anatomoseninsuffizienz.
Vordringliche Aufgabe der postoperativen Intensivtherapie ist es, respiratorischen Komplikationen vorzubeugen und eine frühe Anastomoseninsuffizienz zu erkennen. Der operative Zugang, die abdomino-thorakale Resektion mit Durchtrennung atemmechanisch wichtiger Muskelpartien, der Pleura und der daraus resultierende Wundschmerz, führen zu einer Beeinflussung der aktiven Atmung des Patienten. Die

Tabelle 1. Mortalität auf der Intensivstation

	1975 und 1976	1985 und 1986
Patienten	n = 24	n = 95
verstorben	n = 8 33,4%	9 = 11 11,6%

Inspiration ist abgeschwächt, die Bereitschaft des Patienten zur Expektoration ist auf ein Minimum abgesunken. Immobilisierung sowie Thorax- und Bauchhöhlendrainagen kommen hinzu. Eine beschleunigte Atemfrequenz mit niedrigem Hubvolumen trägt mit den vorgenannten Faktoren zur Bildung von Mikroatelektasen mit Sekretverhalt bei. Die kurzfristige, intraoperative Ein-Lungen-Beatmung der linken Lunge beeinflußt auch postoperativ die Atelektasenbildung mit Verteilungsstörungen und Ventilations/Perfusions-Inhomogenitäten. Resultat ist eine Zunahme des intrapulmonalen Rechts-Links Shunts. Die bei der Ösophagusresektion zwangsläufig erfolgte Vagotomie führt zu Hyper- und Dyskrinie, wodurch auch die Ausbildung von Mikroatelektasen begünstigt wird. Es kommt zusätzlich zu vermehrter Produktion von Magensaft.

Trotz extramuköser Pyloromyotomie bzw. Pyloroplastik ist die Aspirationsgefahr bei nicht mehr vorhandenem oberen Sphinkter und hochgezogenem Restmagen erhöht. Wahrscheinlich ist, daß es durch den Hochzug des Magens ins Mediastinum zu Veränderungen der Atemmechanik kommt. Ob diese Veränderungen zur Atelektasenbildung ebenfalls beitragen, ist bisher nicht untersucht.

Kommt es postoperativ zu einer tiefen Atemwegsinfektion im Sinne einer Bronchitis/Peribronchitis durch bronchiale Obstruktion und Atelektasen mit mangelhafter mukoziliarer Clearance, so ist der Weg zur sekundären Bronchopneumonie gebahnt. Durch spezifische intensivmedizinische Maßnahmen soll einer Atelektasenbildung mit Sekretverhalt vorgebeugt werden. Zu diesen Maßnahmen gehören:

- Analgetikagabe und Abhusten mit endotrachealem Absaugen
- prolongierte Intubation mit differenzierter Beatmung
- physikalische und medikamentöse Atemtherapie

Atemzugvolumina und die Bereitschaft des Patienten zum aktiven Husten lassen sich durch frühzeitige, großzügige Analgetikagabe erhöhen. Der Patient muß informiert werden, sich bei Schmerzen zu melden. Falsch verstandene Tapferkeit des Patienten ist nicht nur unnötig, sondern auch gefährlich. Bei der Analgetikagabe muß zwischen der analgetischen Komponente und der begleitenden Sedierung ein Kompromiß gefunden werden. 15 mg Piritramid vom Zeitpunkt der Aufnahme auf die Intensivstation etwa alle 3–4 Stunden sind meist ausreichend. Dabei hat sich eine Aufteilung der Dosis in 7.5 mg intravenös und 7.5 mg intramuskulär als günstig herausgestellt. Andere mögliche Analgetika sind weniger zu empfehlen. Die Wirkung von Tramadol ist zu schwach. Pentozacin sollte nicht nach Fentanyl gegeben werden. Morphin erhöht den Darmtonus. Pethidin kann im lytischen Cocktail bei erhöhter Temperatur indiziert sein.

Auch bei komplikationslosem Verlauf werden die Patienten erst 16–20 Stunden postoperativ, in der Regel am Morgen des ersten postoperativen Tages, extubiert. Diese prolongierte Intubation hat zwei Gründe: über den liegenden Tubus kann eine gezielte Bronchialtoilette durch häufiges endotracheales Absaugen erfolgen. Ferner kann ein Blähen der Lunge durch intermittierende Überdruckbeatmung länger durchgeführt werden. Die sonst übliche postoperative CPAP-Atmung über eine eng schließende Gesichtsmaske verbietet sich beim ösophagusresezierten Patienten wegen der anatomischen Nähe der oberen Anastomose.

Durch eine prolongierte CPAP-Atmung bei liegendem orotrachealem Tubus können minderbelüftete Areale eröffnet werden. Läßt sich unmittelbar postoperativ eine

Kompression der rechten Lunge durch Makroatelektase oder Verhalt von Pleuraexsudat erkennen, so kann eine erneute seitengetrennte Beatmung mittels Doppellumen-Tubus indiziert sein.
Die Atemtherapie setzt sich aus physikalischen und medikamentösen Maßnahmen zusammen. Ihr kommt nach der Extubation die Hauptaufgabe bei der Vorbeugung von Atelektasen, Sekretverhalt und respiratorischer Insuffizienz zu. Schon am ersten postoperativen Tag werden die Patienten mobilisiert und sitzen für Minuten auf der Bettkante.
Nach Extubation sind die Patienten häufig endotracheal abzusaugen. Dies geschieht entweder blind nasotracheal oder endoskopisch unter Sicht. Häufig reicht schon der Reiz des Absaugkatheters im Epipharynx oder über der Glottis, um den Patienten zu kräftigem Husten zu bewegen. Ist insbesondere beim sedierten bzw. somnolenten Patienten ein solches Husten nicht ausreichend, so wird laryngoskopisches Absaugen vom Patienten eher toleriert. Wenn wegen mangelnder Kooperation des Patienten ein Absaugen im wachen Zustand nicht möglich ist, so muß dies unter Kurznarkose, zum Beispiel mit 20–30 mg Etomidate intravenös erfolgen. Während des Absaugens sollte der Patient von der Pflegekraft zur Mitarbeit aufgefordert werden. Ein aktives Husten fördert den Transport von Sekret aus Lungenarealen, die mit dem Absaugkatheter nicht zu erreichen sind. Die mechanische Mobilisierung von Bronchialsekret wird durch mehrmals täglich durchgeführte Klopf- und Vibrationsmassage gefördert.
Unterstützt werden diese physikalische Maßnahmen durch medikamentöse Therapie mit
- Bronchodilatatoren: Isoproterenol (Aludrin)
  Fenoterol (Berotec)
- Beta$_2$-Rezeptoren stimulierende Katecholamine wie Fenoterol (Berotec), Salbutamol (Sultanol) und Terbutalin (Bricanyl) bewirken Bronchospasmolyse und Sekretolyse. Durch Hemmung der Freisetzung von Histamin und Histaminanaloga fördern sie die Aktivität des Flimmerepithels [18].
- Mukokinetika wie N-Acetylcystein (Mukolytikum Lappe, Fluimucil) und Bromhexin (Bisolvon) führen zu einer Reduzierung der Viskosität, der Adhäsivität und der Oberflächenspannung des Bronchialschleims [10, 14]. Hierdurch wird die ziliare Klärfunktion erleichtert und beschleunigt.

Folgenschwer ist das Entstehen einer Anastomoseninsuffizienz. Die frühzeitige Erkennung ist wichtig. Die differentialdiagnostische Abgrenzung gelingt jedoch auf Anhieb nicht immer zweifelsfrei. Es hat sich bewährt, eine zwei- bis dreimal tägliche Visite gemeinsam mit dem Operateur durchzuführen. Verständlicherweise ist der Chirurg geneigt, den Verdacht einer Anastomoseninsuffizienz zu verdrängen; er hat die Tendenz, eine klinische Verschlechterung des pulmonalen Zustands auf eine bronchopulmonale Komplikation zurückzuführen. Bei der differentialdiagnostischen Beurteilung dieser anfangs oft nicht eindeutigen Situation hilft die Diskussion des Befundes und des Befindens des Patienten mit dem unbefangeneren Intensivmediziner. Neben der Klinik des Patienten (Fieber, Vigilanz, Hautkolorit) ist die Drainageflüssigkeit nach Menge, Farbe, Konsistenz und Geruch zu beurteilen. Der Verlauf der täglich durchgeführten Röntgen-Thorax-Aufnahmen sowie Leukozytenzahl und Differentialblutbild können zusätzlich hilfreich bei der Deutung sein.

Im Zweifelsfall oder bei unklarer Symptomatik dient ein Gastrografin-Schluck dem Nachweis oder Ausschluß einer Nahtinsuffizienz. Bei kreislaufinstabilen nicht transportfähigen Patienten kann dies auch auf der Intensivstation erfolgen.

Antibiotikatherapie

Bei der Ösophaguschirurgie handelt es sich immer um einen operativen Eingriff der als "clean-contaminated surgery" zu klassifizieren ist. Eine perioperative Antibiotikaprophylaxe als single-shot Administration oder als dreimalige Applikation am Op-Tag ist daher sinnvoll. Als Antibiotika kommen typischerweise Ureidopenicilline (Mezlo-/Azlo-/Piperacillin) oder Cephalosporine der II. oder III. Generation in Frage. Hiermit können grampositive sowie gramnegative Erreger erfaßt werden. Eine systemische Antibiotikaprophylaxe der Bronchopneumonie ist bei diesen Patienten nicht indiziert.
Ist der Patient postoperativ fieberfrei und entwickelt am 2.–3. Tag Temperaturen, so ist dies ein Zeichen für eine frühe Bronchopneumonie, einen Sekretverhalt oder für eine Nahtinsuffizienz. Kommt es zu einer Anastomoseninsuffizienz, so wird die Region in der Regel mit gramnegativen Erregern besiedelt sein. Dennoch ist eine Nahtinsuffizienz antibiotisch kausal nicht therapierbar (Tabelle 2).
Ist eine Bronchopneumonie Ursache für den Temperaturanstieg, gelten die Kriterien einer rationalen Antibiotikatherapie. Besonders häufig handelt es sich um Keime des gramnegativen Spektrums, insbesondere um Enterobacteriaceae und Pseudomonaceae. Als Antibiotika eignen sich Carbapeneme (Zienam) und Monobaktame (Azactam) eventuell in Kombination mit Aminoglykosiden.
Zeichnet sich ab, daß der Patient länger als einen Tag auf der Intensivtherapiestation verbleiben wird, so wird im Rahmen einer selektiven Darmdekontamination mit lokal wirksamen antibiotischen Substanzen eine allgemeine und spezifische bronchopulmonale Infektionsprophylaxe begonnen. Gute Ergebnisse wurden mit diesem Verfahren, das heißt durch simultane orale und gastrointestinale Applikation von Polymyxin E, Tobramycin und Amphotericin B aus Groningen berichtet [21].
Eine nicht zu vernachlässigende Rolle spielt die parenterale Ernährung in der perioperativen Phase. Wegen der verminderten eigenen Energie- und Proteinreserven und der erhöhten Katabolie in der postoperativen Phase werden von den Patienten täglich bis zu 50 g Stickstoff ausgeschieden. Dies bedeutet einen täglichen Proteinverlust von 312.5 g, was einem Verlust von mehr als einem Kilogramm Muskelmasse

Tabelle 2. Antibiotikatherapie

– Bronchopneumonie (Leitkeime: Gram-negative Stäbchen)		
		– Enterobacteriaceae
		– Pseudomonaceae
	Therapie:	– Carbapeneme (Zienam),
		– Monobactame (Azactam)
		– evtl. Aminoglykoside
– Anastomoseninsuffizienz		
	Therapie:	– chirurgisch?
		– antibiotisch nicht kausal therapierbar

gleichkommt. Aus diesem Grund ist eine postoperative Ernährung, die Kalorienbedarf und Eiweißverlust decken soll, schon in der frühen postoperativen Phase unabdingbar. Folgende Mengen sind dabei zu empfehlen:

3.0–5.0 g/kg KG/die Kohlehydrate
1.5–2.0 g/kg KG/die Aminosäuren
1.0–1.2 g/kg KG/die Fett.

Allerdings sollte nach abdomino-thorakaler Ösophagusresektion nicht am ersten Tag mit dieser hochkalorischen Ernährung begonnen werden, weil nach einem Eingriff dieser Art der intermediäre Stoffwechsel gestört ist und die angebotene Substratmenge nicht verarbeitet werden kann. Das genannte Ernährungsschema sollte ab zweitem oder drittem postoperativen Tag erreicht werden.

Ein besonderes Problem ist der bei diesen Patienten häufig vorkommende Alkoholkonsum. Bei anamnestisch bekanntem Alkoholabusus wird postoperativ keine Entwöhnung angestrebt, sondern den Patienten ab Beginn der Intensivtherapie Alkohol als Infusion bis zu einer Menge von 150–200 g pro Tag zugeführt. Ist anamnestisch ein Alkoholabusus nicht bekannt geworden, so wird eine Entzugssymptomatik typischerweise um den 3. postoperativen Tag erkennbar. Auch hier ist die intravenöse Gabe von Alkohol das Mittel der Wahl. Es muß aber darauf hingewiesen werden, daß die Symptomatik eines Alkoholentzugs von den Frühsymptomen einer Nahtinsuffizienz oder einer foudroyanten Bronchopneumonie nicht immer eindeutig abgrenzbar ist. Gelingt es nicht, eine sich anbahnende Bronchopneumonie zu verhindern oder einen Sekretverhalt bei Anastomoseninsuffizienz effektiv zu drainieren, so drohen die typischen Spätkomplikationen wie Septikämie und Multiorganversagen.

Dennoch ist es – wie die Mortalitätszahlen belegen – durch verbessertes operatives Procedere, durch akribisch auf den Operateur eingestelltes anästhesiologisches Vorgehen - Ein-Lungen-Beatmung - und durch exactissime durchgeführte postoperative Intensivtherapie gelungen, die Häufigkeit an Frühkomplikationen und damit die Letalitätsrate signifikant zu senken. Eine harmonische Kooperation, die Anästhesisten und Chirurgen verbindet, trägt einen guten Teil bei zum Erfolg. Die dennoch weiter bestehende Rate an Komplikationen nach Ösophaguseingriffen kann nur durch neue, originelle Ansätze zu Prophylaxe und Therapie in der Zukunft reduziert werden.

Literatur

1. Benumof JL, Wahrenbrock EA (1975) Local effects of anesthetics on regional hypoxic pulmonary vasoconstriction. Anesthesiology 43: 525
2. Benumof JL (1979) Mechanism of decreased blood flow to atelectatic lung. J Appl Physiol 46: 1047
3. Benumof JL, Rogers SN, Mayce PR et al. (1979) Hypoxic pulmonary vasoconstriction and regional and whole lung PEEP in the dog. Anesthesiology 51: 503
4. Bjertnaes LJ (1977) Hypoxia induced vasonconstriction in isolated perfused lungs exposed to injectable or inhalational anaesthetics. Acta Anaesth Scand 21: 133
5. Björk, VO, Carlens E (1950) The prevention of spread during pulmonary resektion by use of a double lumen catheter. J Thorac Surg 20: 151
6. Capan LM, Turndorf H, Patel C (1980) Optimization of hypoxemia and intrapulmonary shunting in one-lung anesthesia. Anesth Analg 59: 847

7. Euler von UA, Liljestrand G (1946) Observation on the pulmonary arterial blood pressure in the cat. Acta Physiol Scand 12: 301
8. Gracey DR, Divertie MB, Didier EP (1979) Preoperative pulmonary preparation of patients with chronic obstructive pulmonary disease. A prospective study. Chest 76: 123
9. Hartenauer U, Reinhold P (1983) Indikation zur seitengetrennten Intubation und Beatmung. In: Intubation, Tracheotomie und bronchopulmonale Infektion. Hrsg: E. Rügheimer, Springer Verlag
10. Hirsch SR, Viernes PF, Kory RC (1970) Clinical and physiological evaluation of mucolytic agents nebulized with isoproterenol: 10% N-acetylcysteine versus 10% 2-mercaptoethane sulphonate. Thorax 25: 737
11. Larsen MC, Cliften EE (1965) The prognostic value of preoperative evaluation of patients undergoing thoracic surgery. Dis Chest 47: 589
12. Marshall CL, Lindren B, Marshall BE (1984) Effects of Halothane, Enflurane and Isoflurane of hypoxic pulmonary vasoconstriction in rat lungs in vitro. Anesthesiology 60: 304
13. Mathers J, Benumof JL, Wahrenbrock, EA (1977) General anesthesia and regional hypoxic pulmonary vasoconstriction. Anesthesiology 46: 111
14. Pulle DF, Glass P, Dulfano MJ (1970) A controlled study of the safety and efficiency of acetylcysteine-isoproterenol combination. Curr ther Res 12: 485
15. Reinhold P, Heller K (1982) „Bronchocath" – ein neuer Doppellumentubus zur seitendifferenten Beatmung. Anästh Intensivther Notfallmed 17: 106
16. Robertshaw FL (1962) Low resistance doublelumen tubes. Br J Anesth 34: 576
17. Saidmann LJ, Trousdale FR (1982) Isoflurane does not inhibit hypoxic pulmonary vasoconstriction. Anesthesiology 57: A 472
18. Schmidt, OP (1976) Die Langzeittherapie der chronisch-obstruktiven Atemwegssyndrome. In: Der Risikopatient in der Anästhesie. 2. Respiratorische Störungen, Bd XII hrsg von F. W. Ahnefeld et al. Springer Berlin
19. Schönleben K, Jost JO, Fouquet P, Bünte H (1985) Frühe Komplikationen bei der Ösophagus-Karzinom-Chirurgie mit intrathorakalen Anastomosen. Langenbecks Arch Chir 366, Kongreßbericht
20. Shapiro BA (1982) Acute respiratory failure in the surgical patient. In: Critical Care for Surgical Patients, hrsg von J. M. Beal. MacMillan New York
21. Stoutenbeek CP, Van Saene HKF, Miranda DR, Zandstra DF, Langrehr D (1986) Nosocomial gram-negative pneumonia in critically ill patients. A 3-year experience with a novel therapeutic regimen. Intensive Care Medicine 12: 419
22. Wagner DL, Gammage GW, Wong ML (1985) Tracheal Rupture Following the Insertion of a Disposable Double-lumen Endotracheal Tube. Anesthesiology 63: 698

Das Adenokarzinom des gastroösophagealen Überganges – Diagnostik und Therapie chirurgischer Komplikationen

B. Semsch und R. Häring

Einleitung

Chirurgisch tätig sein, heißt mit dem Risiko der Komplikation zu leben. Patient und behandelnder Arzt akzeptieren dies in Form des präoperativen Aufklärungsgesprächs und der schriftlichen Einwilligung zur Operation. Bei malignen Grundleiden und einem Zweihöhleneingriff sind Komplikationen bis zu einem gewissen Grade unvermeidlich. Besser als ihre noch so gute und erfolgreiche Therapie ist die Vermeidung des komplizierten Verlaufes. Die Bedingungen dafür lassen sich stichwortartig folgendermaßen umreißen:

- Die richtige Indikation. Sie erspart intraoperative Änderungen der Taktik.
- Die präoperative Risikoabwägung. Besondere Bedeutung kommt dabei der Lungenfunktion zu.
- Richtige Vorbereitung – Verbesserung des Ernährungsstatus, Erlernen von IPPB (Intermittent Positive Pressure Breathing), Sanierung von Infektionsherden, präoperative Thromboseprophylaxe.
- Subtile intraoperative Technik.
- Die korrekte anästhesiologische Führung in der Aufwachphase – insbesondere wichtig für Patienten mit koronarer Herzerkrankung.

Diagnose und Therapie

Intraoperative Komplikationen ergeben sich überwiegend aus operativen Problemen:

- Die Blutung aus dem Operationsgebiet, die Pankreasverletzung im Schwanzbereich, die mit der „Linksresektion“ endet und die Milzverletzung sind unerwünscht, aber nicht immer zu vermeiden. Soll die Milz bei der subtotalen Ösophagusresektion erhalten bleiben, so gelingt meist die definitive Blutstillung mit Hilfe der Fibrinklebung.
- Die Mangeldurchblutung des Transplantates zum Magen oder Ösophagusersatz ist selten, die Insuffizienz oder Nekrose jedoch nahezu unvermeidlich. Es bleibt keine andere Wahl, als ein anderes Transplantat zu wählen.
- Kardiopulmonale Probleme sollten bei entsprechender Vordiagnostik untergeordnete Bedeutung haben.

Die Hauptprobleme der postoperativen Phase sind
- Blutung
- Infektion ohne und mit Nahtinsuffizienz und
- Ileus.

Blutung

Die intraoperative Blutung ist leicht zu erkennen und stellt nur in den seltensten Fällen ein Problem dar, das nicht umgehend definitiv zu versorgen ist, z. B. in der massiven Blutung aus der Aorta als Folge einer Tumorarrosion. Schwieriger ist die Situation in der postoperativen Phase. Das über die Reintervention entscheidende Kriterium liegt in der Blutungsaktivität. Intraluminäre Blutungen treten früh aus ungenügend gefaßten Anastomosenlefzen auf, ihre Therapie ist endoskopisch, wo erforderlich und möglich.
Die extraluminäre Blutung aus dem Operationsgebiet ist gefährlicher. Eingelegte Drainagen fördern unabhängig von der technischen Beschaffenheit nur nicht-geronnenes Blut. Die massive arterielle Blutung, die sich in den Drainagebeutel als Folge einer abgeglittenen Ligatur entleert, stellt selbstverständlich kein diagnostisches Problem dar. Schwieriger ist die Situation, wenn zur Aufrechterhaltung stabiler Kreislaufverhältnisse eine ständige Volumensubstitution erforderlich wird.
Die subjektiven Symptome der intraabdominalen Blutung sind
- der peritoneale Schmerz und
- innere Unruhe.

Diese werden ergänzt durch die objektiven Zeichen
- Blässe,
- Tachykardie und
- Abfall von Hb und Hk oder Konstanz unter Substitution.

Alle diese Zeichen sind insbesondere in der frühen postoperativen Phase narkosebedingt verschleiert. Die Sonographie gibt zwar wertvolle Entscheidungshilfen, ihre Aussage ist aber durch frische Op-Wunden, Drainagen und Verbände eingeschränkt. Die Angiographie hilft nur weiter, wenn die Blutungsaktivität 0,5 ml/min überschreitet, im Einzelfalle kann sie mit einer therapeutischen selektiven Embolisation verknüpft werden.

Als Richtschnur für die Indikation zur operativen Revision gilt in unserer Klinik [6]:
- Die massive spritzende Blutung – sofort operieren,
- mehr als 2 Konserven in 4 Stunden zur Aufrechterhaltung stabiler hämodynamischer Verhältnisse – Operation,
- extraluminäre Blutungen eher revidieren als intraluminäre,
- Frühblutungen eher revidieren als Spätblutungen, sie sind meist operationstechnisch bedingt und die Revision kann unter aseptischen Bedingungen durchgeführt werden,
- bei intraluminären Blutungen die konservativen Möglichkeiten ausschöpfen,
- ältere Patienten früher revidieren als jüngere,

- die Reoperation bei Intensivpatienten mit multiplen Organschäden von der Gesamtprognose des Patienten abhängig machen und Störungen des Gerinnungssystem als primäre Ursache ausschließen.

Infektion

In der ersten postoperativen Woche spielt vor allem die Infektion eine entscheidende Rolle. Die inzwischen weit verbreitete perioperative Antibiotikaprophylaxe sollte bei allen größeren Eingriffen an Magen und Ösophagus obligat sein. Aufgrund der Grunderkrankung ist durch Passagestörung und tumorbedingte Immunsuppression mit einer pathologischen Keimbesiedlung von Magen und Ösophagus zu rechnen. Zu verwenden wären also neuere Cephalosporine oder Penicilline in Kombination mit Metronidazol. Unter dieser Behandlung ist die postoperative Peritonitis oder Mediastinitis ohne Nahtinsuffizienz eine absolute Rarität.
Die Nahtinsuffizienz belastet den Operateur leicht mit dem Makel einer nicht exakten Nahttechnik. Ohne Zweifel ist zwar die operative Technik bei der Anastomosennaht von größter Bedeutung, sie ist aber nicht für diese schwerwiegende Komplikation allein verantwortlich zu machen. Dies wird schon durch die unterschiedliche Häufigkeit von Nahtinsuffizienzen an verschiedenen Anastomosen wie B I, B II und Ösophagojejunostomie belegt [2].
Als Gründe für einen Nahtbruch kommen folgende Ursachen in Frage:
- die besonderen anatomischen Strukturen der zu anastomosierenden Organe,
- Mangeldurchblutung,
- metabolische Faktoren,
- operationstechnische Unzulänglichkeiten.

Das besondere Insuffizienzrisiko gerade der Ösophagusanastomose erklärt sich aus folgenden Besonderheiten:
- Kein Serosaüberzug, es fehlt das äußere Nahtlager,
- die Ösophagusmuskulatur verläuft in Form apolarer Schraubenfasern, überwiegend in Längsrichtung,
- die starke Längsspannung des Ösophagus setzt die Anastomose leicht unter Zug,
- die Blutversorgung verläuft variabel in Form von dünnkalibrigen Endarterien,
- oft ist die Anastomose bei tiefem Operationssitus schwierig anzulegen.

Die Frequenz der Nahtdehiszenz wird zwischen 10 und 30% für die Anastomose mit dem Ösophagus angegeben. In etwa der Hälfte der Fälle kommt es zu einem letalen Ausgang. In Tabelle 1 sind einige Mitteilungen über die Häufigkeit der Insuffizienz zusammengefaßt [2, 8, 9, 10, 12, 13, 15]. Das Krankengut umfaßt Kardia- und Ösophaguskarzinome in wechselnder Zusammensetzung, die Kriterien für die Diagnose der Insuffizienz sind nicht einheitlich, so daß es sich hier lediglich um Orientierungspunkte handelt. Die Zahlenangaben schwanken beträchtlich von 5 bis 30% mit letalen Komplikationen zwischen 12 und 54% dieser Patienten mit einem Nahtbruch.
Im eigenen Krankengut beträgt die Insuffizienzrate unter Einschluß aller kleinen und klinisch stummen Insuffizienzen 28% mit einer letalen Komplikationsrate von 36% (5 von 14). Klinisch bedeutsame Insuffizienzen sahen wir in 7 Fällen, das sind 14%.

Tabelle 1. Häufigkeit der Nahtinsuffizienz nach Ösophagusanastomosen

Autor	Zahl der Eingriffe		Naht-insuffizienz	Ursache für let. Ausgang
Fekete 1981	–		10–30%	min. 20%
Kremer 1982	582	(Öso + Kardia)	18% manuell, 5% Stapler	
Pichelmaier 1983	323	(Öso + Kardia)	14%	50%
Bittner 1984	54	(Kardia)	18,4%	
Peracchia 1986	467	(Öso + Kardia)	10,4%	12%
Husemann 1987	110	(Ösophagus)	20,8–8,8%	
Kessler 1987	242	(Öso + Kardia)	22–11%	54–45%
Eigene Ergebnisse	50	(Kardia)	28%	36%

Eine prognostisch relevante Einteilung der Anastomoseninsuffizienz unterscheidet die frühe Insuffizienz des 1. bis 3. postoperativen Tages mit schwerem foudroyantem Verlauf von der Spätinsuffizienz, die ab dem 4. bis zum 8. postoperativen Tag auftritt und eher chronisch durch die Abwehr des Patienten gemildert verläuft (Tabelle 2). Die Frühinsuffizienz stellt auf jeden Fall ein bedrohliches Ereignis dar. Die Ursache ist eine primäre Dehiszenz die aufgrund fehlender Verklebungen im Operationsgebiet zur diffusen Mediastinitis oder Peritonitis führen kann. Klinisch ist sie durch plötzlich einsetzende akute Thoraxschmerzen und eine akute respiratorische Insuffizienz sowie häufig durch instabile Kreislaufverhältnisse gekennzeichnet. Im Thoraxbild findet sich ein Erguß oder ein Pneumothorax, aus den Drainagen entleert sich (nicht immer) trübes Sekret in normaler bis sehr hoher Menge, das von der Herkunft her eindeutig aus dem Inneren des Gastrointestinaltraktes stammt.

Tabelle 2. Klinik der Nahtinsuffizienz

Früh	1.–3. Tag	„akuter Thorax“ respiratorische Insuffizienz Erguß Pneumothorax trübes Sekret aus den Drainagen (nicht immer) normal bis viel	Primäre Nahtundichtigkeit
Spät	4.–8. Tag	steigende Temperaturen Bewußtseinsstörungen schlechtere Lungenfunktion Herzrhythmusstörungen trübes Sekret Labor (Thrombopenie, Kreatininanstieg)	Wandnekrose

Die Sicherung gelingt einfach durch eine Röntgenaufnahme nach oraler Gabe von wasserlöslichem Kontrastmittel oder durch orale Applikation von Farblösungen. Den Gastrografintest nach McCraw [11] haben wir mehrfach ebenfalls durchgeführt, ohne daß wir bei intrathorakaler Lage der Anastomose zusätzliche Informationen gewonnen hätten.

Die Ursache der Spätinsuffizienz liegt meist in einer lokal begrenzten Nekrose der Organwand, sie kann in der Regel konservativ behandelt werden. Die umgebenden

Strukturen sind soweit mit Ösophagus und dem Transplantat verklebt, daß der Prozeß lokalisiert bleibt. Bedingung für ein abwartendes Verhalten ist aber die ausreichende Drainage der Insuffizienz. Wenn sich nicht ein lokaler Abszeß entwikkelt, kann es zur Ausheilung ohne spätere Narbenstenose kommen.
Klinisch kündigt sich die Spätinsuffizienz durch steigende Temperaturen an, eine (bei Splenektomie nicht verwertbare) Leukozytose und Bewußtseinsstörungen in Form von Erregung, Somnolenz oder Desorientiertheit. Die Lungenfunktion verschlechtert sich nach einem freien Intervall, Herzrhythmusstörungen können das führende Symptom darstellen. In der Drainage ist trübes mischinfiziertes Sekret zu finden. Im Röntgen wird die Insuffizienz gesichert. Das Labor zeigt die Zeichen der schweren Infektion: Leukozytose, Thrombopenie, Kreatininanstieg und später auch Gerinnungsstörungen. Früh findet sich vor allem bei Peritonitis eine respiratorische Alkalose, die nach einiger Zeit in eine metabolische Azidose übergeht.
Insgesamt ist das Labor wenig spezifisch für das Auftreten einer Nahtinsuffizienz, es signalisiert den Schweregrad der Situation. Bei beatmeten Intensivpatienten liegt die Problematik aufgrund der eingeschränkten Verwertbarkeit subjektiver Symptome anders. Fritsch sah bei abdomineller Lokalisation nur in etwa 20% eine eindeutige Klinik [5]. Progressive Organkomplikationen mit Reduktion von Kreatininclearance und Ansteigen der alveolär-arteriellen Sauerstoffdifferenz unter adäquater Therapie oder erhöhtem Volumenbedarf ohne Blutungsquelle weisen auf die infektiöse Komplikation hin.
Oberstes Gebot in der Behandlung der Nahtinsuffizienz ist die Beherrschung der Infektion. Der Grad ihrer Ausdehnung entscheidet über konservatives oder operatives Vorgehen. Demgegenüber sind die Gesichtspunkte der Nahrungspassage oder Stenosevermeidung sekundär [14].
Die wichtigsten Elemente der Behandlung einer Nahtinsuffizienz sind:
- die frühzeitige, d.h. die rechtzeitige Diagnose,
- die „Trockenlegung der Anastomose" durch
- Ableitung der Verdauungssekrete,
- strikte parenterale Ernährung,
- moderne Intensivtherapie,
- gezielte Reoperation und ausgiebige Drainage.

Die operative Therapie stellt im eigenen Krankengut die Ausnahme dar. Neben der zusätzlichen lokalen Drainage – gegebenenfalls unter Verwendung von Spülkathetern – kommt die Beseitigung der Insuffizienz durch Übernähung oder Reanastomosierung, die endoskopische Überbrückung der defekten Anastomose mit einem Tubus und die Auflösung der Anastomose mit Verschluß des oralen Transplantatendes und kollarer Ösophagusfistel in Frage (Abb. 1).
Zervikale Insuffizienzen können fast immer konservativ behandelt werden.
An einem Verlauf soll die Klinik und Behandlung einer Insuffizienz nach intrathorakaler Ösophago-Jejunostomie demonstriert werden:
Nach abdominalo-thorakaler Resektion eines Kardiakarzinoms und Wiederherstellung des Digestionsweges mittels einer nach Roux ausgeschalteten Jejunumschlinge kam es ab dem 3. postoperativen Tag zu einer zunehmenden respiratorischen Insuffizienz, dekompensierter Herzinsuffizienz und Ausbildung eines linksseitigen Pleuraergusses. Als Ursache dieser Komplikationen konnte am 5. postoperativen Tag eine

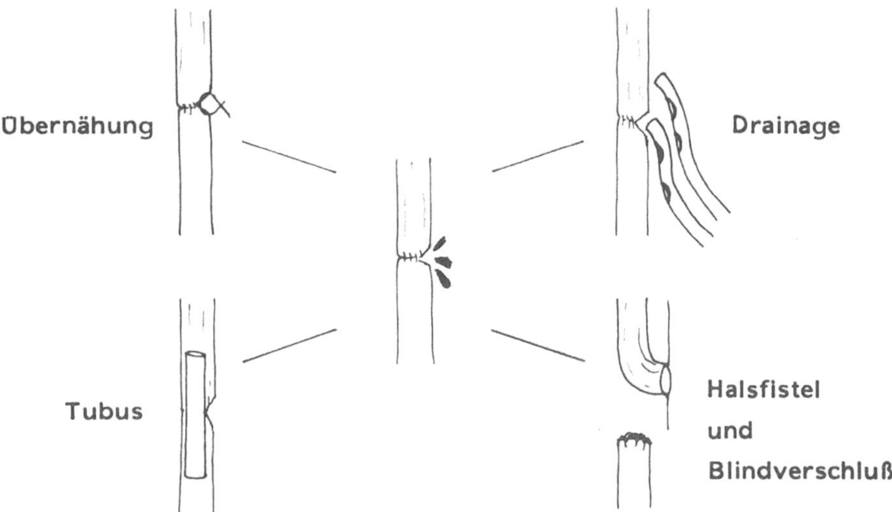

Abb. 1. Chirurgische Behandlungsmöglichkeiten bei Nahtinsuffizienz

gut drainierte Insuffizienz der ösophago-jejunalen Anastomose nachgewiesen werden (Abb. 2). Unter intensivmedizinischen Maßnahmen stabilisierte sich die Patientin, die Fistel verkleinerte sich, aber heilte auch nach 8wöchiger parenteraler Ernährung nicht ab (Abb. 3). Endoskopisch wurde durch die Kollegen der Medizinischen Klinik/Abteilung für Gastroenterologie ein Verschluß der Fistel mit Ethibloc vorge-

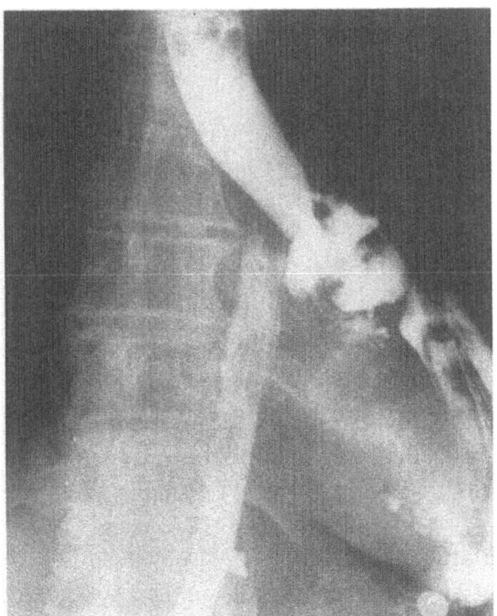

Abb. 2. Nahtinsuffizienz Patient B.R., Gastrographin-Schluck am 5. p.o. Tag, gut drainiert

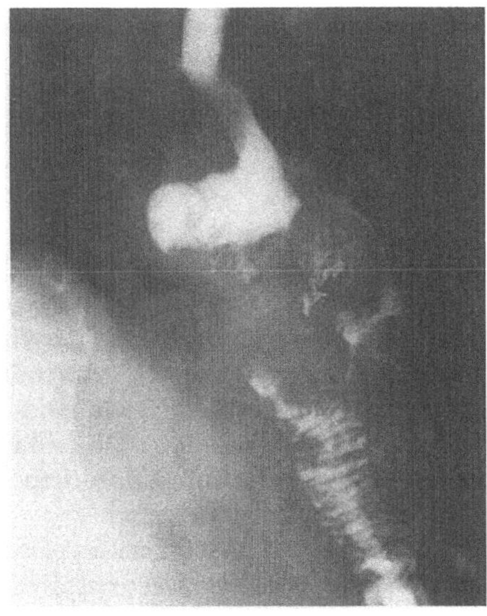

Abb. 3. Nahtinsuffizienz Patient B.R., Gastrographin-Schluck 8 Wochen p.o., persistierende Fistel

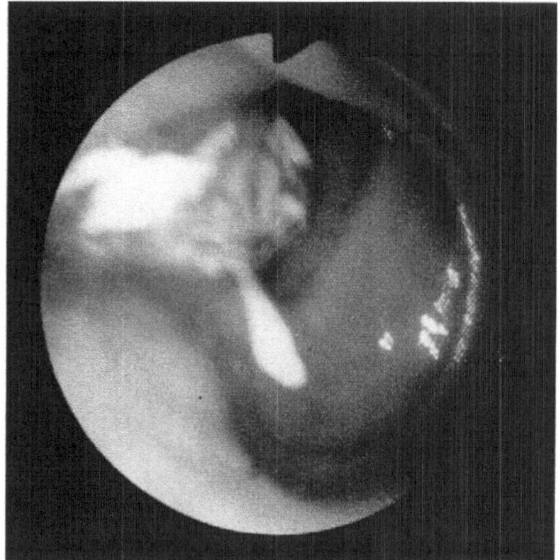

Abb. 4. Pat. B. R., Verschluß der Fistel endoskopisch durch Ethibloc-Injektion.

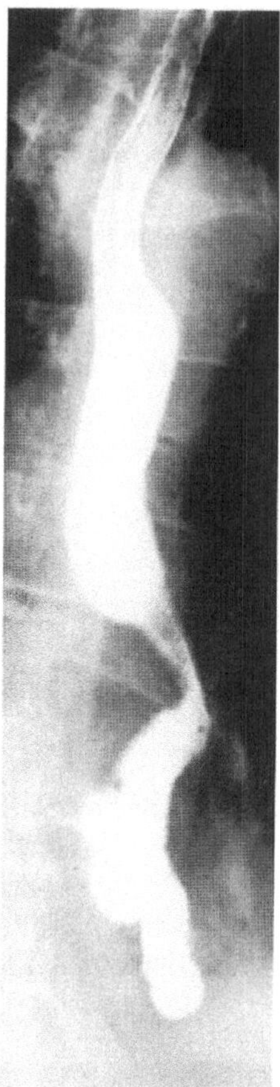

Abb. 5. Patient B. R. 6 Monate p. o., freie Passage, keine Dysphagie

nommen (Abb. 4). Bei problemloser Passage ist es zu einer Abheilung gekommen. Es besteht 6 Monate postoperativ keine Dysphagie (Abb. 5).

Ileus

Der Übergang von der postoperativ funktionellen Darmatonie der ersten 12 bis maximal 72 Stunden in einen paralytischen Ileus kann gleitend vor sich gehen und schwierig zu diagnostizieren sein. Dies gilt insbesondere dann, wenn Störungen im Elektrolyt-, Säure-Basen- und Eiweißhaushalt vorliegen. Meist liegt die Ursache für den postoperativen paralytischen Ileus in einer Peritonitis und ist entsprechend zu diagnostizieren und therapieren.

Mit dem Einsatz von Abführmaßnahmen und hochdosierter parasympathikomimetischer Therapie ist der schwere paralytische Ileus ohne Peritonitis selten geworden. Wir behandeln zunächst mit Trifluperidol (2,5 mg i. m.), danach wird Prostigmin bis maximal 12 Ampullen/die gegeben, gefolgt von einem ersten Einlauf nach 1–2 Stunden. Eine Periduralanästhesie kann hilfreich sein. Wasserlösliche Kontrastmittel

führen zum Flüssigkeitseinstrom ins Darmlumen und regen die Peristaltik an, sie sind auch zur Erkennung hoher Passagehindernisse geeignet [3].
Beim Auftreten des Ileus nach freiem Intervall muß an ein mechanisches Hindernis gedacht werden. Weiter kommen eine Spätinsuffizienz und postoperative Pankreatitis als Ursache in Frage. Die Übersichtsaufnahme des Abdomens kann in Seitenlage angefertigt werden, sie sichert die Diagnose und gibt Hinweise auf die Lokalisation eines eventuell bestehenden Hindernisses.

Postoperative Pankreatitis

Die postoperative Pankreatitis ist selten (Tabelle 3) und bedingt durch Darmatonie und Schmerzen klinisch schwierig zu erkennen. Die Diagnostik stützt sich auf den Nachweis erhöhter Pankreasenzyme im Blut: Amylase oder Lipase. Die schwere vital bedrohliche Verlaufsform mit Nekrosenbildung ist am sichersten durch Angio-CT mit dem Nachweis von Perfusionsausfällen zu diagnostizieren. Die Laborwerte LDH (> 270 U/l) und C-reaktives Protein (> 120 mg/l) sind für Nekrosenbildung spezifisch [4].

Tabelle 3. Postoperative Pankreatitis

• Diagnose	– Klinik und Enzymerhöhung (Amylase-Lipase)
• Nekrosennachweis	– CT mit Kontrastmittel
	– LDH > 270 U/l
	– C-reaktives Protein > 120 mg/l
• Therapie	– Nekrosektomie
	– Drainage
	– Spülung

Die Behandlung der nekrotisierenden Pankreatitis ist konservativ, wenn keine Infektion vorliegt und die Nekrosen begrenzt sind. Wir haben nur einmal eine Pankreatitis (1 von 50 = 2%) nach Gastrektomie und distaler Ösophagusresektion gesehen, die unter perkutaner Drainage konservativ ausheilte. Bei ausgedehnten Prozessen ist die Nekrosenausräumung und Sanierung des Retroperitonealraumes unter Verwendung von Dauerspülung oder offener Wundbehandlung erforderlich [1].

Zusammenfassung

Die Kenntnis der Physiologie der postoperativen Phase ist Voraussetzung für die erfolgreiche Diagnose chirurgischer Komplikationen nach der Resektion des Adenokarzinoms am gastroösophagealen Übergang. Klinik und Röntgen sind die wesentlichen Stützen der Diagnostik. Laboruntersuchungen weisen auf Komplikationen bei bewußtseinseingeschränkten Intensivpatienten hin. Die Nahtinsuffizienz bleibt ein prinzipielles Problem, das mit verbesserten Techniken reduziert, aber nicht beseitigt

werden kann. Ihre Frequenz liegt gegenwärtig zwischen 5 und 15%, etwa in der Hälfte der Fälle kommt es zu letalem Ausgang.
Der Zweihöhleneingriff stellt eine schwere Belastung für den Organismus dar und allein die Größe des Operationstraumas vermindert die Kompensationsfähigkeit des Patienten. Eine gute präoperative Vorbereitung ist deshalb zusammen mit der richtigen Indikation und subtiler Operationstechnik für den Erfolg des Eingriffes erforderlich. Komplikationen sollten Ansporn sein für die Analyse der Ursachen und die Suche nach Wegen zu ihrer Vermeidung und Begrenzung der Folgen.

Literatur

1. Beger HG, Büchler M (1986) Decision-making in surgical treatment of acute pancreatitis: operative or conservative management of necrotizing pancreatitis? Theor Surg 1: 61
2. Bittner R, Schirrow H, Beger HG (1984) Diagnose und Therapie postoperativer Komplikationen nach Eingriffen beim Magenkarzinom. In: Häring R, Hrsg: Therapie des Magenkarzinoms. Edition Medizin, Weinheim Deerfield Beach Basel
3. Brandmair W, Weiser HF, Gmeinweiser I (1985) Indikation und Aussagekraft der oralen Gastrografin-Passage bei der Ileusdiagnostik. In: Häring R, Hrsg: Ileus – chirurgische und gastroenterologische Praxis. De Gruyter, Berlin New York
4. Büchler M, Krautzberger, Block S, Beger HG (1985) Neue Aspekte in der Chirurgie der akuten Pankreatitis. Klinikarzt 14: 455
5. Fritsch A (1982) Erkennung der Nahtinsuffizienz bei Intensive-care Patienten. Langenbecks Arch Chir, Bd 358, 271
6. Hirner A, Häring R (1982) Frühe postoperative Relaparotomie. In: Häring R, Hrsg: Dringliche Bauchchirurgie. Thieme, Stuttgart New York
7. Husemann B (1987) Indikatorische und sich daraus ergebende operative Fehler beim Kardiakarzinom. In: Häring R, Hrsg: Indikatorische und operative Fehler in der Chirurgie. De Gruyter, Berlin New York
8. Husemann B, Butawitsch F (1987) Indikation zur Operation beim Ösophaguskarzinom in Abhängigkeit von präoperativen diagnostischen Maßnahmen und therapeutischem Ziel. In: Häring R, Hrsg: Indikatorische und operative Fehler in der Chirurgie. De Gruyter, Berlin New York
9. Kessler B, Blum M, Lingemann B, Van Ackern H, Reers B (1987) Standardisiertes Vorgehen in der Chirurgie des Ösophaguskarzinoms zur Verminderung perioperativer Komplikationen. In: Häring R, Hrsg: Indikatorische und operative Fehler in der Chirurgie. De Gruyter, Berlin New York
10. Kivelitz H, Ulrich B, Kremer K (1982) Die Insuffizienz der ösophago-enteralen Anastomose. Langenbecks Arch Chir, Bd 358, 493
11. McCraw J, McLeod R, McDonald W, Stephenson HE (1965) A rapid bedside test for intestinal perforation. J Amer Med Ass 191: 939
12. Peracchia A, Bardini R, Tremolada C, Ancona E (1986) Esophagovisceral anastomotic leaks: prevention, diagnosis, treatment. In: Siewert JR, Hrsg: Abstract-band International Esophageal Week, München 1986
13. Pichelmaier H (1983) Ösophagus. In: Carstensen G, Hrsg: Intra- und postoperative Komplikationen. Springer, Berlin Heidelberg New York
14. Pichlmayr R, Meyer HJ (1982) Behandlung der Nahtinsuffizienz – Präliminär-Therapie, Definitiv-Therapie, Indikationsabgrenzung. Langenbecks Arch Chir, Bd 358, 275
15. Siewert JR (1981) Das Karzinom von Ösophagus und Kardia. In: Allgöwer M, Harder F, Hollender LF, Peiper HJ, Siewert JR, Hrsg: Chirurgische Gastroenterologie. Springer, Berlin Heidelberg New York

Endotuben beim Karzinom des gastroösophagealen Überganges

L. Witzel

Einleitung

50–70% aller Karzinome des Ösophagus und der Kardia sind bereits zum Zeitpunkt der Diagnosestellung nicht mehr radikal chirurgisch heilbar [8]. Davon erwiesen sich nur 14% während der Operation als tatsächlich operabel. Da die Überlebenszeit etwa doppelt so hoch liegt wie bei nichtresezierten Tumoren, ist jedoch auch die palliative Resektion eines Tumors indiziert [10].
Die Überlebensrate der Operierten beträgt nach 5 Jahren 4%, die der radiotherapeutisch behandelten Patienten 6%. Nach einem chirurgischen Eingriff und nach einer Strahlenbehandlung bedürfen 30–50% der Patienten einer Dilatationstherapie [23]. Dysphagie beobachtet man im Durchschnitt für feste Speisen bei einem Durchmesser von unter 13 mm, für Flüssigkeiten bei weniger als 5 mm [25].
Neben den erheblichen Beschwerden der Schluckstörung führt dies zur Unterernährung und Aspirationspneumonie. Das Einlegen eines Überbrückungstubus bei Inoperabilität kann die für den Patienten unerträglichen Beschwerden lindern.

Geschichte – Überblick über die verschiedenen Überbrückungstuben

Bereits 1845 empfahl Leroy D'Etoilles die Überwindung von Ösophagusstenosen durch einen Tubus. Allerdings konnte er seine Idee nicht in die Tat umsetzen [9]. Der erste Ösophagustubus wurde 1886 von Symonds gelegt [21]. Er intubierte eine maligne Striktur blind peroral. 1924 plazierte Souttar einen aus Silberdraht gefertigten Tubus ösophagoskopisch [20]. Mousseau et al. entwickelten 1956 einen Neoplex-Tubus, den sie erstmals über die Durchzugsmethode einlegten [15]. Celestin entwickelte einen Tubus mit olivenförmiger Tulpe, welcher mit einer Nylon-Spirale stabilisiert wurde [9]. Er legte diesen Tubus mittels Durchzug über eine hohe Gastrostomie ein. Häring stellte 1964 einen Latextubus mit eingearbeiteter Drahtspirale vor [11]. Bis vor wenigen Jahren wurden vorzugsweise Celestin- und Häring-Tuben auf operativem Weg gelegt.
Seit 1976 werden die Endotuben in zunehmendem Maße endoskopisch oder kombiniert endoskopisch-radiologisch gelegt.
Tytgat et al. stellen den Tubus aus einem Polyvinylschlauch selbst her [23]. Das Material wird in heißem Mineralöl geschmeidig gemacht, das proximale Ende in einen Trichter von etwa 25 mm Durchmesser umgewandelt. Die Prothesen können mit einem Draht, welcher mit Vinylzement verklebt wird, verstärkt werden.

In letzter Zeit erscheinen laufend weitere Prothesen auf dem Markt. Wir möchten erwähnen: Die Keymed-Prothese mit distaler Manschette, die Procter-Livingston-Prothese, die vor allem in Südafrika Verwendung findet, die Medoc-Prothese, die Mousseau-Barbin-Prothese, die Gourevitch-Prothese, die Atkinson-Prothese aus Silikon mit distaler Gegenmuffe.

Methoden der peroralen Implantation

Zur Implantation einer Endoprothese sind verschiedene Methoden beschrieben worden. Boyce und Palmer beschreiben eine Methode, bei der eine Kunststoffprothese über einen Gummibougie zusammen mit einem Kunststoffschubrohr verwendet wird [4]. Dieses blinde Verfahren eignet sich nicht für Patienten mit einer Fistel oder einer unregelmäßigen Tumorstenose. Savary verwendet ein ähnliches Verfahren, wobei durch die Stenose vorher endoskopisch ein Führungsdraht gelegt wird [18]. Die kombinierten endoskopisch-radiologischen Verfahren sind die Methoden nach Keymed, Notti, Atkinson. Die Prothese ist an einem modifizierten Eder-Puestow-Stab angebracht, an dessen Ende eine Plastikkugel fixiert ist. Der Durchmesser dieser Kugel kann vergrößert werden, um so die Innenseite der Prothese während der Einführung zu fixieren. Das Instrumentarium bei dieser Technik ist relativ steif. Die Einführung muß in reklinierter Kopfstellung erfolgen. Die Belastung für den Kranken ist groß.

Das aus Kunststoff bestehende Einführungsgerät von Medoc, bei dem der Tubus über einen Ballon fixiert und eingebracht wird, erwies sich als instabil, außerdem ist der Ballon nicht genügend haltbar [19].

Tytgat et al. beschrieben 1976 eine Methode, bei der die Prothese auf einem kleinkalibrigen Endoskop angebracht wird [22]. Das Endoskop dient als Führungsschiene und Kontrolle während und nach der Einführung. Der Tumor wird aufbougiert. Über das als Leitschiene dienende schmalkalibrige Gastroskop wird der Tubus mit einem Schubrohr durch die Ösophagusenge vorgeschoben und implantiert.

Indikationen und Kontraindikationen

Indikationen zur endoskopischen Implantation von Überbrückungstuben sind nicht resektionsfähige Geschwulstkrankheiten mit Stenose der Speiseröhre, der Kardia und des Magens, Tumorrezidive nach Ausbestrahlung oder Operation (auch nach Gastrektomie), Fisteln zum Tracheobronchialbaum.

Kontraindikationen sind Tumore, die weniger als 3 cm vom Ösophagusmund entfernt sind, da hier ein Einlegen nicht möglich ist. Langstreckige Stenosen und Stenosen im oberen Abschnitt der Speiseröhre sehen wir im Gegensatz zu den Empfehlungen von Häring nicht als Kontraindikationen an. Wir haben auch bei diesen erfolgreich Tuben implantieren können.

Früh- und Spätkomplikationen der endoskopischen Implantation

Übersichtsarbeiten und Umfragen zeigen, daß bei über 2000 endoskopisch gelegten Tuben als Komplikation eine Perforation in 8–10%, eine Blutung in 1%, Drucknekrosen in 1%, Verstopfung durch Nahrung, Tumorzapfen oder Reflux in 5%, Dislokationen in 10% und eine Sterblichkeit von 5% zu verzeichnen sind [1, 2, 3, 7, 23]. Seltene Spätkomplikationen sind Blasenbildung und Auflösung der Tuben [7].

Vergleich endoskopischer und operativer Tubusimplantation

Nach aktuellen Arbeiten über die operative Tubusimplantation liegt die Wundheilungsstörung zwischen 27 und 66%, die Klinikletalität zwischen 11 und 30% [10, 12, 13, 14, 16, 17]. Die Hospitalisierungszeit wird mit 19–21 Tagen angegeben [13, 14, 17]. Kohaus et al. verglichen Komplikationshäufigkeit, Mortalität und Kosten zwischen operativer und endoskopischer Implantation eines Häring-Tubus [14]. Die Kosten des operativ gelegten Tubus lagen für den Eingriff bei DM 3700,–, die des endoskopisch gelegten bei DM 1400,–. Die Krankenhausverweilkosten betrugen bei dem operativ gelegten DM 5250,– (21 Tage), bei dem endoskopisch gelegten DM 1250,– (5 Tage). Die Klinikletalität lag beim endoskopisch gelegten Tubus unter 10%.

Andere Methoden zur Behandlung stenosierender Neoplasmen im Ösophagus-Kardia-Magen-Bereich

Bösartige Ösophagus-, Kardia- und Magentumoren sowie extraluminale, auf die Speiseröhre übergreifende Tumoren wie Brochialkarzinome, die das Lumen einengen, lassen sich ebenfalls aufbougieren. Die Bougierung ist angezeigt, wenn die Patienten inoperabel sind und eine Strahlentherapie keinen Erfolg verspricht. Bei 32 Patienten mit stenosierendem Ösophagus-Kardiakarzinom, die regelmäßig ausschließlich bougiert wurden, betrug die durchschnittliche Überlebenszeit 218 Tage [25].

Weitere Behandlungsmethoden, z.T. noch im Versuchsstadium

Mittels Wärmesonde wird Tumorgewebe durch Hyperthermie (um 90 Grad) schrittweise abgetötet.Die bisherigen Ergebnisse sind vielversprechend [24]. Der Nachteil dieser Methode ist, daß mehrere Sitzungen notwendig sind. Wir haben bei mehreren Patienten mit stenosierenden inoperablen Ösophagus-Kardia-Magenkarzinomen 98%igen Alkohol in den Tumor endoskopisch mit Erfolg injiziert. Diese Methode ist aber in einem Versuchsstadium. Eine endgültige Aussage über ihren Wert ist noch nicht möglich. Ebenfalls ist keine endgültige Aussage über die endoskopische Behandlung der stenosierenden Tumoren mittels Laser möglich.

Eigenes Vorgehen

Wir führen seit 1975 eine ähnliche wie die von Tytgat und Den Hartog Jager beschriebene Methode zur endoskopischen Tubusimplantation durch [22]. Über klein- bzw. mittelkalibrige prograde Endoskope (Olympus GIF 2, P 3, XQ) wird ein Häring-Tubus in der Länge der Stenoseausdehnung mit Hilfe eines 60 cm langen gleichkalibrigen Vorschiebeschlauches eingelegt (Abb. 1). Zum Vorschieben verwenden wir einen durchsichtigen Plastikschlauch, durch den die Markierungsringe am Endoskop sichtbar sind. Die Entfernung zwischen kranialer Tumorgrenze und oberer Zahnreihe sowie die Länge des Tumors werden mit dem Endoskop gemessen. Falls eine Bougierung notwendig ist, wird diese über Ringbougies bzw. mit dem Mehrstufenbougie nach Buess oder über einen aufblasbaren Ballon durchgeführt [6]. Die Länge des Häring-Tubus wird nach der Länge des Tumors ausgewählt. Der drahtfreie Teil des Tubus wird individuell gekürzt. Zunächst werden Schubrohr und Häringtubus über das Endoskop geschoben, das Endoskop passiert den Tumor und dient so als Leitschiene. Mittels Schubrohr wird jetzt der Tubus durch die Stenose geschoben, ein langer Nylonfaden am oberen Rand der Prothese kann der späteren Lagekorrektur dienen. Abschließend wird endoskopisch und mittels Gastrografinschluck die optimale Lage des Tubus beurteilt (Abb. 2–6).

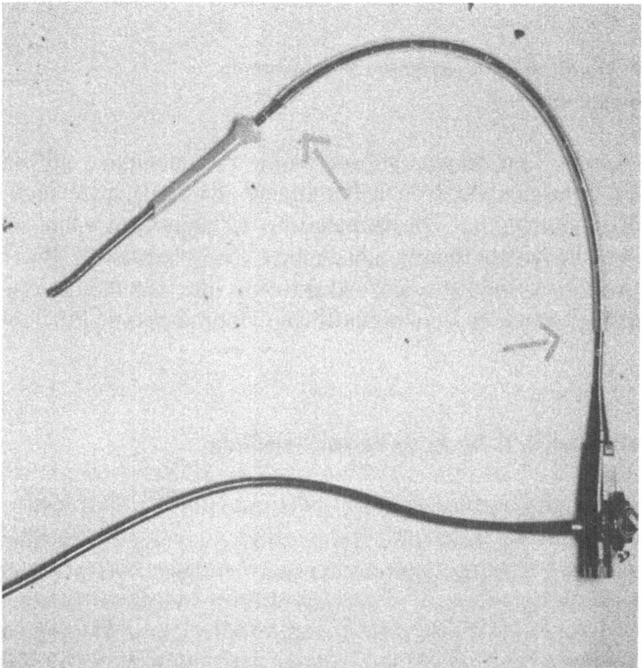

Abb. 1. Endoskop mit Häring-Tubus und Schubrohr. An dem Trichter des Tubus ist ein langer Nylonfaden fixiert (im Bild nicht zur Darstellung gekommen). Mit dem Faden werden Schubrohr und Tubus beim Einführen gehalten. Ebenfalls kann durch Zug am Faden die Lage des Tubus korrigiert werden

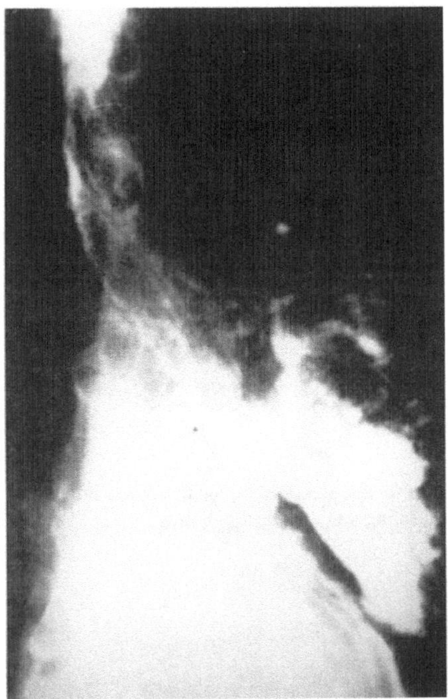

Abb. 2. Großer Defekt im Ösophagus mit Fistelbildung nach Bestrahlung eines Malignoms

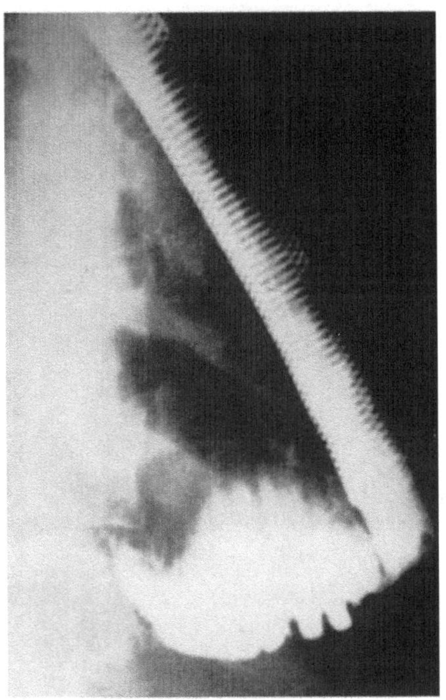

Abb. 3. Überbrückung des Defektes mit endoskopisch eingelegtem Häring-Tubus

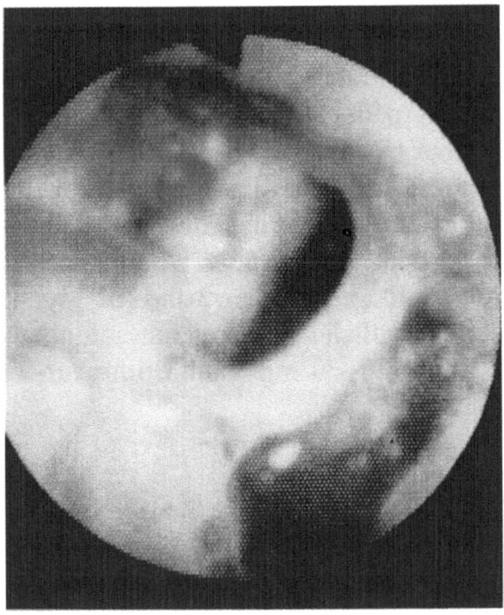

Abb. 4. Endoskopisches Bild eines Defektes im Ösophagus nach Bestrahlung

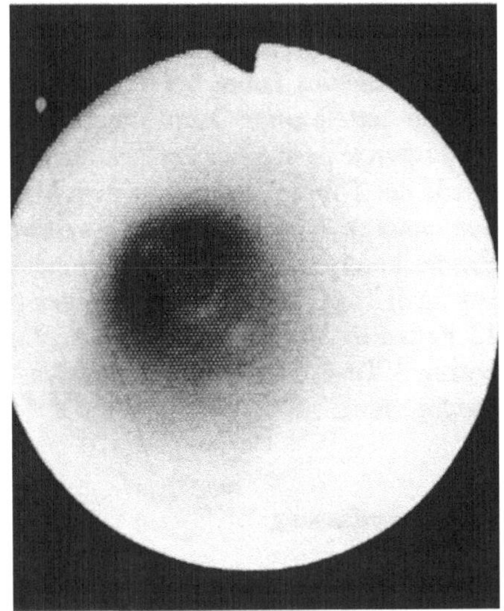

Abb. 5. Überbrückung des Defektes mit endoskopisch eingelegtem Häring-Tubus (endoskopisches Bild)

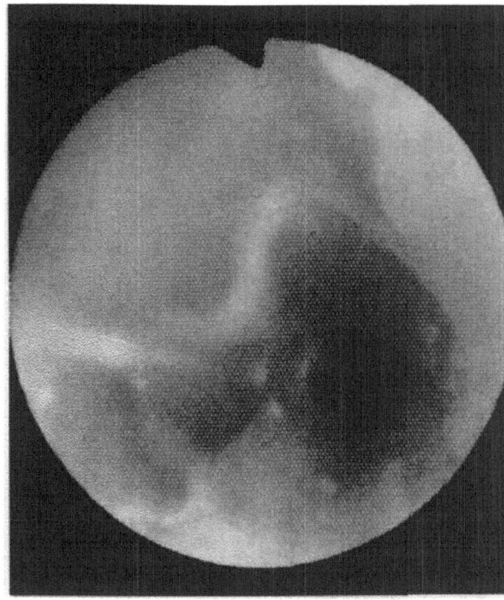

Abb. 6. Endoskopische Sicht auf den Trichter eines eingelegten Häring-Tubus

Ergebnisse

Bei 87 Patienten wurde versucht, endoskopisch einen Häring-Tubus durch eine Tumorstenose einzulegen. Es waren 48 Männer und 39 Frauen im Alter von 30–93 Jahren. Das Durchschnittsalter der Frauen lag bei 78,4, das der Männer bei 70,9 Jahren. Einmal gelang es wegen einer langstreckigen Stenose nicht, den Tubus zu implantieren. Bei 9 Patienten lagen ösophago-tracheale Fisteln vor, welche mittels Tubus erfolgreich geschlossen werden konnten.
Folgende Komplikationen traten auf: Dislokation bei 8 Patienten, Perforation bei 6, Verstopfung des Tubus bei 6, Blasenbildung des Tubus bei 2 Patienten. Die Blasen wurden mittels einer Ösophagusvarizen-Verödungsnadel aufgestochen. 2 Patienten verstarben je nach einer Perforation und nach einer Dislokation. Bei der Dislokation wurde der Tubus operativ aus dem Magen entfernt, wobei der Patient verstarb. Bei den anderen 7 Dislokationen konnte der Tubus endoskopisch entfernt werden. 9 Fisteln konnten mittels Tuben verschlossen werden. Die mittlere Überlebenszeit betrug 61 Tage. Die Gesamtüberlebenszeiten schwankten zwischen 2 und 182 Tagen. 12 Patienten leben zur Zeit noch. Der durchschnittliche Krankenhausaufenthalt betrug 3 Tage. Die Eingriffe wurden in Sedation (10–30 mg Valium intravenös) durchgeführt.

Zusammenfassung

Die endoskopische Implantation eines Tubus kommt als letzte Maßnahme bei stenosierenden inoperablen Ösophagus-, Kardia- und Magenkarzinomen in Betracht. Der Eingriff wird in Sedation gut toleriert. Der Krankenhausaufenthalt ist kurz. Die durch den Eingriff bedingte Letalität liegt unter 10%. An Komplikationen treten

nach Häufigkeit auf: Dislokation des Tubus in etwa 10%, Perforation in 8–10%, Verstopfung in 5%. Selten sind Blutungen, Drucknekrosen, Blasenbildung bzw. Auflösung des Tubus.
Der palliative Effekt ist ausreichend. Ziel der Behandlung ist nicht, die Überlebenszeit zu verlängern, sondern die Lebensqualität zu verbessern. Patienten mit einer malignen Fistel werden meist von quälendem Hustenreiz befreit.
Als einzige Kontraindikation sehen wir einen stenosierenden Prozeß, der weniger als 3 cm vom Ösophagusmund enfernt ist. Beim Vergleich endoskopischer und operativer Vorgehen zur Implantation von Überbrückungstuben sprechen Komplikationsrate, Letalität, Krankenhausaufenthalt und Kosten für die endoskopische Implantation.

Literatur

1. Atkinson M, Ferguson R (1977) Fibreoptic endoscopic palliative intubation of inoperable esophagogastric neoplasms. Brit Med J 1: 266–267
2. Atkinson M, Ferguson R, Parker GC (1978) Tube introducer and modified Celestin tube for use in palliative intubation of esophagogastric neoplasms at fibreoptic endoscopy. Gut 19: 669–671
3. Bennet JR (1981) Intubation of gastro-esophageal malignancies. Gut 22: 336–338
4. Boyce HW, Palmer ED (1975) Techniques of clinical gastroenterology. Springfield. CC Thomas
5. Bueß G, Uekermann U, Raab M (1981) Der unter endoskopisch-radiologischer Kontrolle gelegte Ösophagustubus. Der Chirurg 52: 763–768
6. Bueß G, Pichlmaier H, Thon J (1982) Bouginage of the esophagus under complete endoscopic control. Scand J Gastro 17, Suppl 78: 6
7. Bueß G (1984) Die endoskopische Tubusapplikation. In: Kremer K; Ulrich BG. Die kurable Ösophagusstenose. Thieme Verlag Stuttgart New York
8. Burkhardt K, Peitsch W (1976) Therapie und Prognose der Kardiakarzinome. Chirurg 47: 615–621
9. Celestin LR (1959) Permanent intubation in inoperable cancer of the esophagus and cardia. Am R Coll Surg 25: 165–168
10. Gallagher EG, Zumbro GL, Treasure RW (1978) Celestin tube intubation for advanced esophageal carcinoma. Am J Surg 136: 405–407
11. Häring R (1964) Eine neue Ösophagusprothese als Palliativmaßnahme beim inoperablen Ösophagus- und Kardiakarzinom. Chirurg 35: 549–551
12. Häring R, Weber D, Karavias Th (1980) Die palliative Intubation maligner Ösophagusstenosen mit einem Spiraltubus. Chirurg 51: 651–653
13. Johnson IR, Blafour TW, Bourke JB (1976) Intubation of malignant esophageal strictures. JR Coll Surg Edinb 21: 225–228
14. Kohaus HM, Kautz G, Kessler B, Bues M (1981) Vergleich von Komplikationshäufigkeit und Kosten zwischen operativer und endoskopischer Implantation eines Häring-Tubus. In: Häring R: Chirurgie des Ösophaguskarzinoms. Edition Medizin, Weinheim Deerfield Beach Florida Basel
15. Mousseau MM, Le Forestier J, Barbin J, Hardy M (1956) Place de l'intubation demeure dans le traîtement palliatif du cancer de l'œsophage. Arch Mal Appar Digest 45: 208–210
16. Nüllen H, Sailer R, Schütter F (1980) Die Gastrostomie nach Witzel beim inkurablen stenosierenden Ösophaguskarzinom. Ein alternatives Verfahren oder ultima ratio? V. Symposium Aktuelle Chirurgie – Ösophagus – Karzinom. Verlag Chemie Weinheim
17. Saunders NR (1979) The Celestin tube in the palliation of carcinoma of the esophagus and cardia. Br J Surg 66: 419–423
18. Savary M: persönliche Mitteilungen
19. Soehendra N (1981) Endoskopisches Tubuseinführen bei malignen Ösophagus- und Kardiastenosen. DMW 16: 504–506
20. Souttar HS (1924) A method of intubating the esophagus for malignant stricture. Brit Med J 1: 782–783

21. Symonds CJ (1887) The treatment of malignant stricture of the esophagus by tubage or permanent catheterism. Brit Med J 1: 870–871
22. Tytgat GN den Hartog Jager FCA, Haverkamp JH (1976) Positioning of a plastic prosthesis under fiberendoscopic control in the palliative treatment of cardioesophageal cancer. Endoscopy 8: 180–182
23. Tytgat GN den Hartog Jager FCA (1982) Ergebnisse der endoskopischen Implantation von Überbrückungstuben. Deutsches Ärzteblatt 79: 49–63
24. Wittrin G (1979) Die palliative Behandlung inoperabler und strahlenresistenter maligner Stenosen des Ösophagus mit der Thermosonde. (Vortrag). XII. Kongreß der Deutschen Gesellschaft für Endoskopie, Erlangen
25. Witzel L (1982) Nichtoperative Behandlung von Ösophagusstenosen. Deutsches Ärzteblatt 79: 27–30

Methode und Ergebnisse der palliativen kombinierten Laser-Afterloadingtherapie beim inoperablen Adenokarzinom des ösophagokardialen Überganges

M. Bader, H.J. Dittler, G. Ries, J. Kovacs und J.R. Siewert

Einleitung

Palliativmaßnahmen kommen beim Adenokarzinom des ösophagokardialen Überganges erst infrage, wenn durch sorgfältiges präoperatives Tumorstaging und unter Berücksichtigung der Risikofaktoren lokale oder funktionelle Inoperabilität feststeht. Da die Tubusimplantation bezüglich der Lebensqualität eine nicht immer befriedigende Palliation darstellt, haben wir alternativ in den letzten 3 Jahren 100 Patienten nach vorhergehender Laserrekanalisation endokavitär im Afterloadingverfahren bestrahlt. 47 Plattenepithelkarzinome des Ösophagus und 53 Adenokarzinome des ösophagokardialen Übergangs wurden mit diesem Verfahren behandelt. Erstes Behandlungsziel ist die rasche Passagerekanalisation durch den endoskopischen Laser, Beseitigung der Dysphagie und Verbesserung der Lebensqualität. Neben der Lasertumorreduktion verspricht die zusätzliche endoluminale Strahlentherapie mit Iridium 192 im Afterloadingverfahren einen zusätzlichen palliativen Effekt, wobei mindestens eine Verdoppelung des dysphagiefreien Intervalls gegenüber der alleinigen Lasertherapie erreicht wird [5, 6, 7, 8, 9].
Ein weiteres Ziel ist die Vermeidung von Endoprothesen und damit verbundener Komplikationen wie Perforation, Tubusdislokation, Reflux, Aspiration und Tubusobstruktion. Die Behandlungsletalität der endoskopischen Tubusimplantation liegt nach Literaturangabe zwischen 3 und 15% [1, 4].

Methode

Ist die endoskopische Passage der Tumorstenose primär nicht möglich, führen wir eine Bougierung durch. Anschließend wird die Tumorstenose von distal nach proximal lasertherapiert. Nach laserendoskopischer Passagerekanalisation wird die Afterloadingsonde transnasal und unter endoskopischer Sicht in der Tumorstenose exakt plaziert. Die Sondenspitze kommt dabei 1 cm distal des Tumors zu liegen, wobei die Bestrahlungsdistanz endoskopisch bestimmt wird. Beim Plattenepithelkarzinom des Ösophagus führen wir die Patienten nach zwei endokavitären Bestrahlungseinheiten der perkutanen Strahlentherapie zu. Das Verfahren eignet sich auch als Bootsbestrahlung in Kombination mit der perkutanen Strahlentherapie [2, 3, 15, 16] (Tabelle 1).

Tabelle 1. Strahlendosis

Plattenepithelkarzinom:	endokavitär 2 × 7 Gy in 1 cm Abstand nach Laserrekanalisation 50–60 Gy perkutan
Adenokarzinom:	endokavitär 6 × 7 Gy in 1 cm Abstand nach Laserrekanalisation

Beim Adenokarzinom des ösophagokardialen Übergangs kommen entsprechend der endoskopischen Verlaufskontrollen bis zu 6 Bestrahlungseinheiten mit 7 Gy in 1 cm Abstand von der Sonde zur Anwendung, ebenso beim Anastomosenkarzinom-Rezidiv nach Gastrektomie. Dies geschieht in 1- bis 2wöchigen Intervallen. Die Patienten bleiben in der endoskopischen Verlaufskontrolle.

Charakteristik der Afterloadingtherapie

Die Afterloadingtherapie ist charakterisiert durch eine kurze, wenige Minuten dauernde Strahlenapplikation mit sehr hoher Strahlenaktivität im Zielvolumen des Tumors. Die Isodosenverteilung im Zielvolumen des Tumors ist gut reproduzierbar, allerdings werden von der Strahlenaktivität die regionären Lymphknoten nicht erreicht. Die Strahlenaktivität fällt radiär der Strahlenquelle nach peripher steil ab. Die Einlagefrequenz ist individuell steuerbar, die Applikation einfach und variabel, sowohl in der Gynäkologie wie im Bronchial- und im Gallengangsystem anwendbar. Die Dosisverteilung richtet sich nach individuellen Gegebenheiten, die Strahlenapplikation ist computer- und ferngesteuert, die Patientenbelästigung gering, die Methode ohne Prämedikation und ambulant durchführbar [3, 9, 10].

Ergebnisse

Unter rein palliativem Therapieanspruch wurden in den letzten 3 Jahren 109 Patienten mit dieser Methode behandelt. Dabei entfielen auf das Plattenepithelkarzinom des Ösophagus 47 Patienten und auf das Adenokarzinom des ösophagokardialen Übergangs 53. 9 Tumorstenosen waren extraluminal bedingt bzw. im Anorektum lokalisiert (Tabelle 2).

Die 53 Adenokarzinome des ösophagokardialen Übergangs sind dabei folgendermaßen zu differenzieren:

8 Adenokarzinome im Endobrachyösophagus, 22 Magenfundus-Korpus-Karzinome mit Ösophagusinfiltration, 11 Kardiakarzinome und 12 Anastomosenrezidive nach Gastrektomie.

Eine dauerhafte Dysphagiebeseitigung von mindestens 4 Monaten war bei 71% der Patienten unter engmaschiger endoskopischer Verlaufskontrolle möglich. Kam es im Behandlungszeitraum zur Restenosierung (29%), mußte intermittierend erneut bougiert bzw. lasertherapiert werden. Erst beim Scheitern der erneut notwendig gewor-

Tabelle 2. Ergebnisse – Histologie – Lokalisation

Plattenepithelkarzinome des Ösophagus	47
Adenokarzinome im Endobrachyösophagus	8
Magenfunduskarzinome mit Ösophagusinfiltration	22
Kardiakarzinome	11
Anastomosenkarzinomrezidive nach Gastrektomie	12
Bronchialkarzinom mit Ösophagusinfiltration	4
Metastasierendes Mammakarzinom – Ösophagusinfiltration	1
Adenokarzinom Rektum	3
Plattenepithelkarzinom Analkanal	1
Gesamt:	109

denen therapeutischen Reintervention und insbesondere beim Auftreten von ösophagotrachealen Fisteln, kamen palliative Alternativmaßnahmen zur Anwendung (Tubusimplantation, endoskopische perkutane Gastrostomie).
Die mittlere Überlebenszeit aller palliativ behandelter Patienten mit maligner Stenose im oberen Gastrointestinaltrakt lag bei 7,4 Monaten, beim Plattenepithelkarzinom des Ösophagus mit alleiniger Laser-Afterloadingtherapie bei 6,6 Monaten, in Kombination mit der perkutanen Strahlentherapie bei 7,7 Monaten (Tabelle 3). Das Adenokarzinom zeigt eine günstigere Prognose, wobei für das Karzinom des ösophagokardialen Übergangs mediane Überlebenszeiten von 8,3 bzw. 9 Monaten für das Anastomosenrezidiv nach Gastrektomie erreicht wurden. Patienten mit Magenfundus-Korpus-Karzinom und Ösophagusinfiltration hatten in dieser Behandlungsgruppe mit 10,8 Monaten die längste Überlebenszeit.

Tabelle 3. Ergebnisse: Überlebenszeiten

Histologie/Tumorlokalisation	Therapie	Mediane Überlebenszeit Monate
Alle Tumoren in OGI-Trakt	Laser/AL/perkutane	7,4
Plattenepithelkarzinom Ösophagus	Radiatio	
Plattenepithelkarzinom Ösophagus	Laser/AL	6,6
Adenokarzinom ösophagokardialer Übergang	Laser/AL/perkutane	7,7
Anastomosenrezidive nach Gastrektomie	Radiatio	
Magenfunduskarzinome mit Ösophagusinfiltration	Laser/AL	8,3
	Laser/AL	9,0
	Laser/AL	10,8

Komplikationen

Insgesamt wurden bei 109 Patienten 13 Komplikationen beobachtet (14%). Es bleibt dahingestellt, ob die 5 ösophagotrachealen Fisteln (5,4%) der endoluminalen Strahlentherapie oder dem primären Tumoreinbruch zuzuordnen sind. Eine zervikale Fistel trat nach Bougierung auf, 4 Tumorblutungen waren endoskopisch beherrsch-

Tabelle 4. Komplikationen

	Patient n = 109	%
Ösophagotracheale Fistel	5	5,4
Zervikale Fistel nach Bougierung	1	1,1
Tumorblutungen	4	4,3
Perforation	1	1,1
Herzinfarkt	1	1,1
Trachealblutung	1	1,1
Letale Behandlungskomplikationen	2	2,1
Total	13	14

bar. 2 letale Behandlungskomplikationen resultierten einmal aus einem Herzinfarkt 4 Tage nach der zweiten Lasertherapie und zweitens aus einer Trachealblutung bei Tumorinfiltration, die nach endoskopischer Stenosebougierung aufgetreten waren (Tabelle 4).

Zusammenfassung

Aus den bisher gewonnenen Erfahrungen läßt sich aufzeigen, daß durch die kombinierte Laser-Afterloadingbehandlung eine rasche intraluminale Tumorreduktion mit Dysphagiebeseitigung möglich ist (Tabelle 5). Bei verbesserter Lebensqualität ist eine Alternative zur Tubusimplantation gegeben, aber auch eine Alternative zur Palliativresektion bei vergleichbaren Überlebenszeiten und geringerer Komplikationsrate. Die komplikationsarme Methode ist ambulant durchführbar, beim Plattenepithelkarzinom des Ösophagus besteht die Möglichkeit einer Bootsbestrahlung in Kombination mit der perkutanen Strahlentherapie. 71% der Patienten sind primär über mehr als 4 Monaten dysphagiefrei und bedürfen in diesem Zeitraum keiner therapeutischen Reintervention. Bei Restenosierungen wird erst auf alternative Palliativmaßnahmen übergegangen, wenn durch die erneute Bougierung in Kombination mit der Laser- und Afterloadingtherapie keine Tumorrekanalisation mehr erreichbar ist. Gegenüber der alleinigen Laserrekanalisation läßt sich in Kombination

Tabelle 5. Wertung

Rasche Dysphagiebeseitigung
Intraluminale Tumorreduktion
Verlängerung des dysphagiefreien Intervalls gegenüber alleiniger Lasertherapie
Alternative zur Tubusimplantation
Alternative zur Palliativresektion
Geringe Komplikationsrate, ambulant durchführbar
Bootsbestrahlung in Kombination mit perkutaner Strahlentherapie
Dysphagiefreiheit von mehr als 4 Monaten bei 71% der Patienten
Häufige endoskopische Verlaufskontrollen erforderlich
Gesamtüberlebenszeit 7,4 Monate
Überlebenszeit mehr als 1 Jahr, 20%
Letale Behandlungskomplikationen, 2%

mit der intraluminalen Strahlentherapie das dysphagiefreie Intervall mindestens verdoppeln [11, 12, 13].
Die Gesamtüberlebenszeit aller Patientengruppen unterschiedlicher Tumorhistologie- und lokalisation liegt bei 7,4 Monaten, wobei die verschiedenen Patientengruppen mit Adenokarzinom des ösophagokardialen Übergangs mediane Überlebenszeiten von 8,3 bis 10,8 Monaten erreichten. 20% der so behandelten Patienten lebten länger als 1 Jahr. Methodenbedingte letale Behandlungskomplikationen ereigneten sich in 2% der Fälle. [14, 15].
Die Indikation zur Tubusimplantation hat sich an unserer Klinik dahingehend eingeschränkt, daß sie nur noch bei der ösophagotrachealen Fistel, bei extraluminalbedingter Passageobstruktion oder bei Restenosierung nach ausgeschöpfter Strahlentherapie gegeben ist.

Literatur

1. Atkinson M, Ferguson R (1977) Fibreoptic endoscopic palliative intubation of inoperable esophagogastric neoplasms. Brit Med J 1: 266
2. Bader M, Dittler HJ, Ries G, Ultsch B (1985) Intraluminale Bestrahlung mit Iridium-192, ein neuer Weg zur Behandlung inoperabler Ösophaguskarzinome? Langenbecks Arch Chir, Kongreßband 102. Kongreß der Deutschen Gesellschaft für Chirurgie 1985 Band 366: S. 169–171
3. Bader M, Dittler HJ, Ultsch B, Ries G, and Siewert JR (1986) Palliative Treatment of Malignant Stenoses of the Upper Gastrointestinal Tract using a Combination of Laser and Afterloading Therapy. Endoscopy 18: 27–31 (Supplement 1)
4. Barbier P, Kappeler M, Teuscher H, Scheurer U (1984) Erfahrungen mit endoskopisch plazierten Endoprothesen bei stenosierenden Malignomen von Ösophagus und Kardia. Chirurg 55: 593
5. Buset M, Dunham F, Baize M, de Tocuf J, Cremer M (1983) Nd: YAG laser, A New Palliative Alternative in the Management of Esophageal Cancer. Endoscopy 15: 535
6. Fleischer D, Kessler F, Hage O (1982) Endoscopie Nd: YAG Laser Therapy for Carcinoma of the Esophagus: A new palliative approach. Am J Surg 143: 280
7. Fleischer D, Sivak M (1983) Endoscopic Nd: YAG laser palliation for obstructing esophagogastric carcinoma. Lasers Surg Med 3: 172
8. Fleischer D, Sivak MV (1984) Endoscopic Nd: YAG Laser Therapy as Palliative Treatment for Advanced Adenocarcinoma of the Gastric Cardia. Gastroenterology 87: 815
9. Kiefhaber P (1984) Indikationen für die endoskopische Verwendung des Lasers im Gastrointestinaltrakt. Münch med Wschr 126: 103
10. Phillip J, Hagenmüller F, Manegold K, Szepesi S, Classen M (1984) Endoskopische, intraductale Strahlentherapie hochsitzender Gallengangskarzinoma. Dtsch med Wschr 109: 422
11. Riemann JR, Ell Ch, Lux G, Demling L (1985) Combined therapy of malignant stenosis of the upper gastrointestinal tract by means of laser beam and bougienage. Endoscopy 17: 43
12. Sander R, Poesl H, Spuhler A (1984) Neodym-YAG-Laser in der Gastroenterologie: Palliative Therapie malignombedingter Stenosen im Gastrointestinaltrakt. Münch med Wschr 126: 1113
13. Schray MF, McDougall JC, Martinez A, Edmundson GK, Cortese DA (1985) Management of malignant airway obstruction: Clinical and dosimetric considerations using an iridium-192 afterloading technique in conjunction with the neodymium-YAG-laser. Int J Radiation Oncology Biol Phys Vol 11: 403
14. Siewert JR, Hölscher AH, Becker K, Gössner W (1987) Kardia-Karzinom: Versuch einer therapeutisch relevanten Klassifikation. Chirurg 58: 25–32
15. Siewert JR, Ries G, Fink U (1984) Palliative Behandlung des Ösophaguskarzinoms. Münch med Wschr 126: 438
16. Wain CP, Boen SG, Edwards DAW, Kirkham JS, Salmon PR, Clark CG (1984) Laser recanalization of obstructing foregut cancer. Br J Surg 71: 112
17. Wara WM (1976) et al: Palliation for carcinoma of the esophagus. Radiology 121: 717

Das Adenokarzinom des gastroösophagealen Überganges – Möglichkeiten und Grenzen der Strahlentherapie

H. Ernst und V. Brust

Einleitung

Der Radioonkologe ist zur Beantwortung folgender Fragen aufgefordert:
Welcher Stellenwert ist der Strahlentherapie im *kurativen* Behandlungskonzept des Adenokarzinoms am gastroösophagealen Übergang zuzuordnen? Können die Ergebnisse der operativen Behandlung durch eine adjuvante Strahlentherapie verbessert werden?
Welchen Stellenwert besitzt die Strahlentherapie im *palliativen Behandlungskonzept*? Können Überlebenszeit und/oder Lebensqualität positiv beeinflußt werden?

Mehr noch als bei den plattenepithelialen Tumoren des Ösophagus sind die Antworten mit vielen Unsicherheiten behaftet. Prospektive Studien liegen kaum vor und retrospektive Analysen unterscheiden nur selten Ösophaguskarzinome von Adenokarzinomen des gastroösophagealen Überganges hinsichtlich des Effektes der Strahlentherapie. Von besonderer Bedeutung sind daher die Untersuchungen von Cederquist und Mitarbeitern [1] aus dem Kopenhagener Finsen-Institut. Dort wurden insgesamt 1002 Ösophagus/Kardiakarzinome bestrahlt, darunter 69 Adenokarzinome des Überganges (=7%). Die verbreitete Meinung, Adenokarzinome besäßen eine geringere Strahlensensibilität als Plattenepithelkarzinome, konnte nicht bestätigt werden. Weder bei den Remissionsquoten noch bei den Überlebenszeiten waren Unterschiede nachweisbar, wenn mit „kurativen" Strahlendosen (> 45 Gy) unter Hartstrahlbedingungen behandelt worden war.
Analysen aus China [2] sind gewiß nur mit Einschränkungen auf hiesige Verhältnisse übertragbar, allein jedoch schon wegen der Fallzahlen beachtenswert. 1136 Patienten, die 5 Jahre nach ausschließlicher Strahlentherapie eines Ösophagus-/Kardiakarzinoms überlebt hatten, wurden nachuntersucht, die Ergebnisse statistisch ausgewertet. Von besonderer Bedeutung ist dabei, daß, unabhängig von der Lokalisation des Tumors und vom histologischen Typ, zwei Gruppen unterschiedlicher Radiosensibilität zu erkennen waren. Auch im eigenen Krankengut [3] lassen sich Gruppen unterschiedlicher Strahlensensibilität und damit unterschiedlicher Prognose differenzieren. Beim Versuch, das Kollektiv mit der besseren Prognose hinsichtlich möglicherweise relevanter Faktoren zu analysieren, fanden sich keine Beziehungen zwischen Strahlensensibilität und histologischem Typ, Malignitätsgrad, Alter, Anamnesedauer usw. Nach Jobsen u. Mitarb. [3] beeinflussen im wesentlichen Tumorausdehnung und Geschlecht die Prognose.

Vorsichtig kann man aus diesen Beobachtungen folgern:

1. Der Effekt einer Strahlentherapie des Ösophaguskarzinoms ebenso des Adenokarzinoms des Überganges ist nicht vorherzusehen.
2. Etwa ⅔ der Patienten reagieren als „responder".
3. Vollremissionen sind in weniger als 30% zu erwarten. Die mediane Überlebenszeit dieser Gruppe beträgt ca. 17 Monate.
4. Rund ⅓ der Patienten profitieren nicht von der Strahlentherapie. Die mediane Überlebenszeit liegt dann unter 3 Monaten.

Methodik

Da brauchbare, d.h. routinemäßig einsetzbare Testverfahren zur Bestimmung der Strahlensensibilität (z.B. an Probeexzisaten) bisher nicht existieren, kann die Beurteilung nur „ex juvantibus" erfolgen. In dieser unbefriedigenden Situation muß also bei Inoperabilität probatorisch bestrahlt werden, wenn die kleine Chance einer definitiven Heilung ausgenutzt werden soll. Sie liegt bei den Therapie-„respondern" in der Größenordnung von 5–6%, im Gesamtkrankengut bei 3–4%.
Die Frage, ob die methodischen Fortschritte der Radioonkologie, die bei einigen Tumorentitäten die Ergebnisse erheblich verbessern konnten, auch eine Leistungssteigerung bei den hier diskutierten Tumoren erzielt haben, muß leider verneint werden. Zwar konnten die 1- und 2-Jahres-Überlebensquoten günstig beeinflußt werden, nicht dagegen die Langzeitergebnisse [3]. Auch die zuvor abgehandelte Brachytherapie, ggf. nach Laserkanalisation der Tumorstenose, wird, ja kann die Langzeitresultate nicht verbessern. Der für den Palliativeffekt vorteilhafte steile Dosisabfall von der Tumoroberfläche zur Peripherie hin ist zugleich Nachteil, da die submukösen, periösophagealen Tumoranteile und ggf. Lymphknotenmetastasen, die den weiteren Verlauf der Krankheit bestimmen, nicht mit ausreichend hoher Dosis erfaßt werden. Ob die Kombination von Brachytherapie (z.B. mittels der Iridium-Afterloading-Technik nach Laserkanalisation) und „externer", d.h. perkutaner Bestrahlung Verbesserungen bringt, muß in Studien untersucht werden.

Ergebnisse

Ohne die erwartete positive Wirkung blieb die Anwendung dicht ionisierender Neutronenstrahlung (4), die Anwendung spezieller Fraktionierungsschemata mit Einsatz sogenannter Radiosensitizer, wie z.B. Misonidazol [5], die Kombination von Bestrahlung und Hyperthermie [6], wie auch die beim Plattenepithelkarzinom des Ösophagus evtl. nützliche Kombination von Bestrahlung und Zytostatika (Radiochemotherapie).
Faßt man diese Erkenntnisse zusammen, so gilt auch aus radioonkologischer Sicht die Empfehlung, daß potentiell kurable Karzinome des gastroösophagealen Überganges (wie auch des Ösophagus und des Magens) primär in die Hand des Chirurgen gehören. Besteht Inoperabilität, sollte eine Strahlentherapie mit kurativer Zielsetzung erwogen werden, da Inoperabilität beim Fehlen von Fermetastasen nicht unbedingt Inkurabilität bedeuten muß. Bei der Entscheidung, ob Bestrahlungsfähigkeit

vorliegt, müssen, ebenso wie bei der Beurteilung der Operabilität, strenge Maßstäbe angelegt werden. Aus gegebenem Anlaß sei erwähnt, daß die Verordnung einer Strahlentherapie natürlich nur durch den Strahlentherapeuten erfolgen darf.

Diskussion

Ob die Kombination von Operation und Bestrahlung beim Karzinom des gastroösophagealen Überganges zu einer Verbesserung der stagnierenden Behandlungsergebnisse führt, wird kontrovers diskutiert. Wilson und Mitarbeiter [7] konstatieren für den unteren Ösophagus und die Kardia einen deutlich positiven Effekt der Vorbestrahlung ohne Erhöhung der perioperativen Mortalität bzw. Komplikationsrate. Randomisierte Studien z. B. der EORTC [8] beschränken sich ausschließlich auf Plattenepithelkarzinome und zeigen keinen positiven Einfluß der präoperativen Bestrahlung. Gleiches gilt für die prospektive Studie von Launois und Mitarbeitern [9]. Auch für den möglichen Effekt einer postoperativen Bestrahlung können keine „harten Daten“ vorgelegt werden.
Die in unserem Hause seit einigen Wochen eingeführte intraoperative Elektronenbestrahlung des Tumorbettes von Karzinomen des Magens oder Pankreas war im Bereich des gastroösophagealen Überganges, mit der derzeit zur Verfügung stehenden Technik, noch nicht einsetzbar. Die Abmessungen des starren Bestrahlungstubus (Plexiglaszylinder unterschiedlichen Durchmessers) und die Lage des zu bestrahlenden Gebietes erschweren die intraoperative Positionierung und Fixierung des Tubus, die so erfolgen muß, daß ein „Andocken“ an den Teilchenbeschleuniger möglich wird. Dies kann nur erfolgen, wenn der Tubus senkrecht oder in nicht zu flachem Winkel durch die geöffnete Bauchdecke tritt. Grundsätzlich erlaubt die intraoperative Elektronentherapie die einzeitige, hochdosierte Bestrahlung eines begrenzten Volumens ohne Belastung der Nachbarorgane bzw. -gewebe. Eine Verbesserung der lokalen Tumorkontrolle, d. h. Verringerung der Lokalrezidivquote ist zu erwarten.

Zusammenfassung

Zusammengefaßt können also bisher für das Adenokarzinom des gastroösophagealen Überganges keine fundierten Empfehlungen zur Kombination von Operation und Strahlenbehandlung gegeben werden.
Unbestritten dagegen ist der Wert der Strahlentherapie als *Palliativmaßnahme*: Entweder mittels Brachytherapie (Kurzdistanzbestrahlung) mit Afterloadingeinrichtungen oder mittels perkutaner („external-beam“) Bestrahlung wird das Behandlungsziel, Linderung oder vorübergehende Beseitigung der Symptomatik und damit Verbesserung des Allgemein- und Ernährungszustandes in ca. 60% der Fälle erreicht. Bei der Palliativtherapie können kleine Zielvolumina sowie mittlere Strahlendosen gewählt, Nebenwirkungen dadurch minimiert werden. Zweifellos kann die Bestrahlung auch den „Sofort-Effekt“ einer palliativen (z. B. Laser-) chirurgischen Behandlung von Tumorstenosen im Bereich des gastroösophagealen Überganges über längere Zeit fixieren, weil das sonst rasch wieder zur Stenose führende Tumorwachstum gehemmt wird. Da die lokale Raumforderung, ebenso wie beim Ösophaguskarzi-

nom, hauptverantwortlich für die im allgemeinen rasch fortschreitende Tumorkachexie ist, resultiert eine Lebensverlängerung.
Die anfangs gestellten Fragen konnten nur hinsichtlich des Palliativeffektes der Strahlentherapie positiv und *sicher* beantwortet werden. Bei ca. 60% der Patienten wird die Lebensqualität verbessert, die Lebenserwartung erhöht. Potentiell kurable Patienten müssen, wenn möglich, operiert werden. *Unsicher* ist der Wert der Kombination von Operation und Bestrahlung im kurativen Behandlungskonzept. Möglicherweise wird eine Verbesserung der Resultate durch die perioperative Bestrahlung erreicht.

Literatur

1. Cederquist C, Nielsen J, Berthelsen A, Hansen HS (1980) Acta Chir Scand 146/6: S. 411–415
2. Yang ZY, Gu XZ, Zhao S (1983) et al. Int J Radiat Onkol Biol Phys 9/12: S. 1769–1773
3. Rühl U, Schwengler B, Öser H, Ernst H (1979) Radiologe 19: S. 262–266
4. Laramore GE, Davis RB, Olson MH (1983) et al. Int J Radiat Onkol Biol Phys 9/4: S. 465–473
5. Bamberg M, Tamulevicius P, Streffer Chr, Scherer E (1981) Strahlentherapie 157/8: S. 525–536
6. Li DJ, Shy YH, Hou BS, Liu XP, Yuan ZX, Liu RL (1984) Hyperthermic Oncology 4th Int Symp July 23–6 1984 Aarhus/Dan. Abstract F38
7. Wilson SE, Hiatt JR, Stabile BE, Williams RA (1985) AJ Surg 150 (1) S. 114–121
8. EORTC (1987) J Clin Oncol 4: 1799–1803
9. Launois B, Dalarue D, Campion JP (1981) Surg Gynekol Obstet 153/5: S. 690–692

Gibt es eine Standard-Chemotherapie des Magenkarzinoms?*

R. Herrmann

Einleitung

Die vorliegende Arbeit befaßt sich mit der Chemotherapie des fortgeschrittenen Magenkarzinoms. Nachdem in mehreren vorhergegangenen Beiträgen die adjuvante Chemotherapie erwähnt wurde, soll noch kurz dazu Stellung genommen werden.
Unter adjuvanter Chemotherapie versteht man die Behandlung zu einem Zeitpunkt, wenn durch chirurgische Maßnahmen der Tumor vollständig entfernt ist und weder makroskopisch noch mikroskopisch Tumorreste oder Metastasen nachweisbar sind. Ziel einer solchen Behandlung ist es, das Risiko eines Rezidivs zu verringern.
Für das Magenkarzinom konnte in mehreren größeren Studien ein Nutzen der adjuvanten Chemotherapie bisher nicht nachgewiesen werden. Eine solche Therapiemaßnahme ist daher als experimentell zu bezeichnen. Sie sollte nur innerhalb von klinischen Studien erfolgen.
Auf der Suche nach einer Standardtherapie wird man in der Regel große internationale, von vielen akzeptierte Lehrbücher heranziehen. Das Lehrbuch der Inneren Medizin von Harrison hilft jedoch hier nicht weiter. Der Chemotherapie des fortgeschrittenen Magenkarzinoms sind hier nur zwei Sätze gewidmet. Ein hoher Stellenwert dieses Therapieverfahrens ist hier also nicht erkennbar. Mehr Information erhält man in dem zur Zeit wohl am weitesten verbreiteten Onkologie-Lehrbuch von De Vita. In der 1. Auflage dieses Buches von 1982 findet man eine eindeutige Stellungnahme: „Es ist klar, daß bei der Behandlung des fortgeschrittenen Magenkarzinoms die Kombinations-Chemotherapie der Behandlung mit Einzelsubstanzen überlegen ist. Wegen der ausgezeichneten Verträglichkeit des FAM-Schemas sollte dies bei der initialen Behandlung der Patienten, welche nicht in experimentelle Protokolle aufgenommen werden, Verwendung finden". Ähnliche Empfehlungen findet man auch in anderen Lehrbüchern oder Übersichtsarbeiten. Kann also das FAM-Schema als die Standard-Chemotherapie des fortgeschrittenen Magenkarzinoms angesehen werden?

---

* Herrn Prof. Dr. B. Kommerell zum 60. Geburtstag gewidmet

Tabelle 1. Das FAM-Schema

	Tag 1	8	29	36
5-Fluorouracil 600 mg/m^2	×	×	×	×
Adriamycin 30 mg/m^2	×		×	
Mitomycin-C 10 mg/m^2	×			

Wiederholung alle 8 Wochen

Therapie-Schema

Das FAM-Schema (Tabelle 1) ist eine Kombination von Substanzen, die einzeln verabreicht nach Literaturangabe zu objektiven Tumorrückbildungen in 20–25% der Patienten führen. Für das FAM-Schema wurde in der ersten Mitteilung 1976 von MacDonald [5] eine Ansprechrate von 50% mitgeteilt. In späteren Publikationen wurde eine Ansprechrate von zum Teil nur um 20% berichtet [2, 7, 8]. Faßt man die bisherigen Berichte zusammen, so kommt man auf eine Ansprechrate, die bei annähernd 40% liegt [6]. Dies ist zweifellos besser als die Ansprechrate, welche mit einer Monotherapie, z. B. mit 5-Fluorouracil erreicht wird. Es stellt sich jedoch die Frage, ob eine solche Feststellung ausreicht, das FAM-Schema zur Standardtherapie zu machen.

Überlebenszeit

Der zweite wichtige objektivierbare Parameter für den Nutzen einer Chemotherapie ist die Überlebenszeit. Die Überlebenszeit eines Patienten mit forgeschrittenem Magenkarzinom ist von sehr vielen Faktoren abhängig (Tabelle 2), so daß eine in einer nicht kontrollierten Studie erreichte günstige Überlebenszeit durchaus nicht der Behandlung zugeschrieben werden kann. Eine entsprechende Patientenauswahl kann alleine schon günstige Überlebenszeiten bewirken. Der Einfluß einer Chemotherapie auf die Überlebenszeit kann daher nur in kontrollierten vergleichenden klinischen Studien festgestellt werden. Eine solche Studie wurde unter der Leitung

Tabelle 2. Prognostische Faktoren beim metastasierten Magenkarzinom (nach Lavin et al (4)). p-Werte für Signifikanz. NS = nicht signifikant

	Ansprechen auf Chemotherapie	Überleben	Vorhandensein günstig
guter AZ	< 0,01	< 0,0001	ja
Gewichtsverlust	NS	< 0,001	nein
Appetitlosigkeit	NS	< 0,01	nein
Primär-TU entfernt	NS	NS	
Lungenmetastasen	< 0,05	NS	ja
Granulozytose	NS	< 0,0001	nein
Lymphozytose	NS	< 0,01	ja
CEA	NS	< 0,01	nein
Bilirubin	NS	< 0,0001	nein

Tabelle 3. Wirkung und Nebenwirkungen verschiedener Chemotherapien im kontrollierten Vergleich beim metastasierten Magenkarzinom [1]

	Remission	Erbrechen	Thrombopenie	Gewichtszunahme (% Pat.)	mediane ÜLZ (Wochen)
5-FU	18% (2/11)	41%	1%	34	29 (n = 51)
FA	27% (3/11)	53%	6%	31	26 (n = 41)
FAM	38% (5/13)	59%	16%	22	28 (n = 51)

der Mayo-Klinik von der North Central Cancer Treatment Group durchgeführt [1]. In einer dreiarmigen Studie wurden dabei eine 5-Fluorouracil-Monotherapie, eine Kombination von Fluorouracil und Adriamycin und das FAM-Schema miteinander verglichen. Die Remissionsdaten bestätigen die Überlegenheit des FAM-Schemas bezüglich der Tumorrückbildung. Die hier nur in Auszügen wiedergegebenen Daten der Nebenwirkungen (Tabelle 3) zeigen häufigeres Erbrechen mit den Kombinationsschemata und eine größere Rate an Thrombopenien. Im Gegensatz dazu kommt es bei den Patienten der FU-Monotherapiegruppe häufiger zu einer Gewichtszunahme unter der Therapie. Die Überlebenskurven sind praktisch identisch.

Eine wichtige Beobachtung ist auch die Tatsache, daß nur bei 23% der behandelten Patienten ein meßbarer Tumorparameter festgestellt wurde. Ähnliche Zahlen hat die EORTC mitgeteilt [3]. Hier betrug der Anteil der Patienten mit meßbaren Metastasen 33%. Alle anderen Patienten hatten zwar ebenfalls ein fortgeschrittenes Magenkarzinom, jedoch keine eindeutig morphologisch meßbaren Tumorparameter. Dies ist wichtig bei der Beurteilung der Therapieergebnisse von einarmigen Phase II-Studien. Hier ist die Versuchung für Kliniker groß, Definitionen für meßbare Parameter sehr großzügig auszulegen, um möglichst bald ihre Studie zu füllen.

Diskussion

Sollte also nach den Ergebnissen der Mayo-Klinik die FU-Monotherapie dem FAM-Schema vorgezogen werden? Ich denke nein. Voraussetzung ist allerdings eine weitgehende Reduzierung der Nebenwirkungen insgesamt. Dies kann erreicht werden durch eine möglichst frühzeitige Identifizierung von Therapieversagern.

In der Praxis kann ein solches Konzept folgendermaßen aussehen (Abb. 1): Zunächst wird der Allgemeinzustand des Patienten festgestellt. Ist er schlecht (WHO Grad 3 oder 4), dann ist die Chance des Ansprechens so schlecht, daß eine Chemotherapie nicht gerechtfertigt ist. Bei ausreichendem Allgemeinzustand wird dann geprüft, ob ein morphologisch meßbarer Tumorparameter vorhanden ist. Ist ein solcher Parameter vorhanden, sollte der Patient möglichst in eine klinische Studie eingebracht werden. Wenn dies nicht möglich ist, wird ein Zyklus des FAM-Schemas verabreicht. Im Anschluß daran erfolgt eine Beurteilung des Behandlungserfolges. Ist der Tumorparameter kleiner, wird die FAM-Behandlung fortgeführt. Hat die Chemotherapie nicht zu einer Besserung geführt, kann die Behandlung abgebrochen werden. Eine wesentliche Beeinflussung des Tumorwachstums durch eine Fortführung der Behandlung ist dann nicht mehr zu erwarten.

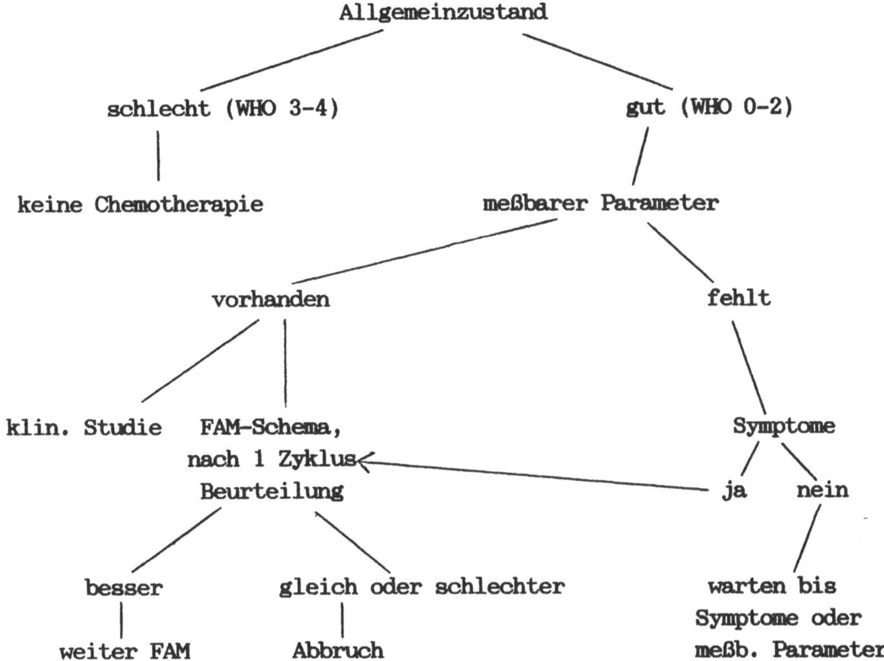

Abb. 1. Entscheidungshilfe bei der Indikationsstellung zur Chemotherapie des fortgeschrittenen Magenkarzinoms

Bei Patienten, die keinen meßbaren Tumorparameter haben, wird unterschieden in asymptomatische und symptomatische Patienten. Falls tumorbedingte Symptome vorhanden sind, ist eine Chemotherapie nach dem FAM-Schema entsprechend dem obengenannten Verfahren möglich. Sind keine Symptome vorhanden, empfiehlt sich eine abwartende Haltung bis entweder Symptome auftreten oder ein meßbarer Tumorparameter erkennbar wird.
Durch dieses Vorgehen wird bei asymptomatischen Patienten ohne meßbarem Tumorparamter eine möglicherweise monatelange aber ineffektive Chemotherapie vermieden.
In der 2. Auflage des zuvor schon erwähnten Onkologiebuchs von De Vita aus dem Jahre 1985 klingt die Empfehlung zur Chemotherapie des Magenkarzinoms ebenfalls wesentlich vorsichtiger: „Man könnte die Verwendung einer Kombinationschemotherapie, wie z. B. das FAM-Schema, in Betracht ziehen".

Zusammenfassung

Es wäre zu wünschen, wenn eine solche vorsichtige Einstellung gegenüber der Chemotherapie des Magenkarzinoms bald aufgegeben werden könnte. Neuere Schemata, wie das im folgenden Beitrag vorgestellte, geben hier zu Hoffnung Anlaß. In diesem Zusammenhang zeigt jedoch das FAM-Schema, welches Ende der 70er Jahre als ein Durchbruch in der Chemotherapie des Magenkarzinoms bezeichnet wurde, wie wichtig die Durchführung kontrollierter Studien für die realistische Einschätzung eines neuen Therapieverfahrens ist.

Literatur

1. Cullinan SA, Moertel CG, Fleming TR et al: (1985) A comparison of three chemotherapeutic regimens in the treatment of advanced pancreatic and gastric carcinoma. JAMA 253: 2061–2067
2. Haim N, Epelbaum R, Cohen Y, Robinson E (1984) Further studies on the treatment of advanced gastric cancer by 5-fluorouracil, adriamycin (doxorubicin), and mitomycin C (modified FAM). Cancer 54: 1999–2002
3. Lacave AJ, Wils J, Bleiberg H, Diaz-Rubio E, Duez Nicole and Dalesio O (1987) An EORTC gastrointestinal group phase III evaluation of combinations of methyl-CCNU, 5-fluorouracil and adriamycin in advanced gastric cancer. J Clin Oncol, eingereicht 1987.
4. Lavin PT, Bruckner HW, Plaxe SC (1982) Studies in prognostic factors relating to chemotherapy for advanced gastric cancer. Cancer 50: 2016–2023
5. MacDonald J, Schein P, Ueno W, Wolley P (1976) 5-fluorouracil (5-FU7), mitomycin C (MMC) and adriamycin (ADR) – FAM: A new combination chemotherapy program for advanced carcinoma. Proc Am Soc Clin Oncol 17: 264
6. MacDonald JS, Schein PS, Woolley PV (1980) 5-Fluorouracil, mitomycin-C, and adriamycin (FAM): A new combination chemotherapy program for advanced gastric carcinoma. Ann Intern Med 93: 533
7. Panettiere F, Heilbrun L (1979) Comparison of two different combinations of adriamycin, mitomycin C and 5-FU in the management of gastric carcinoma. Proc 15th Ann Meet ASCO 20: C–102
8. Woolley PV III, MacDonald JS, Smythe T, Haller DG, Hoth DF, Rosenoff S, Schein PS (1979) A phase II trial of ftorafur, adriamycin and mitomycin C (FAM II) in advanced gastric adenocarcinoma. Cancer 44: 1211–1214

Neue Aspekte in der Chemotherapie des fortgeschrittenen Magenkarzinoms

P. Preusser, H. Wilke, W. Achterrath, U. Fink, H.-J. Meyer, J. Meyer, A. Heinicke, M. Blum und H. Bünte

Einleitung

Das Magenkarzinom steht in der Todesursachenstatistik der malignen Neoplasien der Bundesrepublik Deutschland an zweiter Stelle. Jährlich werden 28 Sterbefälle auf 100000 Einwohner registriert [39].
Mit alleiniger chirurgischer Therapie werden in Abhängigkeit von den AJCC-Stadien [95] folgende 5-Jahresüberlebensraten erzielt: Stadium I 65%, Stadium II 22%, Stadium III 5% und Stadium IV 0% [25].
Patienten ohne chirurgische und zytostatische Therapie mit Lebermetastasen haben eine mediane Überlebenszeit von 4–6 Monaten, bei einer Peritonealkarzinose von 4–6 Wochen [8, 52, 74]. Patienten mit meßbaren Tumorparametern nach palliativer Operation leben im Median 4 Monate und nach klinisch vollständiger Tumorresektion 6 Monate [23, 75].
Das fortgeschrittene Magenkarzinom ist eine Systemerkrankung. Mit lokoregionalen Therapieverfahren (Operation und/oder Strahlentherapie) werden deshalb nur unbe-

---

Abkürzungen

CR	:	Klinische Vollremission
pCR	:	Pathologisch gesicherte Vollremission
PR	:	Klinische Partialremission
pPR	:	Pathologisch gesicherte Partialremission
mS	:	Mediane Überlebenszeit
mR	:	Mediane Remissionsdauer
na	:	nicht angegeben
5-FU	:	5-Fluorouracil
MeCCNU	:	Methyl-CCNU
Mito	:	Mitomycin C
ADM	:	Adriamycin
Epi-ADM	:	Epiadriamycin
BAFMi	:	BCNU, Adriamycin, 5-Fluorouracil, Mitomycin C
FAM	:	5-Fluorouracil, Adriamycin, Mitomycin C
FAMTX	:	5-Fluorouracil, Adriamycin, Methotrexat
FAB	:	5-Fluorouracil, Adriamycin, BCNU
FAP	:	5-Fluorouracil, Adriamycin, Cisplatin
FAMe	:	5-Fluorouracil, Adriamycin, Methyl-CCNU
FEM	:	5-Fluorouracil, Epiadriamycin, Mitomycin C
EAP	:	Etoposid, Adriamycin, Cisplatin

friedigende Ergebnisse erzielt. Eine systemische Therapie (Zytostatika) sollte deshalb im Vordergrund aller Therapiemaßnahmen stehen.

Zytostatika – Monotherapie

Bei der Beurteilung der Monoaktivität von Zytostatika muß berücksichtigt werden, daß die in den älteren Übersichten angegebenen Ansprechraten [19] häufig auf summierten Ergebnissen arzneimittelorientierter Phase II Studien beruhen, in die meist ein zu heterogenes Patientengut und zu wenige Patienten pro Tumortyp aufgenommen wurden.

In den früheren Studien waren die Kriterien für die Patientenselektion (meßbare Tumorparameter) und Auswertung weniger präzise definiert als heute.

Bei der retrospektiven Auswertung der in früheren Phase II Studien ermittelten Remissionsraten nach heute gültigen WHO-Kriterien [67] werden für die meisten Substanzen geringere Remissionsraten ermittelt [87].

Die Analyse krankheitsorientierter Phase II Studien mit ≥ 14 Patienten zeigt, daß für die Behandlung des fortgeschrittenen Magenkarzinoms nur wenige Zytostatika zur Verfügung stehen, die bei chemotherapeutisch nicht vorbehandelten Patienten Remissionsraten von mehr als 15% induzieren. Dies sind Cisplatin, Etoposid, Adriamycin, sein Analogon Epiadriamycin, 5-Fluorouracil, BCNU und Mitomycin C (Tabelle 1).

Tabelle 1. Monoaktivität bei chemotherapeutisch nicht vorbehandeltem Magenkarzinom (mehr als 15% Remissionen)

Substanz	Pat N*	CR N (%)	CR+PR N (%)	mR	Ref.
5-Fluorouracil	54	1 (2%)	11 (20%)	4	(17, 23, 53, 65)
Adriamycin	124	10 (8%)	21 (17%)	4–6	(62, 65, 70, 93)
Epiadriamycin	39	2 (5%)	8 (21%)	na	(97)
Cisplatin	14	2 (14%)	5 (36%)	3–6	(60)
Etoposid	14	0	3 (21%)	1^+–5	(49)
Mitomycin C	211	na	63 (30%)	na	(18, 85)
BCNU	55	1 (2%)	10 (18%)	5	(65, 68)

* Summierte Daten

Die detaillierte Analyse der in Tabelle 1 aufgeführten Daten zeigt, daß bei vergleichbaren Gesamtremissionsraten mit Cisplatin (14%) und Adriamycin (8%) höhere Vollremissionsraten als mit den anderen Substanzen erreicht werden.

Während die meisten in Tabelle 1 aufgelisteten Zytostatika in der für Phase II Studien geeigneten Dosierung geprüft wurden, zeigte Etoposid eine vergleichbare antineoplastische Aktivität in einer Dosierung, die nur 50 bzw. 30% der für Phase II Studien geeigneten Dosis bei intensiv vorbehandelten und unvorbehandelten Patienten entsprach [2, 40, 49, 90].

Bei chemotherapierefraktären Magenkarzinomen wurden Cisplatin, Adriamycin und Etoposid geprüft (Tabelle 2).

Tabelle 2. Monoaktivität bei chemotherapierefraktären Magenkarzinomen

Substanz	Pat. N	CR N (%)	CR+PR N (%)	mR	Ref.
Adriamycin	78	0	13 (17%)	na	(70, 93)
Cisplatin	115	7 (6%)	23 (20%)	3-6	(1, 7, 48, 56, 57, 78, 79)
Carboplatin	30	0	2 (7%)	na	(29)
Etoposid	11	0	0		(49)
Mitoxantron	16	0	0		(24)

Bei Resistenz gegen 5-Fluorouracil ± Nitrosoharnstoffe wurden mit Adriamycin 17% Remissionen und bei FAM-Resistenz mit Cisplatin 20% und Carboplatin 7% Remissionen erreicht.

Mit Etoposid und Mitoxantron wurden bei chemotherapierefraktären Magenkarzinomen keine Remission erzielt. Dieses negative Ergebnis mit Etoposid findet eine Erklärung in der Vorbehandlung mit FAM, da Etoposid und Adriamycin kreuzresistent sind [90].

Zytostatika – Polychemotherapie

Beim fortgeschrittenen Magenkarzinom wurden zahlreiche Zytostatikakombinationen in offenen und prospektiv randomisierten Studien geprüft.

Der retrospektive Vergleich offener Studien wird durch heterogenes Patientengut mit unterschiedlichen prognostischen Faktoren und differierenden Dosierungen der Zytostatika in gleichen Kombinationen erschwert.

Für die Wirksamkeit der Chemotherapie werden als günstige prognostische Faktoren guter Allgemeinzustand, keine Fernmetastasen, chirurgische Reduktion des Primärtumors mit residualen (minimalen) bis nicht meßbaren Tumorresten angesehen [6, 12, 13, 59]. Als ungünstig eingestuft werden schlechter Allgemeinzustand (WHO 2–3), inoperabler Primärtumor und Fernmetastasen, wobei Lungen-, Leber- und periphere Lymphknotenmetastasen im Vordergrund stehen [6, 13, 59]. Die Auswertung randomisierter Studien zeigt, daß Patienten mit fortgeschrittenem Magenkarzinom, meßbaren Tumorparametern und Fernmetastasen schlechter auf eine Chemotherapie ansprechen und eine kürzere mediane Überlebenszeit haben als Patienten mit minimalen bzw. nicht meßbaren Tumoren [23, 75].

Die Ergebnisse der in offenen Studien mit ≥ 14 Patienten geprüften Kombinationen FAMe und BAFMi sind in Tabelle 3 zusammengefaßt.

Tabelle 3. Ergebnisse mit FAMe und BAFMi

Kombination Zahl	Pat. N	CR N (%)	CR+PR N (%)	mR in Monaten	mS	Ref.
FAMe	55	6 (11%)	15 (27%)	5	6	(27, 94)
BAFMi	41	2 (5%)	9 (22%)	10	7	(23)

Bei FAMe und BAFMi betrug die Gesamtremissionsrate 27 bzw. 22% mit 11 bzw. 5% Vollremissionen. In den Studien mit FAMe [27, 94] wurde im Gegensatz zur heute gültigen Remissionsbeurteilung ein palpatorischer Rückgang der Lebergröße als Ansprechkriterium akzeptiert [67]. Bei 28% (27) bzw. 51% (23) der Patienten war der Primärtumor vor Chemotherapie reseziert worden. Der Prozentsatz an Patienten mit günstigen prognostischen Faktoren war somit relativ groß.
Die Ergebnisse mit häufiger verwendeten Kombinationen aus drei Zytostatika werden im Folgenden dargestellt.

FAM

Die Kombination FAM wurde in verschiedenen Dosierungs-Applikationszeitplänen an insgesamt 612 Patienten in 14 Studien geprüft. Hierbei wurden 0–11% Vollremissionen und 8–47% Gesamtremissionen (95% Konfidenzintervall: 26–34%) erreicht. Die mediane Remissionsdauer betrug 5–9,5 Monate und die mediane Überlebenszeit für alle Patienten 5,5–9⁺ Monate (Tabelle 4).

Tabelle 4. FAM-Studien mit ≥ 14 Patienten (14 Studien)

Patienten-Zahl	CR N (%)	CR+PR N (%)	mR in Monaten	mS in Monaten	Ref.
62*	0	26 (42%)	9	7	(66)
45*	1 (2%)	20 (44%)	7	7⁺	(9)
64*	na	19 (30%)	5	6	(77)
46*	2 (4%)	18 (39%)	5	7	(27)
33*	2 (6%)	7 (21%)	na	6	(44)
27*	3 (11%)	6 (22%)	na	5,5	(42)
25*	0	2 (8%)	na	6	(11)
22**	0	4 (18%)	na	6,8	(45)
100**	na	35 (35%)	9,5	9	(14, 35)
63***	na	14 (23%)	5	5,5	(77)
15***	0	7 (47%)	7	na	(93)
31***	0	8 (26%)	5,5⁺	na	(76)
17***	na	4 (24%)	9⁺	9⁺	(10)
18***	0	3 (17%)	na	6,4	(94)
44***	2 (5%)	11 (25%)	5,5	na	(50)
612	10 (2%) 0–11%	185 (30%) 8–47%	5–9,5	5,5–9⁺	

*FAM-MacDonald, **intensiviertes FAM, ***FAM-Varianten

Die Ergebnisse der FAM-Kombination wurden getrennt nach dem original FAM-Schema nach MacDonald [66], intensivierten Protokollen und anderen Varianten analysiert.
Mit dem original FAM-Protokoll wurden in 7 Studien insgesamt 302 Patienten behandelt (Tabelle 5).
Hierbei wurden 0–11% Vollremissionen und eine Gesamtremissionsrate von 8–44% mit einer medianen Dauer von 5–9 Monaten erreicht. Die mediane Überlebenszeit für alle Patienten betrug 5,5–7⁺ Monate.

Tabelle 5. FAM nach MacDonald (7 Studien mit ≥ 14 Patienten)

Patienten-Zahl	CR N (%)	CR+PR N (%)	mR	mS	Ref.
			in Monaten		
62	0	26 (42%)	9	5,5	(66)
45	1 (2%)	20 (44%)	7	7^+	(9)
46	2 (4%)	18 (39%)	5	6	(27)
33	2 (6%)	7 (21%)	na	6	(44)
27	3 (11%)	6 (22%)	na	5,5	(42)
64	na	19 (30%)	5	6	(77)
25	0	2 (8%)	na	6	(11)
302	8 (3%) 0–11%	98 (33%) 8–44%	5–9	5,5–7^+	

Dosierung: 5-FU 600 mg/m^2 Tag 1, 8, 29, 36; ADM 30 mg/m^2 Tag 1, 29; Mito 10 mg/m^2 Tag 1. Wiederholung alle 8 Wochen.

Unter Ausschluß der Studie mit auffallend geringer Remissionsrate [11] wurde kein statistisch signifikanter Unterschied in den Gesamtremissionsraten zwischen den verschiedenen Studien gefunden (Chi-Quadrat-Test: $p > 0{,}05$).

Intensivierte FAM-Protokolle mit verkürzten Therapieintervallen oder erhöhter Adriamycindosis pro Zyklus wurden in 2 Studien geprüft [14, 35, 45]. Hierbei wurden mit 18 und 35% keine statistisch signifikant unterschiedlichen Remissionsraten gefunden (Chi-Quadrat-Test: $p > 0{,}05$).

Weitere FAM-Varianten [10, 50, 76, 93, 94] mit gegenüber dem Originalschema abgewandelten Dosierungen und die sequentielle Applikation der Kombinationspartner führte zu keiner signifikanten Veränderung in der Gesamtremissionsrate (Chi-Quadrat-Test: $p > 0{,}05$).

Bei der Analyse der FAM-Kombinationen (original MacDonald, intensiviertes FAM, andere FAM-Varianten) werden in der remissionsinduzierenden Wirkung keine statistisch signifikanten Unterschiede gefunden (Chi-Quadrat-Test: $p > 0{,}05$). Die mediane Remissionsdauer (5–9,5 Monate) und Überlebenszeit 5,5–9^+ Monate) ist bei den analysierten Varianten vergleichbar.

Weitere FAM-Varianten

2 FAM-Varianten [27, 82, 94], in denen entweder Adriamycin gegen sein Analogon Epiadriamycin oder Mitomycin C gegen MeCCNU ausgetauscht wurde, erbrachten keine Verbesserung der Therapieergebnisse im Vergleich zum original FAM-Schema.

FAP

Die Kombination FAP wurde in 8 krankheitsorientierten Phase II Studien in unterschiedlichen Dosierungs-Applikationszeitplänen an insgesamt 187 Patienten geprüft.

Hierbei wurden 0–18% Vollremissionen und Gesamtremissionsraten von 17–53% mit einer medianen Dauer von 4,5–7 Monaten und einer medianen Überlebenszeit für alle Patienten von 6–13 Monaten erreicht.
In 7 von 8 Studien wurden mit FAP statistisch vergleichbare Gesamtremissionsraten erreicht [15, 34, 69, 72, 83, 84, 96, 99]. Nur eine Studie weicht mit einer statistisch signifikant geringeren Gesamtremissionsrate (17%, Chi-Quadrat-Test: $p < 0{,}05$) ab [50].

FAB

Die Kombination FAB wurde in 2 prospektiv randomisierten multizentrischen Studien [62, 89] und in 2 offenen, krankheitsorientieren Phase II Studien [61, 63] geprüft.
In den prospektiv randomisierten Studien wurden 0 bzw. 7% Vollremissionen und eine Gesamtremissionsrate von 24 bzw. 40% erreicht.
In den offenen Studien wurden 6% Vollremissionen und Gesamtremissionsraten von 48 bzw. 51% erzielt. Statistisch wird kein signifikanter Unterschied in den Gesamtremissionsraten (Chi-Quadrat-Test: $p > 0{,}05$) zwischen den offenen Studien und den prospektiv randomisierten Studien gefunden.

FAMTX

Die Kombination FAMTX wurde in identischer Dosierung in 3 krankheitsorientierten Phase II Studien mit mehr als 14 Patienten und in 2 Pilotstudien mit weniger als 14 Patienten geprüft.
In 2 weiteren Untersuchungen wurde die Kombination mit einer im Vergleich zum Originalschema reduzierten Dosierung (5-FU, MTX) und in der anderen Studie mit einer niedrigeren MTX- und einer erhöhten 5-FU-Dosierung geprüft.
Nach dem Originalprotokoll [46, 51, 98] wurden mit FAMTX bei 187 Patienten 0–13% Voll- und 0–59% Gesamtremissionen erreicht. Die mediane Überlebenszeit für alle Patienten beträgt 3,3–8 Monate.
In zwei unabhängig voneinander durchgeführten Studien wurde das original FAMTX-Schema an jeweils mehr als 50 Patienten geprüft [51, 98]. Hierbei wurde ein statistisch hoch signifikanter Unterschied in den Gesamtremissionsraten gefunden (33 vesus 59%, Chi-Quadrat-Test: $p < 0{,}01$).
Dieser Unterschied wird noch deutlicher, wenn die Ergebnisse der ersten FAMTX-Publikationen [51] mit summierten Ergebnissen der anderen Studien mit dem Originalschema verglichen werden [20, 22, 46, 98].
Mit den FAMTX-Varianten wurden sehr differierende Therapieergebnisse erreicht. Die Gesamtremissionsrate betrug in einer Studie [73] 10% und einer anderen Studie mit reduzierter 5-FU- und MTX-Dosierung 50% [88].
In Tabelle 6 sind die summierten Ergebnisse der häufiger verwendeten Kombinationen aus drei Zytostatika (Studien mit insgesamt mehr als 50 Patienten) zusammengefaßt.
Die summierten Ergebnisse zeigen, daß mit FAM, modifizierten FAM-Schemata, FAB, FAP und FAMTX ähnliche Therapieergebnisse erreicht werden. Die Vollre-

Tabelle 6. Summierte Ergebnisse der häufiger verwendeten Kombinationen aus drei Zytostatika

Kombination	Pat. N	Studien N	CR N (%)	CR+PR N (%)	mR Monate	mS	Ref.
FAM Original	302	7	8 (3%)	98 (33%)	5–9	5,5–7+	
FAM intensiviert	122	2	0	39 (32%)	9,5	6,8–9	
FAM Varianten	188	6	2 (1%)	48 (26%)	5–9+	5,5–9+	
Summe FAM	612	14	10 (2%)	185 (30%)	5–9,5	5,5–9+	(9, 10, 11, 14, 27, 35, 42, 44, 45, 50, 66, 76, 77, 93, 94)
FAMe	55	2	6 (11%)	15 (27%)	5	6	(27, 94)
FAB	177	4	10 (6%)	76 (43%)	7–9	5,5–8	(61, 62, 63, 64, 89)
FAP	187	8	9 (5%)	68 (36%)	4,5–7	6–13	(15, 34, 50, 69, 72, 83, 84, 96, 99)
FAMTX	187	3	21 (11%)	81 (43%)	9	3,3–8	(46, 51, 98)
EAP	72	2	16 (22%)	51 (71%)	7	9	(80, 81)

missionsraten und Gesamtremissionsraten betragen 2–11% und 30–43%. Die mediane Remissionsdauer und die mediane Überlebenszeit für alle Patienten betrug 4,5–9,5 Monate und 3,3–13 Monate. Die Gesamtremissionsraten von FAB und FAMTX sind gegenüber FAM und FAP geringfügig, aber statistisch signifikant höher (Chi-Quadrat-Test: $p < 0,05$).

Mit EAP [80, 81] wurde eine höhere Vollremissionsrate und im 95% Konfidenzintervall eine deutlich höhere Gesamtremissionsrate als mit den anderen Kombinationen erreicht. Hierbei muß berücksichtigt werden, daß mit EAP nur Patienten mit ungünstiger Prognose behandelt wurden, während in die anderen Studien meist Patienten mit günstigen und ungünstigen prognostischen Faktoren aufgenommen wurden.

Bei Patienten mit mehreren ungünstigen prognostischen Faktoren (inoperabler Primärtumor plus Fernmetastasen) wurden mit der Kombination EAP unter Berücksichtigung des 95%igen Konfidenzintervalls mit 18% Vollremissionen und einer Gesamtremissionsrate von 66% (52–88%) höhere Gesamtremissionsraten als mit den anderen Kombinationen unter Einschluß von Patienten mit günstiger Prognose (operativ entfernter Primärtumor, keine Fernmetastasen) erzielt [80, 81].

Mit EAP wurde eine mediane Remissionsdauer von 7 Monaten und eine mediane Überlebenszeit für alle Patienten von 9 Monaten erreicht und liegt damit im oberen

Tabelle 7. Summierte Ergebnisse der häufiger verwendeten Kombinationen aus drei Zytostatika

Kombination	Remissionsrate % (CR + PR)	95% Konfidenzintervall
FAM	30%	26–34%
FAMe	27%	15–39%
FAMTX	43%	36–50%
FAB	43%	36–50%
FAP	36%	29–43%
EAP	71%	60–82%

Drittel der in der Literatur publizierten Daten. Der Median der Überlebenszeit für Patienten in klinischer Vollremission (4^+-27^+) und in pathologisch gesicherter Remission (6^+-27^+) ist noch nicht erreicht.

Prospektiv randomisierte Studien

In randomisierten Studien wurden zahlreiche Zytostatikakombinationen gegen eine Monotherapie mit 5-Fluorouracil oder Adriamycin als Kontrollarm geprüft.
In 7 von 8 Studien (meßbare Tumorparameter) wurden keine statistisch signifikanten Unterschiede in den Therapieergebnissen (Remissionsrate, mediane Überlebenszeit) gefunden [5, 10, 21, 23, 53, 54, 62, 70]. Die Therapie mit der Kombination FAM erbrachte keine besseren Ergebnisse als eine 5-Fluorouracil-Monotherapie [10, 21].
Nur in einer Studie wurde eine statistisch signifikant höhere Remissionsrate und eine statistisch signifikante Verlängerung der medianen Remissionsdauer und Überlebenszeit bei meßbarer Krankheit mit der Kombination FAB im Vergleich zu der mit Adriamycin behandelten Gruppe erreicht [62].
Bei der Beurteilung der zitierten randomisierten Studien sind folgende kritische Faktoren im Aufbau zu berücksichtigen:
- In den meisten Studien war die Patientenzahl pro Therapiearm zu gering, um Unterschiede von 10–20% in den Remissionsraten statistisch abzusichern [38, 92].
- Die Patientenzahl pro Therapiearm war zu gering, um statistisch signifikante Unterschiede in der medianen Überlebenszeit zu sichern [38, 92].
- Die Remissionsrate war häufiger terminierendes Kriterium als die mediane Überlebenszeit.
- Die mediane Überlebenszeit wurde meist als Auswertungskriterium der medianen Remissionsdauer vorgezogen, obwohl sie von der Wirksamkeit einer möglicherweise durchgeführten Sekundärtherapie beeinflußt wird.
- Eine Stratifikation nach Prognosefaktoren wurde nur selten durchgeführt.
- Im Vergleich zur Monotherapie wurden in der Kombination häufig Dosisreduktionen bei den wirksameren Zytostatika durchgeführt [21, 53, 54].

Adjuvante Chemotherapie

Über die adjuvante Chemotherapie des Magenkarzinoms wurden neun Studien [26, 30, 33, 37, 47, 55, 91] mit mehr als 100 Patienten von Studiengruppen aus Europa und den Vereinigten Staaten publiziert. In 8 Studien wurden keine signifikanten Unterschiede in den Überlebenszeiten der chemotherapeutisch behandelten und nicht behandelten Patienten gefunden.
Bei der adjuvanten Therapie mit 5-Fluorouracil und MeCCNU wurden in drei Studien differierende Ergebnisse gefunden. Während in 2 Studien [30, 47] mit dieser Chemotherapie kein Vorteil gegenüber den unbehandelten Kontrollgruppen erreicht wurde, fand die Gastrointestinal Tumor Study Group [37] nach 4 Jahren im Chemotherapiearm einen signifikant höheren prozentualen Anteil an Überlebenden als in der nicht behandelten Kontrollgruppe.

Nur in einer von 9 Studien wurde eine Verlängerung der Überlebenszeit durch die adjuvante Chemotherapie erreicht. Als eine Ursache für diese Ergebnisse müssen die verwendeten Zytostatika oder Zytostatikakombinationen diskutiert werden. In 5 Studien wurde eine bei Magenkarzinomen wirksame Substanz wie 5-Fluorouracil [30, 37, 47] oder Mitomycin C [55] (Remissionsrate ca. 20%) mit wenig wirksamen (Cyclophosphamid [71], MeCCNU [71]) oder in krankheitsorientierten Phase II Studien beim Magenkarzinom nicht geprüften Zytostatika (Thiotepa, Chromomycin) kombiniert [28].
Die Kombinationen 5-Fluorouracil + MeCCNU und 5-Fluorouracil + Mitomycin C sind nach dem heutigen Stand des Wissens beim Magenkarzinom mit Remissionsraten von 20–24% wenig wirksam [27, 31, 75].

Strahlentherapie und Chemotherapie

Obwohl Vollremissionen mit früher gebräuchlichen Chemotherapieprogrammen beim Magenkarzinom selten beobachtet wurden, war die höhere Ansprechrate mit der Polychemotherapie der Anlaß, die Kombination von Chemo- und Strahlentherapie zu prüfen.
Die retrospektive Analyse offener Studien und die Ergebnisse einer prospektiv randomisierten Studie deuten darauf hin, daß die Kombination von Strahlen- und Chemotherapie wirksamer zu sein scheint als die Therapie mit nur einer von beiden Modalitäten [3, 4, 16, 31, 32, 36, 58].
Der retrospektive Vergleich offener Studien zeigt, daß mit der Kombination 5-Fluorouracil und Strahlentherapie höhere Remissionsraten [31] und eine längere mediane Überlebenszeit [16, 32, 58] als mit alleiniger Strahlentherapie erreicht werden [16, 31, 32, 58]. Die mediane Überlebenszeit beträgt für Patienten, die mit Strahlentherapie plus 5-Fluorouracil behandelt wurden, 13 Monate und bei alleiniger Strahlentherapie 5,9 Monate [16, 32, 58]. Nach 5 Jahren überlebten 12% der kombiniert behandelten Patienten und kein Patient aus der nur bestrahlten Vergleichsgruppe [16, 32, 58].
Die häufiger verwendete FAM-Kombination wurde mit sequentieller Bestrahlung in 3 offenen Studien geprüft [41, 43, 86]. Bisher wurden nur die Ergebnisse einer Studie publiziert. Die mediane Überlebenszeit beträgt 13^{+} Monate [86] bei einem sehr heterogenen Patientengut (inoperabler Primärtumor, residualer Tumor nach Operation, vollständig resezierter Tumor bei Risikopatienten).
Eine simultane Chemo- (5-Fluorouracil) und Strahlentherapie mit nachfolgender Erhaltungstherapie (5-Fluorouracil + MeCCNU) wurde in einer prospektiv randomisierten Studie gegen alleinige Chemotherapie (5-Fluorouracil + MeCCNU) bei Patienten mit inoperablen oder residualen Magenkarzinomen von der GITSG (Gastrointestinal Tumor Study Group) geprüft [36]. Nach 5 Jahren leben 16% der Patienten, die mit simultaner Chemo- und Strahlentherapie behandelt wurden, und 7% der Patienten mit alleiniger Chemotherapie.
In dieser Studie wurde der Einfluß individueller prognostischer Faktoren auf die Überlebenszeit im Rahmen einer multivariaten Analyse untersucht [36]. Hierbei zeigte sich, daß Patienten mit Resektion des Primärtumors eine signifikant längere Überlebenszeit haben als Patienten mit nicht resektablem Tumor. Andere Faktoren

wie Alter, Geschlecht, Allgemeinzustand und Gewichtsverlust vor Therapiebeginn, Histologie, Lokalisation des Primärtumors und Ausdehnung der residualen Erkrankung hatten keine prognostische Bedeutung.
Bei dem derzeitigen Stand der Untersuchungen sind weitere randomisierte Studien erforderlich, um den Vorteil der Kombination Chemo- und Strahlentherapie gegenüber einer alleinigen Chemotherapie zu sichern.

Diskussion

Die Beurteilung der Wirksamkeit von Zytostatika und Zytostatikakombinationen wird durch folgende Faktoren erschwert:

Monotherapie

- Remissionsraten, die in Übersichten publiziert wurden und auf summierten Ergebnissen arzneimittelorientierter und krankheitsorientierter Phase II Studien beruhen
- Remissionsraten, die in arzneimittelorientierten Phase II Studien an zu geringen Patientenzahlen erhoben wurden
- Remissionsraten, die in früheren Studien ermittelt wurden, in denen die Patientenselektion und die Bewertung der Remission und der Remissionsdauer nicht nach den heutigen Standardkriterien für Phase II Studien erfolgte (Aufnahme einer definierten Anzahl von Patienten mit meßbaren Tumorparametern, WHO-Kriterien für Remission und Remissionsdauer). Die Wirksamkeit von Zytostatika, die nicht nach heute gültigen Kriterien für krankheitsorientierte Phase II Studien geprüft wurden, wird meist überbewertet.
- Krankheitsorientierte Phase II Studien, in denen Zytostatika nicht in der für diese Studien geeigneten Dosierung oder nach ungünstigen Applikationszeitplänen geprüft wurden.

Polychemotherapie

- Phase II und Phase III Studien mit heterogenem Patientengut ohne Berücksichtigung wichtiger prognostischer Faktoren, insbesondere meßbarer Tumorparameter, Tumormasse und Metastasierung

Adjuvante Chemotherapie

- Verwendung von Zytostatika oder Zytostatikakombinationen, die in der palliativen Therapie wenig wirksam waren

Antineoplastische Monotherapie

In krankheitsorientierten Phase II Studien mit ≥ 14 Patienten wurden bei chemotherapeutisch nicht vorbehandelten Patienten mit Magenkarzinom Remissionsraten über 15% mit folgenden Substanzen erreicht:
- Cisplatin [60]
- Adriamycin [62, 65, 70, 93]
- Epiadriamycin [97]
- Etoposid [49]
- 5-Fluorouracil [17, 23, 53, 65]
- BCNU [65, 68]
- Mitomycin C [18, 85]

Bei vergleichbaren Gesamtremissionsraten scheinen Cisplatin und Adriamycin höhere Vollremissionsraten als die anderen Substanzen zu induzieren [60, 62, 65, 70, 93]. Mit Etoposid [49] wurden ähnliche Remissionsraten wie mit den anderen beim Magenkarzinom wirksamen Zytostatika erreicht. Dies ist bemerkenswert, da Etoposid bei diesem Tumor nur in einer unter 50% der für Phase II Studien geeigneten Dosierung geprüft wurde [2, 40, 49, 90].

Antineoplastische Polychemotherapie

1. Offene Studien

Bei der Analyse offener Studien werden nur Kombinationen berücksichtigt, die an mehr als insgesamt 50 Patienten geprüft wurden. Bei diesen Patientenzahlen können die Remissionsraten annähernd im 95% Konfidenzintervall mit ± 10% angegeben werden.
Unter Berücksichtigung des 95% Konfidenzintervalls wurden mit den häufiger verwendeten Kombinationen FAM [9, 10, 11, 14, 27, 35, 42, 44, 45, 50, 66, 76, 77, 93, 94], FAP [15, 34, 50, 69, 72, 83, 84, 96, 99], FAMTX [46, 51, 98] und FAB [61, 62, 63, 64, 89] die in Tabelle 7 zusammengefaßten Remissionsraten erzielt.
Mit den Kombinationen FAMTX und FAB wurden geringfügig, aber statistisch signifikant höhere Gesamtremissionsraten als mit FAM und FAP erreicht (Chi-Quadrat-Test: $p < 0{,}05$). Die Unterschiede zwischen diesen Studien sind bei Vergleich der Vollremissionsraten, medianen Remissionsdauer und medianen Überlebenszeit weniger deutlich.
Für FAMTX wurden in zwei voneinander unabhängig durchgeführten Studien [51, 98] mit jeweils mehr als 50 Patienten statistisch hoch signifikante Unterschiede in den Remissionsraten (59% versus 33%) ermittelt (Chi-Quadrat-Test: $p < 0{,}01$).
In den Studien mit den günstigeren Ergebnissen war der prozentuale Anteil an Patienten mit geringer Tumormasse, d. h. besserer Prognose [23, 75], höher als in den Studien mit weniger guten Ergebnissen.
Mit Ausnahme von EAP induzierte keine der geprüften Kombinationen Vollremissionsraten von ≥ 15%. Die mit EAP erzielte Gesamtremissionsrate war im 95%

Konfidenzintervall deutlich höher als die der anderen Kombinationen, obwohl nur Patienten mit ungünstigen prognostischen Faktoren in die EAP Studie aufgenommen wurden.
Die mediane Remissionsdauer und Überlebenszeit der mit der Kombination EAP behandelten Patienten liegt bei einem Patientenkollektiv mit schlechter Prognose im oberen Drittel der in der Literatur publizierten Daten für Kombinationen aus drei Zytostatika.
Die retrospektive Analyse der summierten Ergebnisse mit FAM, FAMe, FAB, FAMTX, FAP und FEM zeigt, daß durch den Austausch von Mitomycin C gegen Nitrosoharnstoffe, hochdosiertes Methotrexat, Cisplatin und den Austausch von Adriamycin gegen Epiadriamycin keine deutliche Verbesserung der Therapieergebnisse erreicht wurde, wenn die Remissionsraten, mediane Remissionsdauer und mediane Überlebenszeit der Gesamtgruppe als Parameter verwendet werden.
Der retrospektive Vergleich der Therapieergebnisse mit FAP und EAP zeigt, daß durch den Austausch von 5-Fluorouracil gegen Etoposid in der Kombination Cisplatin/Adriamycin und/oder durch die Veränderung des Applikationszeitplanes von Adriamycin und Cisplatin eine statistisch signifikante Erhöhung der Voll- (Chi-Quadrat-Test: $p < 0{,}01$) und Gesamtremissionsraten (Chi-Quadrat-Test: $p < 0{,}05$) erreicht wurde. Dies ist bemerkenswert, da in die EAP-Studie nur Patienten mit einem oder mehreren ungünstigen prognostischen Faktoren (inoperabler Tumor ± Fernmetastasen) aufgenommen wurden.

2. Prospektiv randomisierte Studien

In sieben [5, 10, 21, 23, 53, 54, 70] von acht prospektiv randomisierten Studien, in denen eine Monotherapie mit 5-Fluorouracil oder Adriamycin gegen verschiedene Zytostatikakombinationen geprüft wurde, zeigten sich keine statistisch signifikanten Unterschiede in den Remissionsraten und der medianen Überlebenszeit.
In zwei Studien mit der häufiger verwendeten FAM-Kombination wurden keine statistisch signifikant höheren Remissionsraten und längere mediane Überlebenszeiten als mit einer 5-Fluorouracil-Monotherapie erreicht [10, 21].
Nur in einer Untersuchung wurden mit der Kombination FAB bei Patienten mit meßbarer Erkrankung statistisch bessere Therapieergebnisse (Remissionsrate, mediane Remissionsdauer, mediane Überlebenszeit) als mit einer Adriamycin-Monotherapie erzielt [62].
Bei den randomisierten Studien sind folgende Faktoren kritisch zu bewerten:
- Die Patientenzahl pro Therapiearm war in den aufgeführten Studien zu gering, um Unterschiede von 10–20% in den Remissionsraten statistisch abzusichern [38, 92].
- Die Patientenzahl pro Therapiearm war zu gering, um statistisch signifikante Unterschiede in der medianen Remissionsdauer und Überlebenszeit zu sichern [38, 92].
- Eine Stratifikation nach Prognosefaktoren wurde nur selten durchgeführt.
- Im Vergleich zur Monotherapie wurden häufig Dosisreduktionen bei den wirksameren Zytostatika in der Kombination durchgeführt [21, 53, 54].

3. Adjuvante Chemotherapie

Zur adjuvanten Chemotherapie wurden neun Studien mit mehr als 100 Patienten von Arbeitsgruppen aus Europa und den Vereinigten Staaten von Amerika publiziert [26, 30, 33, 37, 47, 55, 91].
Nur eine Studie mit adjuvanter Chemotherapie zeigte eine Verlängerung der medianen Überlebenszeit im Vergleich zur unbehandelten Kontrollgruppe [37].
Die Hauptursache für diese negativen Ergebnisse ist wahrscheinlich die zu geringe bis ungenügende antineoplastische Aktivität der verwendeten Zytostatika und Zytostatikakombinationen.

Verbesserung der Prognose des fortgeschrittenen Magenkarzinoms

Eine Verbesserung der Prognose von Patienten mit fortgeschrittenem Magenkarzinom kann wahrscheinlich durch folgende Entwicklungen erreicht werden:
- Chemotherapieprogramme, die mehr als 20% Vollremissionen und Gesamtremissionsraten von mehr als 50% bei fortgeschrittenen Magenkarzinomen mit meßbaren Tumorparametern induzieren
- Kombinierte Therapiemodalitäten (Chemotherapie plus Chirurgie)

Zusammenfassung

Die Prognose der Patienten mit Magenkarzinom ist vom Ausbreitungsstadium des Tumors abhängig. Da beim Magenkarzinom Symptome erst im fortgeschrittenen Stadium auftreten, ist die Weiterentwicklung von Früherkennungsmethoden und die gezielte Kontrolle von Risikopatienten von erheblicher Bedeutung.
Das fortgeschrittene Magenkarzinom ist eine Systemerkrankung. Die Möglichkeiten der lokoregionalen Therapiemodalitäten werden hierdurch limitiert. Eine systemische Behandlung (Chemotherapie) sollte deshalb bei allen Therapiemaßnahmen im Vordergrund stehen.
Mit wirksamen Zytostatikakombinationen (FAM, FAMTX, FAB, FAP, EAP) werden Gesamtremissionsraten von 30–71% einschließlich 2–22% Vollremissionen erreicht. Die mediane Remissionsdauer beträgt $5–9^{+}$ Monate und die mediane Überlebenszeit für alle Patienten $3{,}3–9^{+}$ Monate.
Der Vergleich von EAP mit den Kombinationen FAM, FAMTX, FAP und FAB zeigt, daß mit EAP bei Patienten mit ungünstiger Prognose eine höhere Voll- und Gesamtremissionsrate als mit anderen Kombinationen unter Einschluß von Patienten mit günstiger Prognose erreicht werden. Im 95% Konfidenzintervall werden für EAP deutlich höhere Remissionsraten ermittelt.

Literatur

1. Aabo K, Pedersen H, Rorth M (1985) Cisplatin in the treatment of advanced gastric carcinoma: a phase II study. Cancer Treat Rep 69: 449–450

2. Aisner J, van Echo DA, Whitacre, Wiernik PH (1982) A phase I trial of continuous infusion VP16-213 (Etoposide) Cancer Chemother Pharmacol 7: 157–160
3. Asakawa H, Otawa K, Watarai J (1971) High energy x-ray therapy for stomach carcinoma, second report: The evaluation of radiotherapy for the early and the inoperable stomach carcinoma. Nippon Acta Radiol 31: 505–511
4. Asakawa H, Takeda T (1973) High energy x-ray therapy of gastric carcinoma. J Jpn Soc Cancer Ther 8: 362–369
5. Baker LH, Vaitkevicius VK, Gehan E (1976) Randomized prospektive trial comparing 5-Fluorouracil (NSC-19893) to 5-Fluorouracil and methyl-CCNU (NSC-95441) in advanced gastrointestinal cancer. Cancer Treat Rep 60: 733–737
6. Bedikian AY, Chen TT, Khankhanian N, Heilbrun LK, McBride CM, McMurtrey MJ, Bodey GP (1984) The natural history of gastric cancer and prognostic factors influencing survival. J Clin Oncol 2: 305–310
7. Beer M, Cocconi G, Ceci G, Varini M, Cavalli F (1983) A phase II study of Cisplatin in advanced gastric cancer. Eur J Cancer Clin Oncol 19: 717–720
8. Bengmark S, Jeppson B (1982) Staging of liver metastases. In: Liver metastases, Eds: Wess L, Gilberg HA, Hall GK, Boston, pp 268–274
9. Beretta G, Fraschini P, Labianca R, Luporini G (1982) The value of FAM polychemotherapy in advanced gastric carcinoma. Proc Amer Soc Clin Oncol 103: Abstr C-400
10. Beretta G, Fraschini P, Labianca R, Arnoldi E, Pancera G, Tedeschi M, Tedeschi L, Luporini G (1986) Weekly 5-Fluorouracil (F) versus combination chemotherapy for advanced gastrointestinal carcinomas. A prospective study program. Proc Amer Soc Clin Oncol 94: Abstr C-367
11. Biran H, Sulkes A (1984) A possible dose-response relationship in "FAM" chemotherapy for advanced gastric cancer. Proc Amer Soc Clin Oncol 132: Abstr C-515
12. Bleiberg H (1985) Prognostic significance of pathological staging in gastrointestinal tumors. Eur J Cancer Clin Oncol 21: 655–658
13. Bruckner HW, Stablein DM (1983) Sites of treatment failure: Gastrointestinal tumor study group analyses of gastric, pancreatic, colorectal trials. Cancer Treat Rep 2: 199–211
14. Cartei G (1985) 5-Fluorouracil, Adriamycin und Mitomycin C beim metastasierenden Magenkarzinom. In: Mitomycin '85, Eds: Nagel GA, Bach F, Bartsch HH, Aktuelle Onkologie, W. Zuckerschwerdt Verlag, München Bern Wien, pp 56–64
15. Cazap EL, Gisselbrecht CH, Smith FP, Estevez RA, Alvarez CA, Lagarde C, Hannols A, Ahmed S, Schein PS, Wooley PV (1986) Phase II trials of 5-FU, Doxorubicin, and Cisplatin in advanced, measurable adenocarcinoma of the lung and stomach. Cancer Treat Rep 70: 781–783
16. Childs DS, Moertel CG, Holbrook MA, Reitemeier RJ, Colby M (1986) Treatment of unresectable adenocarcinoma of the stomach with a combination of 5-Fluorouracil and radiation. Am J Roentgenol 102: 541–546
17. Cocconi G, DeLisi V, Di Blasio B (1982) Randomized comparison of 5 – Fu alone or combined with Mitomycin and Cytarabine (MFC) in the treatment of advanced gastric cancer. Cancer Treat Rep 66: 1263–1266
18. Comis RL (1979) Mitomycin C in gastric cancer. In: Mitomycin C – Current status and new developments, Eds: Carter SK, Crooke ST, Academic Press New York, pp 129–137
19. Comis RL (1982) The therapy of stomach cancer. In: Principles of cancer treatment, Eds: Carter, SK, Glatstein E, Livingston RB, McGraw-Hill Book Company New York, pp 420–431
20. Creagan ET, O'Fallon JR, Woods JE, Ingle JN, Schutt AJ, Nichols WC (1983) Cis-diamminedichloroplatinum (II) administered by 24-hour infusion in the treatment of patients with advanced upper aerodigestive cancer. Cancer 51: 2020–2023
21. Cullinan SA, Moertel CG, Fleming ThR, Rubin JR, Krook JE, Everson LK, Windschitl HE, Twito DI, Marschke RF, Foley JF, Pfeifle DM, Barlow JF (1985) A comparison of three chemotherapeutic regimens in the treatment of advanced pancreatic and gastric carcinoma. JAMA 12: 2061–2066
22. Cunningham D, Gilchrist NL, Forrest GJ, Soukop M, McArdle CS, Carter DC (1985) Chemotherapy in advanced gastric cancer. Cancer Treat Rep 69: 927–928
23. De Lisi V, Cocconi G, Tonato M, Di Costanzo F, Leonardi F, Soldani M (1986) Randomized comparison of 5-Fu alone or combined with Carmustine, and Mitomycin (BAFMi) in the treatment of advanced gastric cancer: A phase III trial of the italian clinical research oncology group (GOIRC). Cancer Treat Rep 70: 481–485

24. DeSimone PA, Gams R, Birch R (1986) Phase II evaluation of Mitoxantrone in advanced carcinoma of the stomach: A southeaster cancer study group trial. Cancer Treat Rep 70: 1043–1044
25. Diehl JT, Herrmann RE, Cooperman AM, Hoerr SO (1983) Gastric carcinoma. A ten year review. Ann Surg 198: 9–12
26. Dixon WJ, Longmire WP, Holden WD (1971) Use of triethylenethiophosphoramide as an adjuvant to the surgical treatment of gastric and colorectal carcinoma: Ten year follow-up. Ann Surg 173: 16–19
27. Douglass HO Jr, Lavin PT, Goudsmit A, Klaasen DJ, Paul AR (1984) An eastern cooperative oncology group evaluation of combinations of Methyl-CCNU, Mitomycin C, Adriamycin, and 5-Fluorouracil in advanced measurable gastric cancer (EST 2277). J Clin Oncol 2: 1372–1381
28. Earl HM, Coombs RC, Schein PS (1984) Cytotoxic chemotherapy for cancer of the stomach. Clin Oncol 3: 351–369
29. Einzig A, Kelsen DP, Cheng E, Sordillo P, Heelan R, Winn R, Magil G (1985) Phase II trial of Carboplatin in patients with adenocarcinoma of the upper gastrointestinal tract. Cancer Treat Rep 69: 1453–1454
30. Engstrom P, Lavin P (1983) Post-operative adjuvant therapy for gastric cancer patients. Proc Amer Soc Clin Oncol 114: Abstr C-446
31. Falkson G (1965) Halogenated pyrimidines as radiopotentiators in the treatment of stomach cancer. Prog Biochem Pharmacol 1: 695–700
32. Falkson G, Falkson HC (1969) Fluorouracil and radiotherapy in gastrointestinal cancer. Lancet 2: 1252–1259
33. Fielding JWL, Fagg SL, Jones BG, Ellis D, Hockey MS, Minawa A, Brookes VS, Craven JL, Mason MC, Timothy A, Waterhouse JAH (1983) An interim report of a prospective randomized controlled study of adjuvant chemotherapy in operable gastric cancer. WJ Surgery 7: 390–399
34. Figoli F, Galligioni E, Crivellari D, Vaccher E, Lo Re G, Tumolo S, Veronesi A, Frustacia S, Canale V, Manfardini S (1986) Cisplatin (DDP) in combination with Adriamycin (A) and Fluorouracil (F) (DAF) in advanced gastric cancer – A phase II study. Proc Amer Soc Clin Oncol 95: Abstr C-369
35. Fornasiero A, Cartei G, Daniele O, Fosser V, Fiorentino MV (1984) FAM2 regimen in disseminated gastric cancer. Tumori 70: 77–80
36. Gastrointestinal Tumor Study Group (1982) A combination chemotherapy and combined modality therapy for locally advanced gastric carcinoma. Cancer 49: 1771–1777
37. Gastrointestinal Tumor Study Group (1982) Controlled trial of adjuvant chemotherapy following curative resection for gastric cancer. Cancer 49: 1116–1122
38. Gelber RD, Zelen M (1985) Planning and reporting of clinical trials. In: Medical oncology, Eds: Calabresi PC, Schein PC, Rosenberg S, Mcmillan Publishing Company, New York, pp 406–425
39. Gesundheitswesen, Fachserie 12 (1984) Todesursachen 1983. Eds: Statistisches Bundesamt Wiesbaden, W Kohlhammer Verlag, Stuttgart, pp 12–19
40. Greco FA, Johnson DH, Hande RK, Porter LL, Hainsworth JD, Wolff SN (1985) High-dose Etoposide (VP-16) in small-cell lung cancer. Sem Oncol 12 (Suppl 2): 42–44
41. Gunderson LL, Hoskins B, Cohen AM, Kaufman S, Wood WC, Carey RW (1983) Combined modality treatment of gastric cancer. Int J Radiat Oncol Biol Phys 9: 965–975
42. Haas C, Oishi N, McDonald B, Coltman C, O'Bryan R (1983) Southwest oncology group phase II–III gastric cancer study: 5-Fluorouracil, Adriamycin, and Mitomycin C ± Vincristine (FAM vs V-FAM) compared to Chlorozotocin (CZT), M-AMSA, and Dihydroxyanthracenedione (DHAD) with unimpressive differences. Proc Amer Soc Clin Oncol 2: 122, Abstr C-478
43. Haas L, Vaitkevicius V, Bukowski R, Moore D, Mansfield K (1980) Southwest oncology group (SWOG) pilot study of radiotherapy (R)+5-Fluorouracil (F)+Adriamycin+Mitomycin C (M) in patients with minimal residual gastric cancer. Proc Amer Soc Clin Oncol 342: Abstr C-439
44. Haim N, Cohen Y, Honigman J, Robinson E (1982) Treatment of advanced gastric carcinoma with 5-Fluorouracil, Adriamycin, and Mitomycin C (FAM). Cancer Chemother Pharmacol 8: 277–280
45. Haim N, Epelbaum R, Cohen Y, Robinson E (1984) Further studies in the treatment of advanced gastric cancer by 5-Fluorouracil, Adriamycin (Doxorubicin), and Mitomycin C (modified FAM). Cancer 54: 1999–2002

46. Herrmann R, Fritze D, Queißer W, Flechtner H, Ho AD, Schlag P, König H (1984) Chemotherapie des Magenkarzinoms., Dtsch med Wschr 109: 1704
47. Higgins GA, Amadeo JH, Smith DE, Humphrey EW, Kheen RJ (1983) Efficacy of prolonged intermittent therapy with combined 5-FU and methyl-CCNU following resection for gastric carcinoma. Cancer 52: 1105–1110
48. Kantarjian H, Ajani JA, Karlin DA (1985) Cis-Diamminodichloroplatinum (II) chemotherapy for advanced adenocarcinoma of the upper gastrointestinal tract. Oncology 42: 69–71
49. Kelsen DP, Magill G, Cheng E, Coonley C, Yagoda A (1982) Phase II trial of Etoposide (VP16) in the treatment of upper gastrointestinal malignancies. Proc Amer Soc Clin Onco 96: Abstr C-371
50. Kim NK (1984) Chemotherapy of advanced gastric carcinoma with 5-Fluorouracil, Adriamycin, Mitomycin (FAM), and 5-Fluorouracil, Adriamycin, Cisplatin (FAP) combinations: Experience in Korea. In: Adriamycin, its expanding role in cancer treatment, Eds: Ogawa M, Muggia FM, Rozenczweig M, Excerpta Medica, Amsterdam, pp 137–145
51. Klein HO, Wickramanyake PD, Farrkh G-R (1986) 5-Fluorouracil (5-Fu), Adriamycin (ADM), and Methotrexate (MTX)-A combination protocol (FAMTX) for treatment of metastasized stomach cancer. Proc Amer Soc Clin Oncol 84: Abstr C-325
52. Kodama Y, Sugimachi K, Soejima K (1981) Evaluation of extensive lymph node dissection for carcinoma of the stomach. World J Surg 5: 241–248
53. Kolaric K, Petrebica V, Stanovnik M (1986) Controlled phase III clinical study of 4-Epi-Doxorubicin + 5-Fluorouracil versus 5-Fluorouracil alone in metastatic gastric and rectosigmoid cancer. Oncology 43: 73–77
54. Kovach JS, Moertel CG, Schutt AJ (1974) A controlled trial of combined 1,3-bis-(2-chloroethyl)-1-nitrosourea and 5-Fluorouracil therapy for advanced gastric and pancreatic cancer. Cancer 33: 563–567
55. Koyama Y, Kimura T (1978) Controlled clinical trials of chemotherapy as an adjuvant to surgery in gastric carcinoma. Proc 2nd Int, Cancer Congr Buenos Aires, pp 1–21
56. Lacave AJ, Wils H, Bleiberg E, Diaz Rubio M, Clavel A, Planting O, Duez N (1986) Advanced and chemotherapy-resistant gastric cancer (GC): Benefit of additional MeCCNU (Me) and evaluation of CDDP (P). E.O.R.T.C. Symposium on Gastrointestinal Tract Cancer, Heidelberg, May 29–30
57. Lacave AJ, Wils J, Diaz-Rubio E, Clavel M, Planting A, Bleiberg H, Duez N, Dalesio O (1985) Phase II study of Cisplatin (DDP) in chemotherapy resistant carcinoma of the stomach. Cancer Chemother Pharmacol 14 (Suppl): 39–42
58. Lagunova IG, Cybulskij BA, Minerva OD, Sakaja IS (1978) Aufeinander folgende Strahlentherapie mit einem 25-meV Betatron und Chemotherapie mit Fluorouracil zur Behandlung von Kranken mit fortgeschrittenem Krebs des oberen Magenabschnittes. Radiobiol Radiother 13: 307
59. Lavin PT, Bruckner HW, Plaxe SC (1982) Studies in prognostic factors relating to chemotherapy for advanced gastric cancer. Cancer 50: 2016–2023
60. Leichmann L, MacDonald B, Dindogru A, Samson M (1982) Platinum: A clinical active drug in advanced adenocarcinoma of the stomach. Proc Amer Assoc Cancer Res 110: Abstr 430
61. Levi JA, Dalley DN, Aroney RS (1979) Improved combination chemotherapy in advanced gastric cancer. Brit Med J 2: 1471–1473
62. Levi JA, Fox RM, Tattersall MH, Woods RL, Thomson D, Gill G (1986) Analysis of a prospective randomized comparison of Doxorubicin versus 5-Fluorouracil, Doxorubicin, and BCNU in advanced gastric cancer: Implications for future studies. J Clin Oncol 4: 1348–1355
63. Lopez M, Di Lauro L, Papaldo P, Conti EMS (1986) Treatment of advanced measurable gastric carcinoma with 5-Fluorouracil, Adriamycin, and BCNU. Oncology 43: 288–291
64. Lopez M, Perno CF, Di Lauro L, Papaldo P (1984) 5-Fluorouracil, Adriamycin, BCNU (FAB) combination chemotherapy for advanced gastric cancer. Cancer Chemother Pharmacol 12: 194–197
65. MacDonald JS, Gunderson LL, Cohn I Jr (1985) Cancer of the stomach. In: Cancer, principles & practice of oncology, Eds: DeVita VT, Hellman S, Rosenberg SA, J.B. Lippincott, Philadelphia, pp 534–552
66. MacDonald JS, Schein PS, Wooley PV, Smythe T, Ueno W, Hoth D, Smith F, Boiron M, Gisselbrecht C, Brunet R, Lagarde C (1980) 5-Fluorouracil, Doxorubicin, and Mitomycin (FAM) combination-chemotherapy for advanced gastric cancer. Ann Int Med 93: 533–536

67. Miller AB, Hoogstraten B, Staquet M, Winkler A (1981) Reporting results of cancer treatment. Cancer 47: 207–214
68. Moertel CG (1973) Therapy of advanced gastrointestinal cancer with the nitosoureas. Cancer Chemother Rep 4: 27–34
69. Moertel CG, Fleming T, O'Connell M, Schutt M, Rubin J (1984) A phase II trial of combined intensive course 5-Fu, Adriamycin and Cis-Platinum in advanced gastric and pancreatic carcinoma. Proc Amer Soc Clin Oncol 137: Abstr C-535
70. Moertel CG, Lavin PT (1979) Phase II–III chemotherapy studies in advanced gastric cancer. Cancer Treat Rep 63: 1863–1869
71. Moertel CG, Mittelman JA, Bakermeier RF, Engstrom P, Hanley J (1976) Sequential and combination chemotherapy of advanced gastric cancer. Cancer 38: 678–681
72. Moertel CG, Rubin J, O'Connell MJ, Schutt AJ, Wieand HS (1986) A phase II study of combined 5-Fluorouracil, Doxorubicin, and Cisplatin in the treatment of advanced upper gastrointestinal adenocarcinomas. J Clin Oncol 4: 1053–1057
73. Muro H, Romero Acuna L, Castagnari A, Blajman C, Schmilovich A, Hidalgo A, Fiori H, Bader M, Marantz A (1986) Sequentiell Methotrexate, 5-Fluorouracil (high dose), and Doxorubicin for advanced gastric cancer. Cancer Treat Rep 70: 1333–1334
74. Nekajima T, Harashima S, Hirata M (1978) Prognostic and therapeutic values of peritoneal cytology in gastric cancer. Acta Cytol 22: 225–229
75. O'Connell MJ (1985) Current status of chemotherapy for advanced pancreatic and gastric cancer. J Clin Oncol 3: 1032–1039
76. Oshima K, Yamada T, Nonaka T, Aoyama M, Hirose H, Adachi N, Kobayachi S, Udo K (1982) Treatment of advanced G.I. cancer patients with 5-Fu, Adriamycin, and Mitomycin C (FAM). Proc 13th Intern Cancer Congress Seattle 8–15th Sept, 665, Abstr 3977
77. Pannettiere FJ, Haas Ch, McDonald B, Costanzi JJ, Talley RW, Athens J, Oishi N, Heilbrun LK, Chen TT (1984) Drug combinations in the treatment of gastric adenocarcinoma: A randomized southwest oncology group study. J Clin Oncol 2: 420–424
78. Perry MC, Green MR, Mick R, Schein P (1986) Cisplatin in patients with gastric cancer: A cancer and leukemia group B phase II study. Cancer Treat Rep 70: 415–416
79. Preusser P, Achterrath W, Niederle N, Seeber S (1985) Cisplatin. Arzneimitteltherapie 2: 50–56
80. Preusser P, Wilke H, Neuhaus B, Achterrath W (1986) Pilotstudie mit der Kombination Etoposid, Adriamycin, Cisplatin beim fortgeschrittenen, inoperablen Magenkarzinom. Tumor Diagnostik & Therapie 4: 142–144
81. Preusser P, Wilke H, Achterrath W, Neuhaus B, Hiddemann W, Urbanitz D, van de Loo J (1986) Etoposide (E)/Adriamycin (A)/Cisplatin (P) = EAP in advanced gastric cancer: A pilot and phase II study. 14th International Cancer Congress, Budapest, Hungary, August 21–27, 209, Abstr 796
82. Queißer W, Flechtner H, Heim ME, Henß H, Arnold H, Fritze D, Herrmann R, Fritsch H, Penzkofer F, Trux FA, Kabelitz K, Edler L (1986) 5-Fluorouracil, 4-Epidoxorubicin, and Mitomycin C (FEM) for advanced gastric carcinoma, a phase II trial. J Cancer Res Clin Oncol 111 (Suppl): 85 Sto 16
83 Robinson E, Haim N, Epelbaum R, Cohen Y (1985) Phase II trials in the treatment of advanced gastric Cancer I – 5-Fluorouracil, Adriamycin and Mitomycin (FAM), II – Cisplatin, Adriamycin and 5-Fluorouracil (DAF). Proc Amer Soc Clin Oncol 77: Abstr C-300
84. Rougier P, Droz JP, Amiel JL, Ruffier P, Theodore C, Kac J, Chavy A (1985) Gastric carcinoma: A phase II trial of chemotherapy with association 5-Fluorouracil (5 FU), Adriamycin (ADR) and Cisplatin (DDP) (FAP Protocol) in metastasized or inoperable patients. Preliminary results. Cancer Chemother Pharmacol 14 (Suppl): 54–59
85. Schein PS, MacDonald JS, Hoth D, Wooley PV (1978) Mitomycin C: Experience in the United States, with emphasis on gastric cancer. Cancer Chemother Pharmacol 1: 73–75
86. Schein PS, Smith FP, Dritschillo A, Stablein DM, Ahlgren JD (1983) Phase I–II trial of combined modality FAM plus split-course radiation (FAM-RT-FAM) for locally advanced gastric and pancreatic cancer: A midatlantic oncology program study. Proc Amer Soc Clin Oncol 126: Abstr C-491
87. Scher I, Geller NL, Muggia FM, Rozencweig M (1987) Clinical evaluation of anticancer treatments: Phase II clinical trials. In: Clinical evaluation of antitumor therapy, Eds: Muggia FM, Rozencweig M, Martinus Nijhoff Publishing, Boston, pp 175–197

88. Scherdin G, Garbrecht M, Müllerleile U, Hossfeld DK (1986) Polychemotherapy with Methotrexate in medium dosage rang, 5-Fluorouracil and Adriamycin in advanced gastric carcinoma. J Cancer Res Clin Oncol 111 (Suppl): 58
89. Schnitzler G, Queißer W, Heim ME, König H, Katz R, Fritze D, Herrmann R, Arnold H, Henss H, Trux FA, Bloch R, Keymlining M, Wolkewitz KD, Fritsch H, Hanisch I, Brumen L, Edler L (1986) Phase III study of 5-Fu and Carmustine versus 5-Fu, Carmustine, and Doxorubicin in advanced gastric cancer. Cancer Treat Rep 70: 477–479
90. Seeber S, Osieka R, Schmidt CG, Achterrath W, Crooke ST (1982) In vivo resistance towards Anthracylines, Etoposide, and Cis-diaminedichloroplatinum (II). Cancer Res 67: 4719–4725
91. Serlin O, Wolkoff JS, Amadeo JM, Keehn RJ (1969) Use of 5-Fluorodeoxyuricine (FudR) as an adjuvant to the surgical management of carcinoma of the stomach. Cancer 24: 223–227
92. Simon RS (1985) Design and conduct of clinical trials. In: Cancer, principles & practice of oncology, Eds: DeVita VT, Hellman S, Rosenberg SA, J.B. Lippincott, Philadelphia, pp 329–350
93. The Gastrointestinal Tumor Study Group (1979) Phase II–III chemotherapy studies in advanced gastric cancer. Cancer Treat Rep 63: 1871–1876
94. The Gastrointestinal Tumor Study Group (1984) Randomized study of combination chemotherapy in unresectable gastric cancer. Cancer 53: 13–17
95. UICC: TNM-Atlas (1985) Eds: Spiesse B, Hermanek P, Scheibe O, Wagner G, Springer Verlag, Berlin, pp 90–98
96. Wagener DJTh, Yap SH, Wobbes T, Burghouts JTM, van Dam FE, Hillen HFP, Hoogendoorn GJ, Scheerder H, van der Vegt SGL (1985) Phase II trial of 5-Fluorouracil, Adriamycin, and Cisplatin (FAP) in advanced gastric cancer. Cancer Chemother Pharmacol 15: 86–87
97. Walder S, Green M, Muggia F (1985) The role of anthracyclines in the treatment of gastric cancer. Cancer Treat Rev 12: 105–132
98. Wils J, Bleiberg H, Dalesio O, Blijham G, Mulder N, Planting A, Splinter Z, Duez N (1986) An EORTC gastrointestinal group evaluation of the combination of sequential Methotrexate and 5-Fluorouracil, combined with Adriamycin in advanced measurable gastric cancer. J Clin Oncol 4: 1799–1803
99. Wooley P, Smith F, Estevez R, Gisselbrecht C, Alvarez C, Boiron M, Machado C, Lagarde C, Schein PS (1981) A phase II trial of 5-Fu, Adriamycin and Cisplatin (FAP) in advanced gastric cancer. Proc Amer Soc Clin Oncol 455: Abstr C-481

Resumée des Rundtischgesprächs

Teilnehmer: P. Friedl, R. Häring, J. Hauss, B. Husemann, P. Langhans, H.-J. Meyer, R. Reding, J.R. Siewert, A. Thiede

Leitung: H. W. Schreiber und H. Bünte

Das Kardiakarzinom existiert durch die Zeit im Schatten der Chirurgie des Magens. Nach ersten experimentellen Untersuchungen von Levy (1884) und erfolglosen Operationen von Mikulicz (1886) sowie von Wendel (1907) glückte Voelcker am 28. Januar 1908 in Heidelberg die erste Resektion der Kardia auf abdominellem Zugang. Dabei wurde der proximale Magen skelettiert, der Hiatus oesophagicus inzidiert, beide Vagusstämme durchtrennt, die Kleinkurvaturseite des Magens bis auf die Kaliberweite des Ösophagus durch Naht verschlossen und mit dem so gebildeten Schlauch aus der Großkurvatur eine terminoterminale Ösophagogastrostomie durchgeführt. Magen und Naht wurden durch eine temporäre Gastrostomie entlastet. Ein Nahtbruch mit einer äußeren Fistel heilte komplikationslos ab und der 64jährige Kranke konnte nach 8 Wochen entlassen werden.

8 Jahre später ging Zaijer (1916) erstmals dreizeitig kombiniert abdominothorakal vor. 1930 gelang Ohsawa und wenig später Sauerbruch, dann 1937 Nissen die transthorakale transdiaphragmale einzeitige Ösophagus-Kardia-Resektion. Damit endet die Pionierzeit der Kardiachirurgie.

Die dann folgende Phase war durch weitgehende Zurückhaltung, d.h. Resignation gekennzeichnet. Einen Neuanfang bedeutete die proximale Magenresektion durch Deloyers (1952) sowie durch Holle und Heinrich im gleichen Jahr. Diese Operationen (Fundektomie nach Holle) galten der Operation der Ulkuskrankheit des proximalen Magens; sie waren aber geeignet, den chirurgischen Zu- und Umgang mit der Kardia entscheidend zu beleben.

Erst in unserer Zeit beginnt mit der Ausweitung der Chirurgie des Karzinoms von Magen und Speiseröhre eine anhaltende Renaissance des operativen Vorgehens an der Kardiaregion. Schrittmacher sind die bessere Kenntnis der anatomischen Biostrukturen, der Besonderheiten des Karzinoms von Magen und Ösophagus sowie der Pathophysiologie der Schleusenmechanismen am Mageneingang und der chirurgischen Reparationsmöglichkeiten. Der Kardiatumor profitierte auch von der histologischen Klassifizierung mit Differenzierung in einen intestinalen und diffusen Typ nach Laurén (1965) mit prognostischer Relevanz (s.u).

Obgleich wir in der endoskopisch-bioptischen Diagnostik und mit ihrer endoskopisch-sonographischen Lokalisation und Präzisierung ein adäquates Instrumentarium zur Frühdiagnose besitzen, kommt die Mehrzahl der vom Kardiakarzinom betroffenen Kranken erst relativ spät in chirurgische Behandlung. Von der systematischen Erfassung der Risikokranken darf man einen Fortschritt erwarten.

Aktuelles chirurgisches Interesse haben:

1. die Definition des Karzinoms am gastroösophagealen Übergang
2. die Festlegung der Resektionsgrenzen und daraus folgend
3. die chirurgische Methodenwahl.

Die Definition dieses Karzinoms – „Wanderer zwischen zwei Welten", „Karzinom im Niemandsland" – war bislang schwierig; sie wurde seiner Ausbreitung entsprechend häufig willkürlich vorgenommen und oft nur zufällig dem proximalen Magen, der Kardiaregion oder dem distalen Ösophagus zugeordnet. Entsprechend „frei" war die Verfahrenswahl.

Die von Siewert (1987) vorgelegte Einteilung ist den pathologisch-anatomischen und zugleich chirurgischen Belangen adäquat: Man unterscheidet das hochwachsende Adenokarzinom des subkardialen Magens, das Adenokarzinom des Endobrachyösophagus und das dazwischen angesiedelte Karzinom des gastroösophagealen Überganges. Für das eigentliche Kardiakarzinom gibt es (noch) keine pathognomonische histologische Struktur.

Epidemiologisch handelt es sich möglicherweise um unterschiedliche Karzinome. Während die Häufigkeit des Ösophaguskarzinoms derzeit konstant zu sein scheint, das Karzinom des Magens abnimmt, hat die Rate der Kardiakarzinome eher zugenommen.

Vom intestinalen Karzinomtyp her ist eine Differenzierung schwierig. Die diffuse Form spricht eher für ein Magenkarzinom, das Vorkommen von Barrett-Zellen für ein Karzinom des Ösophagus. Die Definition einer eigenen Entität des Kardiakarzinoms kann derzeit nur vermutet werden; eine weitere Differenzierung wird möglicherweise durch immunhistochemische Untersuchungen und durch weitere Analysen der Tumorzellbiologie möglich sein. Die hohe Quote der Intestinalkarzinome und der Nachweis exogener pathogenetischer Faktoren, wie Alkohol- und Nikotin-Abusus, scheinen für die Möglichkeit einer eigenen Entität der Kardiakarzinome sprechen zu können.

„Das historische Drama des Kardiakarzinoms ist bei der proximalen Anastomose lokalisiert". Die proximale Anastomose steht für verschiedene chirurgische Prinzipien: Für die Sicherheit der Naht, für die Radikalität und damit für die unmittelbare und späte Prognose des Kranken. Die proximale Anastomose gilt zurecht als das Kernstück der Chirurgie an der Kardia; hier reflektieren diagnostische Voraussetzungen, chirurgische Strategie und operative Erfahrung.

Wer sich zur Operation eines Kardiakarzinoms entschließt, muß ein großes Repertoire technischer Fertigkeiten beherrschen; er muß die hier diskutierten Standardverfahren und ihre Ausweichmethoden im Griff haben.

Im Vorfeld der Resektionen liegen die Zugangswege.

Klassisch ist der obere Medianschnitt, empfehlenswert der obere Querschnitt mit einem aufgesetzten oberen Mittelschnitt. Der letztgenannte Weg erlaubt eine hervorragende Darstellung des gesamten Oberbauches, v.a. auch des proximalen Magens, der terminalen Speiseröhre, des Hiatus oesophagicus und nach seiner Spaltung auch des hinteren Mittelfellraumes. Zur Resektion an der Speiseröhre und zur Durchführung der proximalen Anastomose kommt die rechtsseitige Thorakotomie hinzu. Sie erfolgt durch den 5. oder 6. Interkostalraum. Ist z.B. beim Barrett-Karzinom eine

subtotale Ösophagektomie indiziert, kommt die linksseitige zervikale Freilegung des Ösophagus hinzu. Mit Hilfe dieser Öffnungen ist eine kurative chirurgische Behandlung des Kardiakarzinoms gleich welcher Typisierung möglich.
Die linksseitige transthorakale-transdiaphragmale Kardiaresektion ohne Laparotomie ist eine Palliativoperation. Sie erlaubt die Resektion der tumortragenden Magen- bzw. Ösophagussegmente, die Streckung des Magens zur intrathorakalen Ösophagogastrostomie. Die adäquate Mitnahme der regionären Lymphknotengruppen muß unzureichend bleiben. Ebenso ist der Festlegung der distalen Resektionslinie Grenzen gesetzt. Die früher häufiger geübte und von Risikopatienten gut tolerierte Operation ist heute in den Hintergrund getreten und nur noch seltenen Ausnahmen vorbehalten.
Für die Siewert'schen Typen des Kardiakarzinoms gilt folgende Methodenwahl:
Beim hochwachsenden Adenokarzinom des Magens erfolgen unter kurativen Voraussetzungen Gastrektomie und Splenektomie mit Ausräumung der Lymphknotengruppen der Kompartimente I und II, wie dies Mikulicz schon vor der Jahrhundertwende gefordert hatte. Nach Umlagerung wird rechtsseitig thorakotomiert und die distale Speiseröhre in Höhe der Lungenvenen (Gütgemann, Schreiber 1964) reseziert. Die mediastinalen Lymphknotengruppen werden radikal ausgeräumt. Die Durchtrennung der V.azygos bringt eine größere Bewegungsfreiheit für die subtile Anastomosentechnik.
Beim Ösophagus-(Barett-)Karzinom wird der distale Magen unter Respektierung der A. gastroepiploica dextra und der A. gastrica dextra mobilisiert und das obere Drittel des Magens reseziert; man geht stufenförmig vor, analog dem „umgekehrten Billroth-I" (Holle, 1952). Das distale Magenende wird durch Stapler-Nähte geschlossen (Steichen, 1983). Die Kaliberweite des Restmagens soll etwa der des Ösophagus entsprechen. Die Lymphknotenkompartimente I und II werden exstirpiert. Die Entfesselung des absteigenden Duodenums kann die Streckfähigkeit des Magenrestes erleichtern. Der Ösophagus wird durch rechtsseitige Thorakotomie mitsamt den mediastinalen Lymphknotengruppen reseziert und zervikal abgesetzt (Clairmont, 1908).
Die Ösophagektomie ohne Thorakotomie (Denk, 1913; Turner, 1933) erlaubt nur die Entfernung von durchschnittlich 8–12 Lymphknoten, die bei rechtsseitiger Thorakotomie mit Ausräumung des mediastinalen Ösophagusbettes unter Sicht etwa das Dreifache. Die Ösophagektomie ohne Thorakotomie ist also weniger radikal und der bewußten Palliativoperation vorbehalten (Ellis, 1987; Peiper, 1987).
Das Karzinom des gastroösophagealen Überganges wird ebenso behandelt wie das hochwachsende subkardiale Adenokarzinom. Für dieses Karzinom gelten folgende proximalen Sicherheitsgrenzen: Für den Intestinaltyp wenigstens 4 cm bei der in-situ-Abmessung, für den diffusen Typ 8 cm. Dies bedeutet für das praktische Vorgehen immer den thorakalen Zugang und für die Festlegung der oberen Resektionsgrenze die Höhe der Lungenvenen. Mit dieser Empfehlung erreicht man unabhängig aller immer etwas unsicheren Abmessungen eine vergleichbare und zugleich auch sichere Standardisierung.
Beim Nachweis von Barrett-Tumorzellen geht man wie beim gleichnamigen Karzinom vor (s. o.).
Die von einigen Chirurgen beim kleinen Tumor geübte umschriebene Resektion der Kardia ist Risikopatienten vorbehalten. Sie ist realiter nur zufällig radikal. Zufällig gute Ergebnisse sind zur Standardisierung nicht geeignet.

Die Entfernung der Milz erfolgt wegen der Möglichkeit hilärer Lymphknotenmetastasen sowie aufgrund ihrer Eigenschaft als Blutzell- und damit möglicherweise auch als Tumorzellsammler wie -verteiler. Der Tumorzelldurchfluß der Milz ist ein noch offenes Arbeitsfeld.

Der intraoperative Schnellschnitt am proximalen Resektionsrand ist insofern unzuverlässig, als proximale Metastasen der Tunica mucosa sive Tela submucosa und auch solche der Lymphknoten, die diskontinuierlich auftreten können, nicht erfaßt werden. Diese Unsicherheiten gelten v. a. für den diffusen Zelltyp und für das Barrett-Karzinom. Der Schnellschnitt ist nur bedingt verbindlich. Diese Prämissen gelten auch für das Frühkarzinom mit zwar seltenen, aber doch möglichen Lymphknotenmetastasen.

Der gut übersichtliche Zugang durch den gespaltenen Hiatus oesophagicus zur distalen Speiseröhre mit der Möglichkeit der zirkulären Stapler-Anastomose hat den Vorzug der Vermeidung der Thorakotomie, also den einer Minderung des operativen Traumas; er hat zugleich den Nachteil des Kompromisses mit der kurativen Radikalität.

Dies alles schließt nicht aus, daß auch solche Operationen radikal sein können; allein dies ist vernünftigerweise nicht kalkulierbar. So gehört ein solches Vorgehen nicht zu den Standardverfahren.

Zur Überbrückung des Resektionsdefektes gibt es: den Magen, den Dünn- und Dickdarm.

Der möglichst engkalibrige Magenschlauch steht für die proximale Magenresektion sowie für die Ösophagektomie beim Barett-Karzinom zur Verfügung (Kirschner, 1920). Die Anastomose mit der Speiseröhre erfolgt zervikal in Form einer terminolateralen Ösophagogastrostomie. Nahtverfahren der Wahl ist die dichtgestochene einreihige Allschichtenknopfnaht mit feinem resorbierbarem Nahtmaterial. Der Magen sollte tunlichst am Periost der linken Clavicula fixiert werden. So schützt man ihn vor dem mediastinalen Abgleiten und die Naht zugleich vor Alterationen durch Zug mit der Möglichkeit einer späteren Narbenstenose.

Die Verwendung von Dünndarm hat ob seiner Peristaltik Vorteile für die Passage und ob seiner nur begrenzten Streckung u. U. technische Nachteile. Das Hochbringen erfolgt retrokolisch nach dem Roux-Prinzip (Wullstein, 1904; Petrov, 1959). Dabei werden eine kräftige distale Mesenterialarterie und eine möglichst langstreckige Arkade mit entsprechendem Darmsegment erhalten. Die einfache Ausmessung kann mit einem Faden erfolgen. Unter geeigneten Umständen erreicht man so einen Dünndarmteil von ca. 60–80 cm. Technisch im Wege stehen die Krümmung des Darmrohres und die Fixierung der mesenterialen Peritonealblätter. Das Ablösen und Wiederanheften des Darmrohres, ggf. mit mehreren Anastomosen kann aufwendig und komplikationsträchtig sein. Gleichwohl ist der Dünndarm gelegentlich beim Karzinom des gastroösophagealen Überganges und bei Absetzung des Ösophagus in Höhe der Lungenvenen ein technisch durchführbares und dann funktionell gutes Verfahren. Wesentlich ist das behutsame Hochführen durch den erweiterten Hiatus oesophagicus (Cave: mesenteriale Arkade). Zeigen sich am proximalen Ende zyanotische Verfärbungen – sie können sich erst im Verlauf oder nach fertiggestellter Anastomose einstellen – muß der Dünndarm verworfen werden.

Es wird ein Koloninterponat gewonnen und zwischen gesundem Dünndarm und dem Ösophagusstumpf eingebracht. Die Ausschaltung des Dickdarms erfolgt am leichtesten, im Bereich des linken Querdarmes und über die linke Flexur hinaus.
Für solche Situationen gilt der Satz von R. Häring: „Man darf bei der Anastomosierung keinerlei Kompromisse machen. Wenn man 5 Stunden operiert hat und die Schlinge wird blau, muß man wieder neu anfangen". Beim gefährdeten Kranken bricht man die Operation ab und legt ein ösophageales und gastrales sive intestinales Stoma an. Die endgültige Versorgung folgt nach Erholung des Kranken (Chernousov et al. 1987).
Für den Ersatz nach subtotaler Ösophagektomie stehen rechtes und linkes Kolon und das Querkolon zur Verfügung. Verfahren der Wahl ist die Verwendung des linken Dickdarms (Kelling, 1916). Bei kurativer Resektion wird er durch das Bett des Ösophagus hochgebracht und terminolateral mit dem Ösophagus anastomosiert. Läßt man ein Stück Mesokolon bzw. Mesenterium überstehen, kann man damit die Anastomose decken. Das nicht traumatisierende Hochführen mit einem Intestinalbeutel ist eine empfehlenswerte Maßnahme.
Die distale Anastomose, die gewöhnlich der proximalen vorausgeht, erfolgt mit dem Duodenalstumpf oder in der Regel mit dem oberen Jejunum, das durch ein Y-Roux-Manöver entsprechend vorbereitet ist. Für alle ösophagealen Anastomosen kommt der Spannungsfreiheit des Ösophagus entscheidende Bedeutung zu. Dies gilt sowohl für die intrathorakale als auch für die zervikale Anastomose. Nur der entspannte Ösophagus bietet zuverlässige Nahtlager, nur dann sind die submukösen und muskulären Netze bzw. Strukturen zirkulär geordnet; sie bieten dem Faden ein festes Ankerlager und schützen die feinen Blutgefäße vor einer stenosierenden Anspannung. Jeder Kompromiß hat hier fatale Folgen.
Für alle Verfahren gilt die Einengung des erweiterten Hiatus oesophagicus zum Schutz vor einem thorakalen Prolaps abdomineller Eingeweide.
Stellt sich nach der Operation heraus, daß der proximale Resektionsrand nicht tumorfrei war, erfolgt eine Nachresektion, sofern man davon ausgehen darf, daß dieser Zweiteingriff definitiv radikal ist.
Das hier vorgestellte regelhafte Vorgehen fand unter Einschluß empirisch-individueller technischer Variationen Konsens. Die auf das Siewert'sche Einteilungsprinzip aufbauende standardisierte Methodenwahl hat in seiner Realität die Vorzüge weiterer differenzierter Erfahrung, zunehmender Sicherheit und Vergleichbarkeit. Unter der Voraussetzung häufigerer Frühdiagnosen mag die bislang schlechte Prognose des Kardiakarzinoms eine Wende erfahren.
Die lebendige Gesprächsrunde refelektierte für das bislang „stiefmütterlich" behandelte Kardiakarzinom eine wünschenswert fokusierte Aufmerksamkeit. Das eigentliche Karzinom des gastroösophagealen Überganges bleibt als mögliche eigene Entität Gegenstand klinisch-chirurgischer sowie pathologisch-anatomischer Forschung.
Das Symposion der Chirurgischen Universitätsklinik Münster war zum wiederholten Male ein ebenso realistisch wie klug geplantes Unternehmen zur Entwicklung und Vertiefung chirurgischer Erfahrungen wie chirurgisch-wissenschaftlicher Kompetenz.

Sachverzeichnis

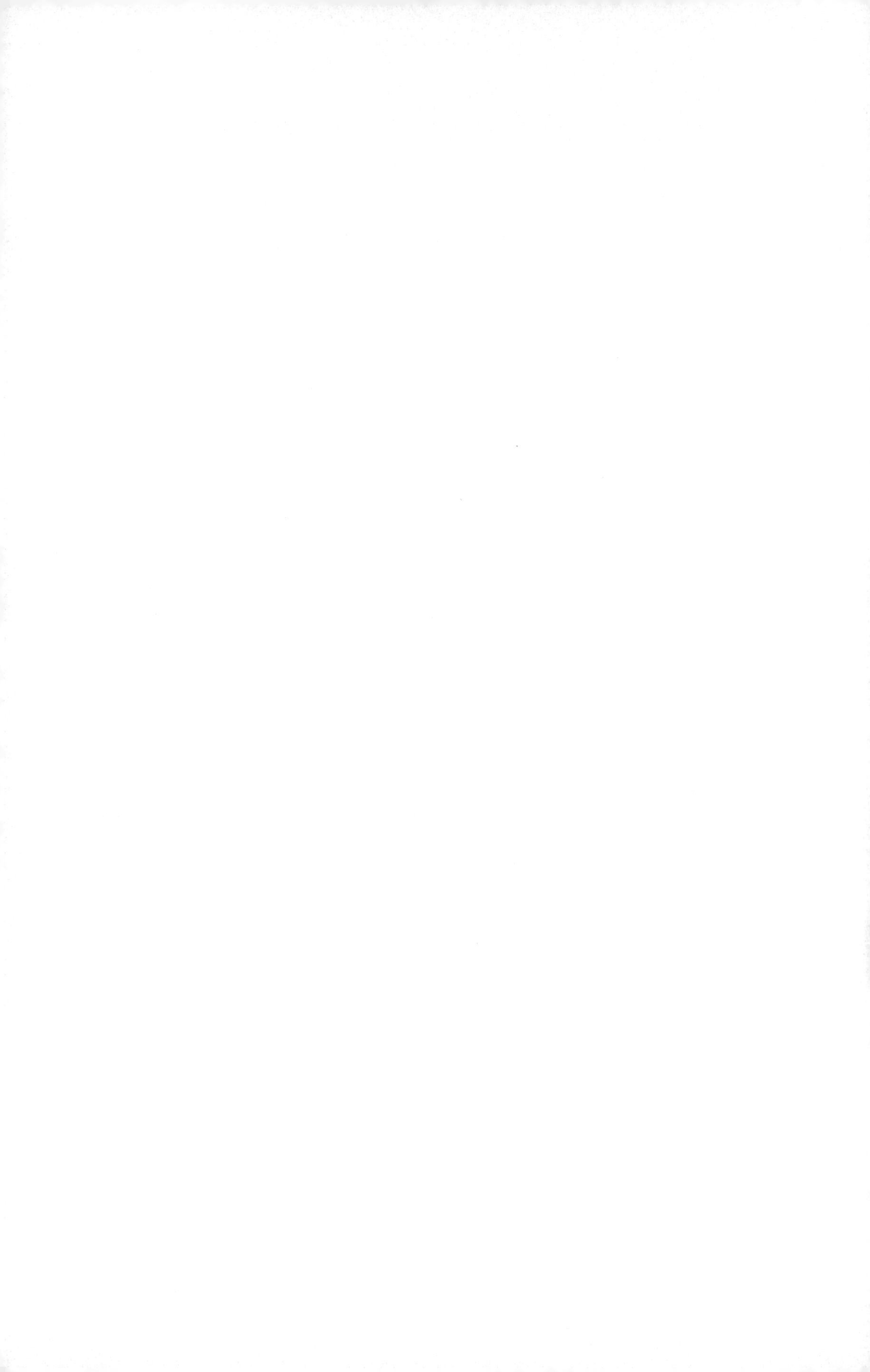